中医药历史与文化

第二辑

中医药文化在东北亚的传播

The Spread of Chinese Medicine Culture in Northeast Asia

长春中医药大学 主办

陈玉梅 江凤艳 主编

中国社会科学出版社

图书在版编目（CIP）数据

中医药历史与文化. 第二辑/陈玉梅，江凤艳主编. —北京：中国社会科学出版社，2022.12

ISBN 978-7-5227-1735-7

Ⅰ.①中… Ⅱ.①陈… ②江… Ⅲ.①中国医药学－文化史 Ⅳ.①R-092

中国国家版本馆CIP数据核字（2023）第061497号

出版人	赵剑英
责任编辑	党旺旺
责任校对	马婷婷
责任印制	王 超

出 版	中国社会科景出版社
社 址	北京鼓楼西大街甲158号
邮 编	100720
网 址	http://www.csspw.cn
发行部	010-84083685
门市部	010-84029450
经 销	新华书店及其他书店
印 刷	北京明恒达印务有限公司
装 订	廊坊市广阳区广增装订厂
版 次	2022年12月第1版
印 次	2022年12月第1次印刷
开 本	710×1000 1/16
印 张	25.75
字 数	345千字
定 价	138.00元

凡购买中国社会科学出版社图书，如有质量问题请与本社营销中心联系调换
电话：010-84083683
版权所有　侵权必究

编委会

顾　　　问：韩济生　仝小林　王　琦

学术委员会：马治国　王振国　严世芸　肖永芝　冷向阳　沈澍农
　　　　　　张其成　郑金生　赵丛苍　柳长华　敬天林

编委会主任：江凤艳

编　　　委：于赓哲　刘士永　刘　鹏　江凤艳　苏　颖　李良松
　　　　　　李　磊　杨祥银　余新忠　张宗明　张勇安　陈玉梅
　　　　　　陈丽云　陈　明　郑　洪　胡树毅　姚春鹏　顾　漫
　　　　　　徐仪明　高　晞　郭秀梅　郭莉萍　崔　为　韩　毅
　　　　　　潘正岩　Elisabeth Hsu　Vivienne Lo

主　　　编：陈玉梅　江凤艳

特约副主编：陈　琦

执 行 编 辑：吴　铭　陈　华

目 录

▌名医·名家访谈▐

针刺镇痛：传统医学与现代医学的交汇
　　——韩济生院士访谈 ················ 韩济生　陈　琦　何昕玥　黎润红　/1

▌中医药文化在东北亚的传播▐

《伤寒论》的东传与日本汉医古方派的崛起 ················ 贾春华　朱丽颖　/21
近代中日两国医药学者及著述往来 ······································ 郭秀梅　/47
负瞽于盲：近代日本针灸教育与盲人福利关系探析 ········ 赵　璟　刘士永　/64
罗振玉首次赴日回流医书考述 ·· 杨东方　/86
日本汉方颗粒剂的发展历程及与中国医学之渊源 ····················· 梁永宣　/116
文化视野下中日朝三地医学"活套"体例的演变 ······················ 郑　洪　/139
宋朝医学方书在朝鲜半岛的传播、应用及影响 ······················· 韩　毅　/159
明清时期中朝医药交流窥探
　　——以"燕行录"为例 ··· 崔　为　邱冬梅　/193
《承政院日记》疫病类史料探赜 ·································· 杜凤娟　肖永芝　/219
朝鲜高丽时期与中国的医学交流及其影响 ····················· 林鹏妹　赵　艳　/239
21世纪俄罗斯中医药研究进程、热点及趋势 ················· 杨　波　王　萌　/261
中医学与俄罗斯医学：认识论的比较分析
　　················· В.Д.格沃兹杰维奇　Г.Н.沙波什尼科夫著　张广翔等译　/286

1

◾ 中西医关系研究 ◾

从传统转向科学：1950年代的中医与微生物关系 ……………皮国立 /299

中医与西医：两种理性的碰撞（19世纪—20世纪）

…………………………… M.B.鲁别茨著　张广翔等译 /326

◾ 学术动态 ◾

新中国成立以来中医古籍整理与研究述评 …………刘　鹏　梁天一 /341

理学如何影响后期中医学的演进？

——《宋明理学与中医理论嬗变》评述 …………张立恩　李　颖 /356

海外中国医学史研究路径、趋势和方法

——《劳特利奇中国医学手册》评介 ……………………胡冬敏 /368

注释凡例………………………………………………………………… /398

征稿启事………………………………………………………………… /402

Contents

【 Interview with Great Doctors and Masters 】

Acupuncture Analgesia: The Intersection of Traditional Chinese Medicine and Modern Medicine:Interview with Academician Han Jishen
.... *Han Jisheng Chen Qi He Xinyue Li Runhong* /1

【 The Spread of Chinese Medicine Culture in Northeast Asia 】

The Eastern Spread of *Shanghan Lun* and the Rise of the Koho School of Kampo Medicine in Japan .... *Jia Chunhua Zhu Liying* /21

Chinese and Japanese Medical Scholars and their Writings in Modern Times
.... *Guo Xiumei* /47

An Analysis of the Relationship between the Acupuncture Education and the Welfare of the Blind in Modern Japan .... *Zhao Jing Liu Shiyong* /64

An Examination of Luo Zhenyu's First Visit to Japan and the Return of Medical Books .... *Yang Dongfang* /86

The Development of Hanfang Granules in Japan and Its Origin with Chinese Medicine .... *Liang Yongxuan* /116

The Evolution of Medical "Loop" Styles in China, Japan and Korea from the Cultural Perspective .... *Zheng Hong* /139

The Dissemination, Application and Influence of Medical Formularies of the Song Dynasty in Korean Peninsula .... *Han Yi* /159

An Inquiry into the China-Korean Medical Exchange in the Ming and Qing Dynasties: The Case of *Yeon Haeng Rok* .... *Cui Wei Qiu Dongmei* /193

An Inquiry into the Historical Materials of Epidemic Diseases in the *Seungjeongwon Ilgi* .... *Du Fengjuan Xiao Yongzhi* /219

Medical Exchange between Korea and China during the Koryo Dynasty and Its Influence .... *Lin Pengmei Zhao Yan* /239

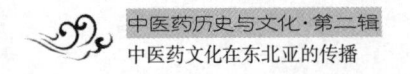

An Analysis on the Progress, Hotspot and Trend of Russian Chinese
Medicine Research in the 21st Century ·················· *Yang Bo Wang Meng*   /261
Chinese Medicine and Russian Medicine: A Comparative Analysis
of Epistemology
··*Written by Vladimir Dmitrievich Gvozdevich &
Gennady Nikolaevich Shaposhnikov, Translated by Zhang Guangxiang et al.*   /286

【 Studies on the Relationship between Chinese and Western Medicine 】
From Tradition to Science: A Study on the Relationship between
Chinese Medicine and Microorganism in 1950s ······················· *Pi Guoli*   /299
Chinese Medicine and Western Medicine: The Collision of
Two Kinds of Rationalities (19th-20th Century)
······ *Written by Rubets Maria Vladimirovna, Translated by Zhang Guangxiang et al.*   /326

【 Academic Dynamics 】
A Review of the Collation and Research of Ancient Chinese Medicine
Books Since the Founding of the People's Republic of China
·· *Liu Peng Liang Tianyi*   /341
How Did Neo-Confucianism Influence the Evolution of Chinese Medicine
in the Later Period?
——A Book Review of *Neo-Confucianism and Transmutation of
Chinese Medicine Theory*
··*Zhang Lien Li Ying*   /356
Research Pathes, Trends and Methods of Overseas History of Chinese Medicine
——A Book Review of *Routledge Handbook of Chinese Medicine*
·· *Hu Dongmin*   /368

A Guide to Annotation ···   /398

Call for Papers ··   /402

▣ 名医·名家访谈 ▣

针刺镇痛：传统医学与现代医学的交汇
——韩济生院士访谈

韩济生 陈 琦 何昕玥 黎润红

韩济生院士简介：韩济生，中国科学院院士，神经生理学家，北京大学博雅讲席教授，北京大学医学部第一批博士生导师，北京大学神经科学研究所名誉所长。他从中枢神经化学角度研究针刺镇痛原理已有半个世纪，首先阐明了针刺人体穴位进行镇痛的时间、空间分布规律，发现针刺可激活身体内源性镇痛系统，释放出阿片肽、单胺类神经递质等物质，是中医针灸原理研究在全球范围内的领军人物。他经过30余年的临床实践研制出"神经调控仪"，以经皮穴位电刺激（TEAS）方法治疗疼痛和其他多种疾病。在他的推动下，北京医科大学神经科学中心成立，并发展为教育部神经科学重点实验室、卫生部神经科学重点实验室。此外，他还创建了中华医学会疼痛学分会、北京神经科学学会、国际神经肽协会中国分会和《中国疼痛医学杂志》。1979年以来，韩济生院士应邀到27个国家和地区的100余所大学和研究机构演讲206次，讲授中国传统医药及针刺原理。1990年至2002年任世界卫生组

访谈人简介：陈琦，北京大学医学人文学院副教授，《此生惟愿济众生：韩济生院士传》作者，研究方向：中国近现代医学史、医学人文教育等；何昕玥，北京大学医学人文学院硕士研究生，研究方向：中国近现代医学史；黎润红，北京大学医学人文学院综合办公室主任，研究方向：青蒿素研发历史和科研评价等。

织（WHO）科学顾问，1991年至2002年任美国国立卫生研究院（NIH）顾问，被选为瑞典隆德皇家科学院国际院士，国际疼痛学会（IASP）教育委员会委员（1991—1995）。2022年，韩济生院士荣获第二届谢赫·扎耶德国际传统医学奖（TACM 2022国际奖）。

访谈人：请问您当初为什么要学医？

韩济生：我的父亲是医生，所以我从小就能看到父亲给病人们治病。钱塘江的支流浦阳江横穿萧山，河流遍布全县。河水之上，经常有我父亲看过病的农民摇着船来送时鲜瓜果。我从这里看到了病人对医生的敬重，觉得当医生是很光荣的一件事。这样医生受到尊敬、病人感激医生的场景，使我一直很喜欢医生这个职业，也成为我儿时想成为一名医生的最简单的初衷。

我学医后还发生了一件很有意思的事情。我们萧山有一种寄生虫，叫作姜片虫，长得像姜切下的一片片的样子，是萧山特有的地方病，甚至被称为"萧山虫"。当我在上海医学院上寄生虫课的时候，教授说，姜片虫这个病在萧山，有一个叫韩松林的医生给他提供了标本。我在下面听课，听到了我父亲的名字，这个感觉是很奇妙的。在我们萧山，有两个比较有名的医生，一个姓张，另一个就是我的父亲韩松林，两人都是从教会里的传教士医生那里学习到的医学。但我父亲的医学知识也不多，我爸爸怎么治姜片虫？就是吃泻药，把寄生虫泻出来就拉倒了。很多时候，他的医学知识都是通过看药厂的广告，慢慢地一点一点学来的。因为他并没有系统地学过医学，只是跟着教会里的传教士医生学习。但即使医学知识并不丰富，对周边百姓来说也是很难得的了。我学医最初的兴趣就来自于我的父亲。

访谈人：能请您谈谈从上海医学院毕业后的工作经历吗？您是怎样

来北医工作的？

韩济生： 我是1962年9月到北医工作的，到2022年北京大学医学部成立110周年，刚好60周年。我能来北医，也有一段历史。

我本来在上海医学院（上医）学习，毕业后做外科是我一直以来的愿望，外科病房的人也很喜欢我，希望我去。结果毕业分配的时候，我们班上28个人，被通知说一个都不许做临床，只能做基础。当然，后来我们知道还是有一两个同学去做了临床，可能有特殊的关系。但既然当时通知说不许做临床医学，那么基础医学中的具体方向，就是自己挑的，我选了生理。全国有好几个生理的基地，也包括上医。我当然很喜欢上医了，但是分配学习的时候，我被分到大连医学院生理教研室吴襄教授主办的高级师资进修班学习。于是我就坐火车，先到沈阳，然后转去大连。过去之后，我慢慢觉得，当时国家需要创立很多医学院，基础医学师资紧缺，比起医生来说，国家更需要能培养更多医生的教师，所以当一名教师也很好。

到大连医学院生理教研室后，吴襄教授对我比较重视。我还记得1953年我刚去不久时经历的一个重要场景。在抗美援朝中，东北地区是重要的后方区域，收治了大量的伤病员，很多人需要输血。而哈尔滨也是很有名的工业基地，我们当时要给各个工厂来的2000多名工人做报告，向他们进行科普演讲，说明适量献血在一定时期内是可以完全恢复的，消除大家对于献血的恐惧与顾虑。这个事情，吴襄教授就叫我去做。他说你行，我说我没有见过这么大的场面，害怕搞砸，吴襄教授就鼓励我，对我非常重视，也很信任。之后，吴襄教授和北医的王志均教授共同编写一本教科书，叫作《生理学大纲》。教科书要不断地修订，我也参与其中，帮着打下手。大连进修完毕后，我被分配到比大连更北的哈尔滨医科大学生理系。1956年，我被调到北京卫生干部进修学院工作，到那里给部队转业到卫生部门的老干部、各个地方来进修的卫生局长们授课。1960年，干部进修学院解散，我被分到北京中医学院（北京中医药大学前身）当老师，我在那里干得比较积极，上半年教一个班，下半年教一个班，包括讲课和实验，十分忙碌。从单位所在的东直门骑车到天坛的住所，每天来回要花不少时间，我舍不得时间，就睡在办公桌上。后来领导看见了说这样不好，就在我的办公室里放了一张医院的检查床。我每周礼拜一早上去北京中医学院，礼拜六回家，工作很认真，北京中医学院也比较喜欢我。

后来有一个机会，是中央的政策，为专家配助手，王志均教授有资格要一个人。要谁呢？这里要提到当时的医学教育司司长，叫季钟朴①，我以前在哈尔滨医科大学的时候，他就在那里当校长，后来调到北京做医学教育司司长。1956年我调到北京，也是因为季钟朴老师在卫生干部进修学院工作，可以带一些人，当时他其他人都没带，就把我带到了北京。季钟朴司长很了解各个学校，到20世纪60年代为专家配助手的时候，他知道王志均教授需要人，并且因为王志均教授和我打过交道，所以就介绍了我。整个就是这样转了一圈的过程。

上医毕业到大连，大连之后到哈尔滨，哈尔滨进修完以后工作了几年，就到北京来。北京卫生干部进修学院以后，又到中医学院，这么转了一圈，最后还是季钟朴司长推荐我到北医。这样，我才得以做科研，否则的话，我是没有太多机会做科研的。

访谈人：我们得知您来北医后，先是从事了消化生理研究，还自

---

① 季钟朴（1913—2002），医学教育家。1937年毕业于南京中央大学心理学系。抗日战争时期任中国医科大学教育长兼生理教研室主任。中华人民共和国成立后，历任哈尔滨医科大学校长兼生理教研组主任、北京卫生干部进修学院生理学教研组主任、卫生部医学教育司司长、中医研究院院长兼北京中医学院院长。1978年后，从事中西医结合研究工作，并提出了中西医结合的方法和途径。参见曹洪欣、李怀荣：《中国中医研究院人物志》，中医古籍出版社2005年版，第332—333页。

制了脑定位仪。2022年是北大医学办学110周年，在"厚道行医"特展中，将展出这件脑定位仪。您能和我们讲讲脑定位仪制作和使用的故事吗？

韩济生： 好的。到北医以后，王志均教授是做消化生理的，他说自己有一个不明白的问题：情绪为什么会影响消化？情绪好的时候吃饭多，情绪不好的时候吃饭少。所以他让我探究大脑和中枢神经系统如何控制消化的问题，并且给了我一篇文献。就是这样，我开始接触中枢神经和消化生理，研究消化受到中枢神经影响的问题。研究中枢神经需要立体定位仪，才能定位核团，把实验设备插到固定的地方。这个仪器当时北医没有，协和医院有，所以我们就到协和医院去看。协和医院的立体定位仪当然是不会借出来的，所以我就带了一个北医仪器修造厂的工人到那去，画了图，量了尺寸，研究怎么固定兔子耳孔，上下、左右、前后都要固定。我们回来以后，拆用旧显微镜等仪器上的部件，自己做了一个，当时最精密的一个零件，就是显微镜上带螺旋的标尺，有了标尺和三维立体方位的调节结构，就可以对实验动物大脑的各部位进行精准定位了。

脑立体定位仪做好后，我很高兴，就用这个仪器投入了实验。结果发现—刺激兔子下丘脑外侧的摄食中枢，兔子就开始咬菜，—刺激饱中枢，兔子马上就停止，真的是立竿见影。

然后我就拿到学生课堂上作示教，学生们都非常高兴，其他单位也要我去演示，包括我爱人工作的药物研究所等。那时候自己像变魔术似的，要兔子吃就吃，嘴里说吃，同时按下电钮，兔子就吃；说停，同时放开电钮，它就停，这种示教对神经科学的教学、科研都有很大帮助。正要继续往下深入研究的时候，"文化大革命"来了，我们的工作就停止了，立体定位仪也放到柜子里去了。当时我心里不太高兴，觉得刚刚做好仪器，可以动手做实验、做研究，结果没法用了，但是想抱怨也没有地方去抱怨。"文化大革命"开始了，大家都开会、游行、呼口号，就这么消磨时间。

访谈人： 您是怎样从消化生理方向转到针刺麻醉方向的？面对这么大的领域跨越，您当时是怎么想的？后来是怎么改变的？

韩济生： 1958年以后，针刺麻醉在西安、上海这两个地方刚刚开始。针刺麻醉就是对病人进行扎针，之后可以直接做扁桃体摘除等手术，做的时候也不疼。当时针刺麻醉很热，越传越广，西安和上海还"打架"，争论哪家先发现针刺麻醉，反正都是差不多的时间。

周恩来总理了解针刺麻醉后，很重视这个事情，认为如果临床有效的话，应该比较系统地进行原理研究。根据这一指示，时任北医党委副书记的彭瑞骢就想请生理学老师来研究，结果找教授不干，找副教授也不干，我是讲师，就接受了这个任务。1965年9月，彭瑞骢书记找我谈话，我说其实我也不信，不过你叫我做，我就做。彭瑞骢说，你也别勉强，我带你到通县的疾病研究所，那里有白求恩曾经的助手、胸科专家辛育龄教授做的开胸肺叶切除术。我去了之后，亲眼看到病人在针麻下肋骨被剪断，只皱了一下眉头，也没有说不行了或者疼的喊出来。而且我们让她喝水，她就用麦秆喝水，完全是清醒的。回来以后，彭瑞骢书记问我做不做，我说做。因为看到这个事实后，我想怎么着都是有一定道理的，所以回来以后，我就开始进行针麻原理的研究。

我完全是服从党和国家的领导。周恩来总理都说话了，很难得。我那时候完全没有别的意思，也没有想着一定能做出什么成果。因为自己心里知道，针刺麻醉很可能和鸡血疗法、冷水疗法等一样，就是一阵风，吹一段时间，很快就没了。但是最后我们做出成果来了，"针刺麻醉"这个词里，"麻醉"两个字是应该带引号的。不过通过针刺，人的痛觉确实有所迟钝，这就是针刺镇痛。

访谈人：您认为当时我国为什么要重视针麻研究？

韩济生："文化大革命"前面的一段时间，社会主要以解放思想、敢想敢干为主，所以那段时间，什么新奇的东西一出来马上就引起轰动，有点像现在的网络媒体，只不过那时候没有网络这样的传播方式。当时哪里冒个什么泡，大家就都轰动了，哪个新追哪个，包括大炼钢铁中，我们把家里的锅也烧了、炼了。针刺麻醉其实也是在这样的背景下产生的，但是不同的是，"针刺麻醉"最后捞了个干货，那就是针刺镇痛。不是麻醉，是镇痛，而当时针刺镇痛研究的中心之一就在北医。

访谈人：您是怎样发现针麻镇痛原理，并进入神经生理学领域的？

韩济生：那时候的针刺麻醉很复杂，病人躺在床上，两个手、两个脚各扎10个针，全身就要扎40针，然后有很多口令牌，竖起来1号，那么就捻1号牌所对应的针，说2号就换2号牌的部分，手和脚都要变换，非常复杂。但是总而言之，不管针灸师怎么捻，40个针也好，1个针也好，没有用药物麻醉，用针刺麻醉，手术做下来了。我就开始做这方面的研究，那么第一个问题，就需要我们自己来重复一下，针刺究竟有没有作用，会不会让人的痛觉迟钝。所以我在上生理课的时候就和学生们说，我们要在正常人的身上体验一下，针刺的时候，人的痛觉会不会迟钝，有没有人愿意参加？同学们个个都举手，非常热情地参加。

我们很幸运，北航的刘亦鸣教授不知道从哪得知我们需要制造仪器，就过来帮忙。我们请他做一个测痛的仪器，叫作钾离子痛阈测量仪。这个仪器一边控制电流，一边把电极放在测痛的部位，它可以控制电流自动的增长，从0.1毫安开始，到0.2、0.3毫安……一直增长到志愿者说痛，我们就停止，这时的电流一般是1毫安左右。而我们扎针以后，这个数据逐渐变成1.2、1.4、1.6、1.8、2.0、2.5……这样涨上去，平均增长了50%多，每个人全身实验8个点，当时已经做了六十几个人，我准备做100个人，做到66例的时候，实验资料已经很丰富了。我们发现实验开始的时候，痛觉阈值一直在增长，到半个钟头至40分钟的时候开始趋缓。到极限后，我们停掉针刺，痛阈又会慢慢地回到正常值来，所有人的整个过程都是这样的。当时我还比较年轻，白天四张床一起做实验，晚上我把所有的数据都整理好，用一把算盘和一支计算尺统计，计算均值和标准差。做到第66例的时候，我发现画出来的曲线斜率非常一致，曲线很光滑，痛阈的升高过程真的是半个钟头达到最高点。通常来讲，当时针麻的时候，也要先诱导半个钟头，那么我们通过研究，发现正常人通过针刺，确实在30-40分钟的时候到达痛阈的顶点。有意思的是，撤针后痛阈恢复的过程非常平稳，如果放在半对数纸上，就是一条直线，就是说每过16分钟痛觉阈值会降低一半，非常准确。我们在全身的各个点：头部、胸部、腹部、四肢、背部都扎针，进行平均后，获得了这么一个准确的数值。

发现了这样的现象后，我就充分相信针刺后痛阈升高是有一定道理的，是有做头的。我当时晚上统计到半夜，统计出规律后非常兴奋，想跟同事们分享，但是整栋楼里面已经没有其他人了。得到这样的曲线以后，接下来就必然要研究化学成分的变化，因为痛阈的升高不是迅速变化的过程，而是慢慢变化的，这里面肯定有一个化学成分在起作用，所以我们要去找这里面发挥作用的化学因素到底是什么。这样的化学成分肯定是到脑子里去找，但是我们没有仪器。最后想起来，柜子里有个立体定位仪！结果就这样，给兔子扎针，然后用强光照它的鼻子，它就会甩头，针刺以后，它甩头的时间点就变慢了。

在这个过程中，我们把兔子的脑子用立体定位仪固定住，拿一个管子插进去，把脑脊液抽出来，然后注入另外一正常兔的脑中，发现正常兔的痛觉也会变得迟钝。这个发现是很重要的，这就证明针刺后脑内确实产生了可以镇痛的物质。

这时候,在世界卫生组织工作的朱章赓教授前来,学校就安排了他参观我的实验。他看了以后非常惊讶,扎针后脑内真的发生了化学变化。他就问我们的后继研究缺什么,我们说最缺的是化学试剂,我们要研究是什么成分在其中起作用。他说你们开个单子,我立刻给你们去买,我们马上开了5样东西,测脑子里镇痛的化学物质到底是什么。我们当时白天做实验,晚上看书,看书的时候就知道有哪些化学成分是影响疼痛的,当他说可以提供试剂的时候,我们立刻开了单子,他就拿走了。等啊等,一个月,两个月,还没收到,以为人家把这事给忘了。结果过了三个月,试剂寄到了。原来寄货要走海运,从美国到亚洲要三个月,就这样,我们获得了一些试剂。有了这些试剂,我们发现针刺后脑内5-羟色胺的生成与释放都加强了,并且如果用另外一种药把5-羟色胺的合成阻断,再进行针刺,就没有镇痛的效果。当时实验结果一出来,一下就认为我们中头彩了,中了。

其实我们通过看书也知道,5-羟色胺仅仅是其中的一个成分,随着科学的发展,我们知道有内啡肽、强啡肽这些东西,也参与到这样的研究里,并且也在后续取得了一系列的成果。5-羟色胺和针刺镇痛相关性的发现,等于说是在科学进展的重要关头,正好让我们碰上了。

我们还发现扎针后,脑内去甲肾上腺素(NA)的作用很复杂。它在脑子里面对于针刺镇痛的效果主要起对抗作用,但在脊髓中正好相反,起着加强作用。通过实验,一大堆数据冒出来了,我们非常兴奋,这时候国外也知道了我们的工作,都请我去做报告。

1979年我第一次出国,去开一个国际镇静药或者麻醉药的研讨会,就是国际麻醉药研究学会年会(International Narcotic Research Conference,INRC),要我去做一个报告。当时参会学者听了我的报告后非常惊讶。演讲结束后,鼓掌持续的时间也特别长,主持会议的埃里克·赛蒙(Eric Simon)教授说,这次鼓掌是自他主持学会以来,鼓掌时间最长的一次。我现在还有参加这个会议的录音带，可惜演讲完了，录音就停止，所以没有证据证明他说的这句话。在参会报告效果极好的前提下，就有一位美籍华人教授梁栋材（E. Leong Way）说，你可以写一篇文章刊登到《药理学和毒理学年鉴》（*Annual Review of Pharmacology and Toxicology*）上面。这个期刊是药理学领域最高级别的杂志，我觉得很难做到。他说"没关系，你写吧"，在他的鼓励下，我于1982年在这本刊物上发表了文章，开始进入国际学术界。那篇文章讲的是针刺镇痛的神经化学原理[①]，打下了我在国际学界的地位，到现在也还有人引用。为什么引用？国外想做针刺研究的学者，把针刺的英文输入，按时间排序，这一篇就排在前面。这也是我再一次利用脑立体定位仪所取得的成果。

进入到神经生理领域研究后，还有一个故事。就是当时我们已经发现用不同频率的电针刺激大鼠，脑内可以释放出不同的化学物质，这在当时是一个突破，就好像是找到脑工作的密码了。外周神经纤维能够传导刺激最多是250赫兹，我们当时知道用电针刺激大鼠，2赫兹（一秒钟2次），大鼠脑子里就会分泌脑啡肽和内啡肽，如果用100赫兹刺激，那么内啡肽、脑啡肽就都不释放了，而是释放另外一种物质。这种物质不在脑子里，在脊髓里。参加完国际麻醉药研究学会年会后，我去了美国加州斯坦福大学药理系，那里有一位哥德斯坦（Avram Goldstein）教授，在做阿片受体和阿片肽研究。我去访问他的时候，他说他们现在发现了内啡肽、脑啡肽外的另一种物质，名字叫作强啡肽，他说当他把强啡肽这种物质打到小鼠脑子里，小鼠就会打滚、瞎闹；打到小鼠脊髓里，它就瘫痪了，不知道这个物质能够起到什么作用。哥德斯坦教授问

---

① J. S. Han, L. Terenius, "Neurochermical Basis of Acupuncture Analgesia," *Annual Review of Pharmacology and Toxicology*, Vol.22, No.4, 1982, pp.193-220.

我说：“你能不能和我一起做这个研究？"我说太好了，我就给你做这个，但是你得把强啡肽这个东西给我。他不仅给了我几个毫克的强啡肽，还给了我强啡肽的抗体。回国以后，我们做实验，发现把强啡肽注入脑子里没有用，但用在脊髓里可以镇痛。哥德斯坦知道了这个消息，高兴得不得了，叫我做给他看。当时有三个小鼠，我说很可能打到脊髓里面去以后，有一个下肢会发生瘫痪，有一个什么影响也没有，有一个有镇痛作用，但是不瘫痪。结果我做给他看，果真是这样，一个小鼠瘫了（剂量太大），一个什么作用也没有（剂量太小），一个小鼠没有瘫痪，但是痛觉迟钝了（剂量合适）。他很高兴，从此我们就成了好朋友。

这个过程我觉得有点传奇色彩，因为没有那么碰巧的事儿。刚好在那个时代，神经化学领域发现了类似吗啡的物质，发现了三种吗啡样物质，其中两种是作用于脑子里，有镇痛作用；一种是作用在脊髓里，起镇痛作用。这说来都有点像神话似的，这个过程被我碰上了。这些因素都很凑巧，以至于在国际上，我的地位不仅仅局限在国际疼痛学会，还有神经化学和药理学界。而且美国、英国等各个国家的学校都会邀请我去。所以我已经到过26个国家和地区，做过206次大会报告，用确切的数据把针刺的具体机制和实际应用介绍给世界。

访谈人： 在针刺镇痛研究中，您记忆最深刻的一次困难是什么？您是怎样克服的呢？

韩济生： 我觉得最大的一个疑问是针刺时间太长，镇痛作用居然会逐渐消失，即发生耐受。那么发生耐受的物质基础又是什么？这是我很长时间都不明白的问题。当时我们发现如果扎针超过半个小时，到一个小时，针刺镇痛的作用就慢慢减弱了。从这里我们知道，针刺的时长并不是越长越好，我们把这样的情况叫作针刺耐受，这是我们自己提出来的一个概念。一说到吗啡，大家都知道吗啡打多了，作用就没有那么好了、就不灵了，但是针刺的时间长了会产生耐受，是我们首先提出的。

那么产生针刺耐受的原因是什么，会不会针刺时间太长，脑细胞会产生对抗吗啡的物质？我们实验室原来有一位同事叫汤健，我们在做针刺动物研究的时候，发现针刺的时间越长，镇痛效果越差，可能有一种对立因素在起作用。

当时我们就把对针刺已经产生耐受的大鼠脑子拿出来进行提取，看里面有没有什么特殊的化学物质，但提取不出来，我们也不知道是什么。当时我有一个机会去瑞典进修8个月，我就带着针刺耐受的鼠脑提取物过去，一天到晚就在做纯化，纯化的物质开始有抗吗啡的作用，但是越提纯，提纯物的作用越小，因为那个东西吸附在凝胶的表面上，很难洗脱出来。后来通过实验，我们知道这个物质的分子量在1000左右，但是不知道是什么。

1982年，我在美国圣路易斯大学生理和药理学系做演讲，我就把自己的困难提出来了，我说我们现在看见了这个现象，推测它是一种肽类，而且知道它的分子量是1000左右，但提取不出来它是什么。圣路易斯会议结束后，本菲尔德（Benfield）博士找到我，说有一种东西分子量在1000左右，是抗吗啡的，叫作胆囊收缩素。她说你去试试，看看是不是。她给了我八肽胆囊收缩素（CCK-8）和它的抗体，就像当年美国科学院院士药理学家哥德斯坦给我强啡肽和它的抗体一样。我们做了实验，结果就是它。

就这样，我们发现不同频率的电针可以引起不同种类物质的释放，并且脑内也存在一种对抗吗啡或内啡肽的物质，称为胆囊收缩素（CCK）。在CCK的研究方面，我们在国际上有着一定的地位。有一本书叫作《肽》（*Peptide*），里面讲各种各样的肽类物质。CCK那章就是请我写的，CCK是抗鸦片物质，是一种8个氨基酸组成的肽，具有抗鸦片作用。这么厚的一本书，这里面各种各样的几百种神经肽，为什么CCK那一章叫我来写，就证明了我在研究CCK具有抗鸦片作用方面，在国际上有着较为突出的地位。

访谈人：当年从事针麻研究的老师后来大部分都转变方向了，您一直坚持这个方向的原因有哪些？

韩济生：对，逐渐都消失掉了。这个组开始挺大，后来慢慢人就减少了。说实在的，真正从"针刺麻醉"里面捞到干货的不多，当时几乎每个学校的生理教研组都在做针麻，但做着做着就不见踪影了，但我们越做越大。从针刺麻醉研究里获得院士称号的就我一个。

当时有的课题组，思路是按照古书的经络线，在皮肤上沿线画出一个个格子，沿着经络研究针刺的镇痛点在哪里。最后的结果是所有格子里，没有一个格子是专门镇痛的、也没有一个格子是毫无镇痛作用的。举这个例子，就是想说明我们在针刺麻醉研究方面，主要关注针刺镇痛现象的时间、空间变化规律，有没有物质基础，从而探讨其镇痛机制。而有人主要研究的是有没有经络线，镇痛作用离经络线多远？思路不同。其实我们能获得成果也是很幸运的。

访谈人：您在国际上做过很多次有关针刺麻醉原理的报告，让您印象特别深刻的有哪几次？

韩济生：在国外做报告，报告结束都要回答问题，是否能使提问者满意，其场景有时是刻骨铭心的。

我们那时候用手捻针做实验的时候，要去北京中医学院请针灸医生来给我们捻针，以免我们捻的不准确，做成另一个结果了。慢慢地，实验需要更加精确、更好控制，就想到要用电针代替手捻针。我们和北航的刘亦鸣老师合作做了测痛仪，通过控制电流引起皮下神经纤维兴奋，产生痛觉，记录痛阈的变化。后来又设计制造出"电针仪"代替手捻针，观察用多少伏特的电压能产生"得气"的感觉。所以到国外报告的时候，我就说我们是多少伏特作用于穴位，能产生镇痛作用。听众中有人站起来问，说电刺激是电流起作用，你用的电流是多少？我答不出来，我们是用电压作为标准的，没有测电流。

回到北京我就跟刘老师说，这次我倒霉了，我到国外去做报告，他们问我们电针上通过的电流有多少，我讲不出来，我们只说电压。他说对，我可以给你做恒流仪器，你要多少毫安就多少毫安，不受身体电阻变化的影响。所以后来中国制定ISO标准的时候，使用了电流毫安数，也对电针仪ISO标准的形成与完善起了作用。

所以我认为国际交流对科学的促进作用是很大的。我们可以看到今天报纸上有些老师建议要减少中学学习中的外语比重，减少学习外语的时间。我不同意，但是不敢去写文章，也不敢在网上发表意见。今天看到一篇文章说，不可以任意削减外语。我很赞同，因为外语对于文化交流太重要了。而我们中国的问题在于哑巴英语，这个需要改，学英语不能只看书，是要会说话的，在国际会议上，能交流和不能交流，完全是不一样的两种情况。

如果我当时没有在国际上交流的话，我可能还在用手捻针做实验，可能还在用电压而不是电流。通过回答问题来解决问题，我的记忆非常深刻。另外就是演讲完毕一定要留时间回答问题。自己没有想到、提问者在大会上提出问题，你答不出来，这是促进前进的一个非常重要的原因，是不可以减少的。现在我们把韩氏仪从第一代逐步更新、深入到第五代，其中一个重要的变化就是从恒压输出变为恒流输出。关于脉冲频率的变化，都是我们一点一点做出来的。比如什么频率能够释放什么化学物质，当时在国际会议上听起来都是神话，大家都是不知道的。我在INRC讲了以后，大家才知道，也才引起哥德斯坦对我们的佩服，而这些都是在国际交流中结出的果实。国际交流确实是研究推进过程中的一个重要环节。

另一次让我印象深刻的是在美国是否承认针刺疗法有效性的听证会上，我第一个做报告。

1997年，美国国立卫生院（NIH）召开了有关针刺疗法的听证会（Consensus Conference on Acupuncture），邀请了大医师、大律师等相关社会各界的一千余人参会。这个听证会是对针刺有效性做出肯定或否定的重要会议，有相关研究成果做基础，针刺疗效有根据，美国才会认为针刺疗法是合法的，是可以进行资助、开展研究的，然后才涉及医疗保险支付等问题。

在那次听证会上，我在针刺科学报告类别中第一个做报告，这使我感到压力很大，但同时也是非常重要、我印象十分深刻的一次报告。那次听证会取得了突破性的成果，从此，美国政府和医学界承认了针刺治疗的有效性，并将针刺治疗纳入医疗保险的支付范围。

听证会以后，国际层面邀请我讲课、报告的单位数量直线上升，那时候我最多一年要出9次国，而这9次出国，并不是只有9个受邀请的单位，而是每一次都有很多单位。比如从旧金山登陆，去做报告，然后往东走，一站一站的讲过去，直到纽约，再北上波士顿，到加拿大。那时候我也没有很想留在当地玩儿，每次去做报告的流程都是到了之后，主办方带着游览半天，然后进行报告前的谈话交流，最后做报告、回答提问。一般都是两天的时间，谈话交流半天、游览半天、做报告半天，三个半天，然后就去下一个城市了。日程排得很紧，也很累。有一次提早回来的原因就是牙齿长了脓包，牙根炎，最后发烧，很狼狈地回来了。因为太忙了，当时我也60岁了。

访谈人： 距您进入针麻领域进行研究已经过去了半个多世纪，您认为现在针刺镇痛在大家的观念里有什么转变？您认为目前医院针灸科室中以传统针灸疗法为主的原因是什么？

韩济生：我觉得，变化没有我曾经预想的那么大。我们现在学术上实际上已经知道，什么病可以用什么频率、参数的电刺激进行治疗，并且已经获得了很好的科研效果。但是这样的效果和疗法却并没有引起针灸界的公认，社会上也没有将电针作为治疗某些疾病的有效手段，更少有非用针刺疗法不可的情况。

出现这样的问题。可能存在一个理解上的区别。很多中医出身的研究者们一般比较重视古代人怎么说，对这个感兴趣，而在中医的领域内生存，也需要会讲这样的语言才能够生存。这样的语言中没有研究针刺为什么能镇痛，没有研究针刺镇痛的物质基础是什么，也没有讲针刺中特定刺激频率对应不同物质释放的说法。这些内容，很多中医好像不太感兴趣，他们比较多的是对手捻针等有技巧的部分感兴趣，或许是手捻针有传统医学的神秘感，如果变成仪器，就没有这样的神秘感了。

所以我真的觉得，我们自己的工作做得不够，现在明明有那么多的疾病都是可以用针刺进行治疗的，比如说带状疱疹后遗神经痛，我们的研究结果很明确，就是用2赫兹的频率，可以有效减轻疼痛，用100赫兹的话就无效，而用手捻针的时候，引起神经脉冲的中位数比大多在90赫兹左右，基本上2赫兹的不多。但是许多疾病，比如便秘，必须要用2赫兹才有效果。现在大医院疼痛科或针灸科都有电针仪，但是一般不太重视频率、波宽等参数，只管强度，其他参数不太讲究。

我讲这个可能比较大胆，但是这是事实。手捻针需要传承和深入研究，其中学问很大。但是电针也有其长处，便于推广应用。虽然距离我开始针刺镇痛和电针镇痛的研究已经过去了半个多世纪，但感觉电针刺镇痛在大家的观念里，还是没有想象之中那么大的转变。我们需要加强继续教育，在熟知《黄帝内经》等经典著作的同时，也要花一定时间学习最新的科学文献。

访谈人：您在2012年开始参与电针仪ISO国际标准的制定，至今已经十年了，而电针仪ISO国际标准也终于在2022年6月发布了。您对于电针仪ISO国际标准的制定有哪些感触？

韩济生：我接受中医药管理局的任务，受邀参加中医药国际标准化的工作，参加了2012年在韩国大田举办的第三次年会。我做了两三年，因为岁数大了就不再主持了。这里面有许多国际交流的门道，比如说怎么和别人联系，才能够进行很好的合作。我这方面经验不多。在这一方面，韩松平博士的贡献更多一些，2014年后，韩松平就接手了这一工作，使我国主导的这项成果得以在全世界发扬光大。

访谈人：您从事针灸镇痛研究，一开始的初心是完成周恩来总理讲清针灸科学道理的重要指示，从1979年您在美国向国际宣告"初步探明了针灸镇痛的神经化学原理，说明传统的中国针灸是有理论基础的"，到当下西方社会对针灸疗法的广泛认可，很多评论认为您不仅为中医走出国门立下了汗马功劳，同时也为中医的现代化发展之路起到了重要的示范作用，真正让世界认识了中医尤其是针灸的科学和价值。那么，您怎样看待现今的中西医分野？您认为中医今后的发展方向是什么？

韩济生：传统中医药学中蕴含着古人的智慧，比如针刺要选穴、捻针可加强疗效等都是古人在实践中总结出的宝贵经验。运用现代技术方法解读这些经验，需要有一个成熟的科学思维模式。按传统中医理论的说法，针灸的作用是调理气血。气血、阴阳、五行等这一套中医名词，外国人是听不懂的，其根本原因是东西方文化隔阂导致的思维方式差异，这个问题很难解决。我在科研实践中，其实是绕过了这个难题，不去探究这些理论概念，而是从阐释科学事实入手来做研究。

无论中医、西医，其目的都是将机体从疾病态转化为健康态，中医、西医的技术方法作用于机体发挥治疗效应时，必引起某些变化，这些变化就是科学事实。只要将这些变化说明白、讲清楚，就诠释出了这种疗法的科学内涵。

说实在的，回答"中医今后的发展方向"这个问题，我的能力很有限。我跟中医研究院的老领导、老先生们关系都很好，也不反对什么，只不过是在思考怎样在中医系统里提高中医研究者们的其他相关知识。中医常说老前辈们是怎么说的，唐朝、宋朝是怎么说的，这样的内容，大家非常重视。但是说到针灸疗效机制、何种物质发挥何种作用，说实在的，中医出身的研究者们一般没有多大兴趣。如果说讲到电脉冲波宽是多少毫秒之类，就更没有什么兴趣了。我认为如果有一些通过中西医结合的方式所得到的确定结果和明确机制，中医也可以加以适当关心。举例来说，中国中医研究院首席研究员刘保延等研究认为，长期便秘需要使用2赫兹的电针治疗；[①]成都中医药大学梁繁荣团队等研究发现，治疗慢性心绞痛是2赫兹有效。[②]我们通过研究也发现，治疗带状疱疹后遗神经痛，2赫兹有效，100赫兹无效；而治疗肌肉痉挛，必须用100赫兹，2赫兹效果差。这些已经明确的科研成果，应该大力推广应用。

访谈人：祝贺您获得第二届谢赫·扎耶德国际传统医学奖！这个奖对于中医药走向世界或者说中医药国际化有什么意义？

[①] Liu B, Wu J, Yan S, Zhou K, He L, Fang J, Fu W, Li N, Su T, Sun J, Zhang W, Yue Z, Zhang H, Zhao J, Zhou Z, Song H, Wang J, Liu L, Wang L, Lv X, Yang X, Liu Y, Sun Y, Wang Y, Qin Z, Zhou J, Liu Z, "Electroacupuncture vs Prucalopride for Severe Chronic Constipation: A Multicenter, Randomized, Controlled, Noninferiority Trial," *Am J Gastroenterol*. Vol. 116, No.5, 2021, pp.1024-1035.

[②] Zhao L, Li D, Zheng H, Chang X, Cui J, Wang R, Shi J, Fan H, Li Y, Sun X, Zhang F, Wu X, Liang F, "Acupuncture as Adjunctive Therapy for Chronic Stable Angina: A Randomized Clinical Trial," *JAMA Intern Med*. Vol.79, No. 10, 2019, pp.1388-1397.

韩济生： 这个奖是以阿联酋开国元首谢赫·扎耶德命名的一个奖项，提倡重视世界各国的传统医学，使之更好为提高健康服务。奖项鼓励不同民族文化的传统治疗方法，这对传统智慧和文化多样性存续发展方面具有深远意义，相信将促进人类友谊走向更美好的未来。中草药和针灸是其中两个重要方面。我国诺贝尔奖获得者屠呦呦曾获得首届（2020年）谢赫·扎耶德中草药奖。① 我有幸被提名为第二届（2022年）谢赫·扎耶德针灸奖获得者，这对扩大针灸疗法在全世界的研究和应用将具有重要意义。我因疫情无法亲自前往领奖，写了中文"针灸"两字作为回赠。

该奖对于中医药走向世界的启示，我认为和我长期以来的体会是一致的。中医药学要在国际上立得住，必须要有经得起推敲的科研证据。阐明针灸科学内涵是推动针灸走向世界的第一步，挖掘出科学内涵背后的实用价值，是加速针灸国际化进程的关键。我在搞清楚针刺镇痛作用机制之后，一直在思考它的应用价值和社会意义，无论是针刺戒毒，还是孤独症、不孕症、不育症，都是全球性的医学难题和社会难题。在说

---

① 另据新闻报道，谢赫·扎耶德国际传统医学奖由阿拉伯联合酋长国创设，以该国的开国总统谢赫·扎耶德·本·苏丹·阿勒纳哈扬（Sheikh Zayed Bin Sultan Al-Nahyan）的名字命名，该奖项的目的是表彰在全球传统医学（Traditional, Complementary & Alternative Medicine, TCAM）领域取得杰出成果的科学家、学者和医生，奖励他们为增强全球TCAM知识和实践，以及提高人类生活与健康水平方面做出的杰出贡献。在接受媒体采访时，中国驻阿联酋大使张益明赞赏阿联酋支持传统医学发展的愿景和努力，指出中医药博大精深，在传统医学中占据重要地位，并为新冠疫情防控发挥了重要作用，愿为进一步促进包括中医药在内的中阿两国各领域友好合作贡献力量。前中国中东问题特使、驻阿拉伯国家联盟全权代表吴思科大使指出："阿联酋谢赫·扎耶德国际传统医学奖是在中东国家及国际上有重要影响力的奖项，韩济生院士获此殊荣是对他数十年在传统医学领域孜孜耕耘的褒奖，也是对博大精深中国传统医学的礼赞，对让世界深入了解中医有积极意义，值得祝贺。"中国民族医药学会国际交流与合作分会常务副会长兼秘书长杨凯说："韩济生院士获此奖项，是我国科技工作者和国际社会对用科学的方法说明中医药原理倡议的极好响应。"参见《中国科学院韩济生院士荣获扎耶德国际传统医学奖》（http://www.jjckb.cn/2022-10/12/c_1310669474.htm）。

明白、讲清楚针灸科学内涵的大前提下,挖掘出其应用价值,从而产生社会效应,这实际上是在向全世界展现传统中医药学的实力,也必将大大推动中医药国际化的步伐。

■ 中医药文化在东北亚的传播 ■

《伤寒论》的东传与日本汉医古方派的崛起

贾春华　朱丽颖

摘要:《伤寒论》的东传,在日本汉医界播下了古方派的种子。张仲景医学简明实用的特点,符合日本民族重视实用的性格;日本江户中期疾病发生的种类,适合应用《伤寒论》的理法方药;日本文化思想界"古学"复兴、中国"实学"的兴起,为汉医古方派的崛起提供了理论与奥论支持。古方派研究《伤寒论》,首先质疑《伤寒论》与《黄帝内经》的关系,心怀复原《伤寒论》本来面目的企望,创建依据原文考辨方药实效之方法。后藤艮山的一气留滞论、吉益东洞的万病一毒论、吉益南涯的气血水说,堪为具有古方派特色的代表理论。腹诊优先与方证相对是古方派鲜明的诊疗论治观。回望中国近现代《伤寒论》研究,古方派医家的背影依旧若隐若现。

关键词:张仲景;《伤寒论》;日本汉医;古方派;吉益东洞;后藤艮山;山胁东洋;吉益南涯

章太炎曾谓:"《伤寒论》传至日本,为说者数十人,其随文解义者,颇视中国为审慎,其以方术治病,变化从心,不滞故常者,又往往多效,令仲景而在,其必曰:吾道东矣。"《伤寒论》的东传成就了日本

作者简介:贾春华,北京中医药大学教授,博士生导师,研究方向:张仲景方证理论体系;朱丽颖,山东中医药大学医学博士,博士后,研究方向:"扁鹊"文献在日本的流传。

汉医一个重要的派别——古方派，古方派以《伤寒论》医学为中心，以实证亲试为宗旨，坚持《伤寒论》有其自身理论体系的信念，开辟了一条有异于中国学者研究的蹊径。本文将阐述《伤寒论》与日本汉医古方派之间的关系，再现曾在日本江户时期掀起医界的轩然大波，至今仍雄踞日本汉方医学界重要地位的古方派的本来面目，揭示其兴起形成的原因，描述其运动变化的轨迹，阐发其独具特色的医学理论。这些理论与学说有无指导意义？是否仍有实用价值？

一 《伤寒论》东传之种种

张仲景之书何时传入日本，传入日本时又是以何面目出现的？诸如此类的问题，诸家多有考证，有关这些问题大体可经由以下小标题来呈现。

（一）张仲景著作的东传

知道一个人或一本书，并不一定是从认识这个人或看到这本书开始，我们所认识的任何一个古人，都是从古代文献或人们的讲授中获知的。日本人知道《伤寒论》，看到《伤寒论》中的某些内容大概也有这样的经历。据小曾户洋考证，从飞鸟时代（592—710）开始，《伤寒论》《金匮要略》类文通过《小品方》等方书就已部分为人所知。日本平安朝时代（794—1185），中日交流日趋发达，隋唐以前书籍大量涌入日本，仅藤原佐世奉敕于宽平五年（893）所撰《日本国见在书目录》即有医书166部1309卷之多，其中就有《张仲景方》九卷的记载。针博士丹波康赖于圆融天皇天元五年（982）所撰《医心方》亦多引《张仲景方》，这些引文与现传《伤寒论》略有出入。①源于彼时传入日本的仲景

---

① ［日］小曽戶洋「中国医学古典と日本」，『日本東洋医学雑誌』Vol. 47, No. 2, 1996。

著作今已不得而见，故笼统称之为张仲景著作。

（二）"康平本""康治本"《伤寒论》现身

据考证，《康平伤寒论》（《和气氏古本伤寒论》）亦是在日本平安朝时代由空海从唐朝带回日本，侍医丹波雅忠（康赖曾孙）于康平三年（1060）抄录，故名"康平本"，其基本保留了王叔和撰次之原貌。另有未经王叔和编撰之唐手抄本，认为是由空海同时代的遣唐使转录后引入日本的，后于康治二年（1143）由沙门了纯所抄，名"康治本"。康平本与康治本皆为古本《伤寒论》，在江户后期发现的诸多古传异本《伤寒论》，包括南朝本、室町本、高野本、锦小路本、有栖川本、永源寺本、贞元本、延历寺本等，均按照是否经王叔和之手，分属于康平本系统和康治本系统。①

（三）宋刻本《伤寒论》东渡

镰仓至室町时代（1192—1573），中日交流日渐繁盛。镰仓时代的13世纪后半叶，最初传入了所谓的今本《伤寒论》，即经林亿等校刊的宋版，后世流传的宋版为明代赵开美之翻刻版。此外，成无己注本也在当时前后被引进。②1284年，宫廷医家惟宗具俊所著药物辞典《本草色叶抄》中，有从《伤寒论》（疑为成本）中引用的连轺，并注明为"连翘根也"。连轺只载于《伤寒论》书中之一处，其他医书未录，所以日本学者真柳诚认为作者是直接读《伤寒论》而做如是记载注解的。此外，镰仓时期医书之代表——僧医梶原性全所著《万安方》（1315），引用了宋版《伤寒论》，内容极为详细，似可看出已对《伤寒论》从头到

---

① ［日］長沢元夫「汉方の古典」（Book Guide），『ファルマシア』Vol. 8, No. 4, 1972.
② ［日］小曽戸洋「中国医学古典と日本」，『日本東洋医学雑誌』Vol. 47, No. 2, 1996.

尾细读而有充分的了解。① 僧有隣所著《福田方》（1363年左右）可谓室町时代前半期之代表作，其中对成本《伤寒论》亦有多处引用。室町时代日本有不少医生来我国留学，坂净运即为众多留学生之一，其于明应年间（1492—1500）来中华学医，后在其所著《续添鸿宝秘要抄》（1508）中采用了《伤寒论》之药方，并产生过一定的影响。②

（四）日刻本《伤寒论》的刊行

近世发现的日本初版刊行《伤寒论》遗品——元和间（1615—1624）古活字版，其所依据的是明嘉靖王济川所刊《注解伤寒论》。其后直到幕府末期，许多版本的《伤寒论》都在日本校刻出版。③ 其中包括江户时代（1603—1867）初期即传入日本的明代赵开美《仲景全书》（1599），于1659年刊行其和刻本，并于1668年刊行添附训点《宋版伤寒论》，④ 此为《伤寒论》最初的和刻本，在此本刊行之前，主要流通的是成无己的《注解伤寒论》⑤，正德年间（1715），古方派大家后藤良山之弟子香川修庵依据成本刊行了《小刻伤寒论》，删去了药物炮制，间有按照自己的见解加以修订而成，在当时极为畅销，使《伤寒论》广传于世。⑥

（五）《金匮玉函经》——《伤寒论》的异本

《金匮玉函经》是《伤寒论》的异本，经多纪元简考证，其与《千

---

① 吴涵冰：《〈伤寒论〉传入日本的时间》，《吉林中医药》1991年第1期。
② ［日］大塚敬節『大塚敬節著作集：別冊 東洋医学史・年譜・索引』，東京：春陽堂書店、1982、73頁。
③ 吴涵冰：《〈伤寒论〉传入日本的时间》，《吉林中医药》1991年第1期。
④ ［日］平马直树：《江户时代方证相对学派之形成》，郭秀梅译，载中华中医药学会：《国际（中日韩）经方学术会议第二届全国经方论坛暨经方应用高级研修班论文集》2011年卷，第8页。
⑤ ［日］大塚敬節『大塚敬節著作集：第八卷 考証篇』，東京：春陽堂書店、1982、37頁。
⑥ 吴涵冰：《〈伤寒论〉传入日本的时间》，《吉林中医药》1991年第1期。

金翼方》中所引内容大同小异，故认为当出自唐人之手。①后与宋版《伤寒论》同年（1066）刊刻发行，但不久就被埋没，直到1717年由陈世杰付梓而再次问世，这是现传本的始祖。古方派泰斗山胁东洋之胞弟清水敬长于1746年翻印，但由于不符合旨在简便实用化《伤寒论》的古方派的胃口，所以并未流传。②

二　古方派因何信奉《伤寒论》

日本室町时代相当于中国明代，明代医学本质上是对金元医学的继承与发展，尤其受金元四大家之影响甚深。赴明留学的田代三喜于明应七年（1498）归国，遂将李朱医学传入日本，并在弟子曲直濑道三的大力倡导下，由京都最终风靡全国，成为江户中期古方派兴盛之前的医学主流。由于李朱医方相对于古方被称为后世方，因此这一派被称为后世派。③那么，后世派为何逐渐被后来居上的古方派所替代，《伤寒论》又因何成为古方派最为尊崇的书籍？这是一个值得探讨的问题。

（一）张仲景医学的简明实用

众所周知，有方有证的条文是《伤寒论》的重点，凡涉猎方证的条文，多有"太阳病，头痛发热，汗出恶风者，桂枝汤主之"的结构，具有这样结构的条文均可使用"如果……那么……"或"如果……则……"的条件联结词，将前后内容连接起来构成前件与后件之间关系

---

① ［日］大塚敬節『大塚敬節著作集：第八卷　考証篇』，東京：春陽堂書店、1982年、116頁。
② ［日］小曽戸洋「中国医学古典と日本」，『日本東洋医学雑誌』Vol.47, No.2, 1996。
③ ［日］大塚敬節『大塚敬節著作集：別冊　東洋医学史・年譜・索引』，東京：春陽堂書店、1982、75—80頁。

的条件命题，它所要陈述的就是某一事物情况是另一事物情况存在的条件。条文抽象后就成为"如果A，那么B"的充分条件命题。一个充分条件命题，肯定前件可以肯定后件。即只要看到"头痛发热，汗出恶风者"，就应用"桂枝汤主之"。这样的条件句十分简洁实用，古方派非常"喜闻乐见"。

创建一个新的医学流派，必须有让人信服的理由，除了行之有效的治疗方法，"托古改制"是改革者常用的手段，仲景医学早李朱医学千年，特别是《伤寒论》医学重实证，少推理，药用精简，绝无侈谈医理之风，若药中肯綮，必有桴鼓相应，立竿见影之效。这种论理简明，直指实用的医学自然为古方派医家喜爱。

任何一个学派的兴起，绝非空穴来风，必有一定的创建基础。当时能与关西的道三流比肩的是关东的永田德本，其初习金元医学，后则排斥李、朱之论，取法注重实证的张仲景，创立重经验的德本流医学。德本认为：万病起于风，郁滞而为病，人之一身欲上下贯通。上焦主纳、中焦主化，下焦主出，若腹中运化正常，则无病心怡，身无寒热，譬如天之无云而日月明朗。若腹中食物不化，水谷之毒稽留体内，则身发寒热，百病遂起，犹如盛物之器，出口不通，故无论何病，下其秽浊，则诸证自愈。由上述可见，德本对人的生理、病理及治疗观点。德本治病虽喜用下法峻剂，但决非无视虚实，而是秉承《伤寒论》的理论"观其脉证，随证治之"。

（二）疾病谱的改变

经济繁荣带来饮食结构的改变，饮食结构的变化直接或间接地影响着的疾病的发生，导致疾病谱的改变。自德川吉宗对幕府政治进行改革，建立了封建的中央集权，实行增税兴商，经济的繁荣。使得人们"侈心渐长，贪暴无厌，荣利殖财之谋，交战方寸，逾分亡身，饱食暖衣……家富身贵者，此病（指气厥）最多，是势之所必至也"①。后世派的兴起主要是在战国时代，因战乱频繁，饥馑相继，人们普遍出现营养不良，精神不安，故内伤病颇多，以虚证为主。而江户时期，国泰民安，经济繁荣，奢侈之风颇盛，故病证以实证居多，有关社会安定与经济繁荣对疾病流行种类的影响，后藤艮山早有所察，《先哲医话集》引艮山之语言："百年以来，游惰之人腹里结症瘕，余征人都邑市朝之人，比比皆然，盖太平日久，民庶蕃息，金钱虚损，奢逸日盛，则知巧之民不免病气势也，医人施治之日，从这处下工夫，大有裨益也。"既然疾病性质多属实证，那么以攻邪见长的古方派自然兴盛无疑，《伤寒论》之汗、吐、下攻邪治法则必受青睐。

（三）日本民族"善学""实用"的特质

古往今来，日本民族都在不断吸收先进的外来文化。善于学习是日本民族最显著的特点，"大化改新""明治维新"是两次国家层面"学习"的成果。医学亦从学习中国开始，逐渐消化吸收，最终日本化。而在学习的过程中，无不体现其简明、具体、实用的特点。如《医心方》的编排体例并非照搬《千金》《外台》，而是按日本人的思维习惯，将中国医学的"阴阳五行""脉论"等学说省略，仅摘录其中具体、实用的部分，日本人的实用主义显露无遗。②相对于阐述阴阳五行、性味归经等繁杂理论的《黄帝内经》（以下简称《内经》）及金元医学，《伤寒论》显得更为直接简明，一目了然，并贴近实用，此恰符合日本国民之性格。此外，儒学在日本一直被尊为官方哲学，儒学与"尚古"有着不解之缘，

---

① ［日］山脇東洋「蔵志・附録」，大塚敬節，矢数道明『近世漢方医学書集成』，東京：名著出版、1985、489—490頁。

② 邹小凤：《近代日本汉洋医学之争探析——兼论日本岛国文化的特点》，硕士学位论文，四川师范大学，2012年，第14页。

此造就了日本民族"尚古"精神，而《伤寒论》被古方家视为是周代遗法、扁鹊之方，受到尊崇已成定局。

（四）文化思想界"古学""实学"的复兴

医学不是一个"自身变量"，它是镶嵌在社会之中的一个开放系统，由非常稠密的反馈环与社会连接起来，受到来自社会的经济、文化和政治力量的左右。

文化思想对医学理论的影响表现于它既是医学的说理工具，又是医学理论的组成部分。江户时期，作为官府哲学的朱子学说受到了怀疑，出现了以山鹿素行、伊藤仁斋、荻生徂徕三大家为首的古学派，提倡正统的孔孟儒学。伊藤仁斋称《论语》为"最上至极宇宙第一书"，提倡先气后理，一反宋儒先理后气之说，所著《论语古义》，以《论语》《孟子》为主，《大学》《中庸》为从，特尊《论语》，更以《易经》为根干。荻生徂徕著《论语征》十卷，仿明七子之说，大唱古文辞学，作《大学解》《中庸解》，斥孟尊荀，自命其学直承孔子，门下学人辈出，为当时儒学一大宗。①

朱舜水"痛愤明室道学之祸"，认为"学问之道，贵在实行""圣贤之学，俱在践履。"强调一切学问必须以实践为导向，以实用为旨归，以实效为标准。1666年6月，舜水抵江户。德川光国执弟子礼，竭诚尽敬。日本学者以师事舜水为荣，呈现出犹如"七十子之事孔子"的场面。"水户学派"的始祖德川光国，江户时代著名哲学家伊藤仁斋，著名经学家山鹿素行、木下顺斋皆同朱舜水有不同层面的交往。舜水倡导以"实用""实理""实行""实功"为基本特征和核心要义的"实学"。朱舜水、伊藤仁斋、荻生徂徕、山鹿素行影响下的日本汉医界又将呈现

---

① 梁容若：《中日文化交流史论》，商务印书馆1985年版，第313—314页。

一幅什么样的图景？请看如下之类比。

仁斋主张以"仁"作为人伦社会的最高境界，后藤艮山便把"仁"作为医家的行为准则；仁斋认为"一元气"是天地的本源，用"一元气说"否定朱子学的"理"，艮山也强调"一元气"是人体的本源，用"一元气"解释人体的生理、病理，抨击后世医说。后藤艮山在经义方面仰慕伊藤仁斋，令弟子香川修庵入其门下学习，香川修庵从伊藤仁斋学古典经书，倡"儒医一本论"，主张"圣道医术，一其本而无二致""五行生克运气胜复之说，此皆假合附会，迷信妄作，害道者莫过于此"。东洋不仅继承了艮山开创的医业，确立了以实证亲试的古方派医学，其亲试法一为临证，一为解剖。临证的结论是"亡一当于吾业者"①，解剖之后更知"《素》《难》瞽人者数千岁"②。

山县周南以为"天地之间，一气而已。故无二本而生者，物皆然也"，吉益东洞则是以周南为师一心钻研其道，曾言"儒医虽不同也，其复古一也""时哉命哉，复古之秋也""不学古文辞者，不能读《伤寒论》也"，其谓《伤寒论》"是三代疾医治万病一毒之法也……此方与《吕氏春秋》所言同为万病一毒。其视毒之所在，以处其方，何病患不治哉"③。

通过以上的类比可以发现：日本江户时期的儒学与医学存在的共性，以至于东洞将先于自己倡导使用《伤寒论》方药的山胁东洋比作伊藤仁斋，而将自己比作后来居上的荻生徂徕："我医方譬之今之儒流，东洋伊藤仁斋也，先众启其端焉；吾业不敢让，物徂徕焉。"

---

① ［日］山脇東洋「蔵志・附録」，大塚敬節，矢数道明『近世漢方医学書集成』，東京：名著出版、1985、500頁。
② ［日］山脇東洋「蔵志・附録」，大塚敬節，矢数道明『近世漢方医学書集成』，東京：名著出版、1985、587頁。
③ ［日］吉益东洞：《古书医言》，载陈存仁：《皇汉医学丛书》，人民卫生出版社1956年版，第65页。

（五）印刷技术的进步

江户时期幕府实行锁国政策，而此时期来自中国民间船舶的日中贸易仍较活跃，书籍及药品皆为重要输入品，江户初期即进口了大量医书，《仲景全书》即是在中国刊行数年后就传入日本①。书籍进口之后需要传播，则必要求有相应繁盛的出版行业。近世初期为日本印刷出版之黎明期，自17世纪30年代起，整版印刷取代来自朝鲜的活字印刷，重新占据主流地位。这意味着印刷部数逐渐增多，以京都为中心的出版业开始走向商业化。由于整版印刷容易添加训点，故自17世纪中叶起，和刻汉书籍医书相当兴盛，②如1659年的和刻版《仲景全书》就给医学界带来了强烈冲击。名古屋玄医和同时期与大阪自立门户的北山友松子皆对《伤寒论》极有兴趣，并运用于自身的临床。再加之普及性较强的曲直濑学派在医术上逐渐失去了医学本来面目，从而产生了必须以《伤寒论》为中心，重新调整医学体系格局的见解。③

（六）中国清代"朴学""实学"大兴

明末清初的中国社会是一个斗转星移、在田在渊的激荡时代。明王朝的倾覆，唤醒了是时的有识之士，面对明朝覆亡这一痛苦的现实，许多明朝的孤臣遗民纠结于"明朝何以亡"这一中心命题。沉痛的历史似乎在低声的呻吟：明朝之所以覆灭，原因在于理学末流特别是王学末流的空谈心性。于是一股"黜虚崇实"的实学思潮于当时思想界油然而

---

① [日]平马直树：《江户时代方证相对学派之形成》，郭秀梅译，载中华中医药学会：《国际（中日韩）经方学术会议第二届全国经方论坛暨经方应用高级研修班论文集》2011年卷，第7页。

② [日]平马直树：《江户时代方证相对学派之形成》，郭秀梅译，载中华中医药学会：《国际（中日韩）经方学术会议第二届全国经方论坛暨经方应用高级研修班论文集》，2011年卷，第7页。

③ [日]安井广迪：《日本汉方各家学说的变迁》，王玉兴、宋俊生译，《天津中医学院学报》1992年第1期。

生,岂能再容宋明理学来空疏误国。王夫之指责王阳明后学"废实学,崇空疏",批判性地总结了宋明道学,扬弃程朱陆王,转而精研易理。明末清初的学术主流由心学向朴学转变,其内在的推动力源于思想界摒弃理学末流的批判思潮,这种批判思潮进而波及中国的医学界。

古方派的兴起、发展主要相当于中国的明末清初,清代正是"朴学""实学"大兴之时,清之学者鄙视明朝空洞虚浮的学风,崇尚考证,专求训诂,特别是乾嘉时期,以文字、音韵、训诂、考证著称的学者成批涌现,巨著相继问世,形成了一股强劲的学风,并出现了王夫之"虚空皆气"和"气外更无虚托孤立之理"的唯物主义体用论,颜元亦倡"理即气之理"的理气一元论,注重"实事""实学""实习""实行",对程朱理学进行强烈批驳。这种考据之风风靡日本,并且这种考据之风又强化了日本人的"尚古"世界观,加之幕府重"实学",日本医家又多儒者,这就使我们易晓为什么古方派医家会认《内经》为伪,不本金元而尊仲景。

中国研究《伤寒论》的两大热潮一为宋代,一为清代,而清代伤寒的研究者数量远胜前人,著述亦非前代所能及,直接影响了古方派医学观,古方家将《伤寒论》视为万病之规矩,治病之准绳,尊仲景为方、法之祖。山胁东洋的弟子永富独啸庵认为,医之治病,一部《伤寒论》而足,在其《漫游杂记》中还指出:"吾医方之书,除《伤寒论》外,不诈伪妄诞者,千古几希。非明眼之士,则不能辨其端的。"

三 古方派研究《伤寒论》的特征

中川壶山提出古方派有真古、拟古之分,言二者趣意相同,仅纯粹程度之异。真古与拟古相较之大者,莫过于拟古方派唯发扬了仲景的实证精神,热衷于实用诊疗之术的发掘,若后藤良山对熊胆、艾灸、蕃椒、温泉的运用,并不注重对《伤寒论》本身的研究,不重视《伤寒论》方药的发掘,以致象艮山、东洋这样的古方大家竟无《伤寒论》注述传世;而真古方派,实证多从《伤寒论》入手,热衷于《伤寒论》的研究,将《伤寒论》的原文实用化,广仲景处方之用,临床诊治一以《伤寒论》为本,故被认为真古的医家多有《伤寒论》研究专著刊行。古方派研究《伤寒论》具有以下特征。

(一)质疑《伤寒论》与《内经》的关系

质疑《伤寒论》与《内经》的关系,否认《伤寒论》承袭《内经》是古方派研究《伤寒论》之一大特色。中国医家一直坚信《伤寒论》是对《内经》的继承与发展,特别是对《素问·热论》的发挥,对两者明显相左者,亦曲意成说,而曰已发展云。这种现象自成无已以经注论后,日趋严重,更何况《伤寒论》原序中有"撰用《素问》《九卷》《八十一难》……为《伤寒杂病论》合十六卷"之语,此语仿佛成了《伤寒论》源于《内》《难》的铁证,是不容置疑的史实。而古方派医家认为此序为伪,并提出相应的证据以论之,从而推论《伤寒论》是独立于《内经》之外的另一种医学体系,《内经》渊源于黄河文化圈,《伤寒论》发祥于江南文化圈,其来源有别,所承各异,前者以阴阳五行学说为基础,其思辨性甚强,而后者则重视经验实证。山胁东洋谓:"夫《灵》《素》二书,汉末犹廖廖无闻也……长沙氏所行,绝无此数者。"[①]"抑阴阳五行者,《素》《灵》取之,分六经……张长沙所述,无只语之及。"[②]古方派质疑《伤寒论》自序为伪,怀疑其与《内经》之关系,影响了中

---

① [日]山脇東洋「養寿院医則·附録」,大塚敬節,矢数道明『近世漢方医学書集成』,東京:名著出版、1985、352—353頁。
② [日]山脇東洋「養寿院医則·附録」,大塚敬節,矢数道明『近世漢方医学書集成』,東京:名著出版、1985、364—365頁。

国近代的《伤寒论》研究。

（二）复原《伤寒论》本来面目的企望

日本学者的精神"洁癖"，使其更加注重文本前后的一致性和逻辑性，故而厘清《伤寒论》原文与后人如王叔和等的追论亦是重要的课题。江户时期有许多在《伤寒论》上冠以复古、古文、复圣、古训、删定、修正、簸扬、剔髓、辨正、古义、章句等名称的书籍，均是试图厘定正文，并为所认定的正文加以注解。即使不以此为名，大部分书也是持取正文、舍追论的态度①。从《康平本伤寒论》的排版格式与诸《伤寒论》版本不同，即可看出古方派试图复原《伤寒论》本来面目的企望。

古方派虽以《伤寒论》医学为中心，但从事注解式研究者指不易屈，多从实用或实证角度出发，或类方之治，或征药之能。吉益东洞之门人中西深斋实为古方派中从注释角度研究《伤寒论》的第一家，著有《伤寒论辨正》《伤寒名数解》。其认为原序、平脉、辨脉、伤寒例诸篇疑非仲景所述，因此，《伤寒论辨正》六卷起自《伤寒论·辨太阳病脉证并治上》，终于《伤寒论·辨阴阳易差后劳复病脉证并治》，逐条予以解说。《伤寒名数解》五卷，自"题名辨"始，至"古今方"终，共对42个问题进行论述。两书是深斋研究《伤寒论》的经纬之作。

（三）依据原文考辨方药实效之方法

吉益东洞站在疾医的立场，从仲景方剂中归纳出药物功效主治，如谓石膏"主治烦渴也，旁治谵语烦躁身热"。石膏的作用是如何得出？此源于对仲景含有石膏处方的归纳。为这一结论，东洞分析了白虎汤、白虎加人参汤、白虎加桂枝汤、越婢汤、麻黄杏仁甘草石膏汤、大青龙

---

① ［日］大塚敬節『大塚敬節著作集：第八卷 考証篇』，春陽堂書店、1982、45頁。

汤、木防己汤等含有石膏的7首处方，而后谓"石膏主治烦渴也明矣"。由方归纳药物主治，东洞名为"考征"。"考征"以下有"互考"一项，通过诸方比较，论证其言之可信、或径取自己之经验以证实。"互考"之下为"辨误"，指出该药以何产地为良，如何以质地、形状辨其优劣，但并非诸药下皆由此四项组成，亦有具三项者。东洞对药物学研究的最大特点，就是不言性味、不论归经、不讲补益、不讲炮炙，不讲药物在体内如何发挥作用，对药物作用的认识，完全是从另外一个角度，站在另外的一个立场上进行认识的。因东洞重经验、尚事实，对一切见不到的东西皆不予承认，而药物的归经、温阳、滋阴肉眼是看不到的，但肢体由不能运动到运动自如，大便由原来坚硬至大便畅通，小便点滴而变如注，皆属眼见之事实，故得出"滑石主治小便不利""大黄主通利结毒也"。东洞认识药物其立足于症状观察，看药后之结果，至于是通过何种途径和机制则不予探讨。东洞以方证药的方法，虽类似穆勒探求因果关系中的"求同法"，但也不可能否认其忽略了方剂的配伍，并不可避免地将一部分配伍后的综合作用，误认为单味药的主治。

东洞研究《伤寒论》的方剂，采取了以类聚方的形式。其在《类聚方·自序》中提到"张氏之籍之难读也，方与证散诸篇，使夫学者惑焉，今也列而类之，附之己所见，其有疑者，矩之以方焉，名曰《类聚方》"，此乃东洞著《类聚方》以及采用类聚方证研究方法的动机与原因。如研究桂枝汤及其类方，首书桂枝汤组成剂量、煎服方法，将桂枝汤所治诸条文并列于后，再列32类方。其研究特点主要体现在以下几方面：首先，对原文有疑者——标出，即前言"矩以方焉"。如其疑"太阳中风、阳浮而阴弱、阳浮者热自发，阴弱者汗自出，啬啬恶寒""太阳病下之后""太阳病，外证未解，脉浮弱者，当以汗解"等非原书之旧，故皆标出，以示不同；其次，东洞于方后加按语者殊多，或补证之未备，或言加药之理，或释编纂之意，若桂枝加厚朴杏子汤后云

"当有腹满证"，桂枝附子汤"当有上冲证"，桂枝加黄芪汤后则云"黄芪主治皮肤水气"，对乌头桂枝汤不当列于桂枝汤类方中则谓"当列乌头煎方下，今列之桂枝加附子汤者，示其异也"。

四　古方派的代表理论

古方派或从《伤寒论》本身入手，借助当时流行的哲学思想，将复杂纷乱的理论进行了约化，使其简洁明了，从后藤艮山的"一气留滞"，到吉益东洞的"万病一毒"，再至吉益南涯的"气血水说"，可见古方家已不满足医学理论上的思辨与取类比附，欲从"形而上"的"理"向有形的"气""毒"转变，这是一种从思辨向求实的变迁，至南涯"气血水"理论的提出，基本上实现了这一愿景。

（一）后藤艮山的"一气留滞论"

艮山先生谓"识百病生于一气留滞，则思过半矣"[①]。然一元气运行表里，通达上下，其因何而留滞，艮山不得不借用当时流行的病因学说，当时在日本流行的病因学说一为陈言的"三因说"，一为曲直濑道三的"气血痰郁"，一为名古屋玄医"风寒湿"，但总言则一寒气的病因理论。《师说笔记》曾言："凡病之生，因风、寒、湿而致其气留滞，因饮食而致其气留滞，因七情使其气留滞，皆元气之郁滞而成病也。"由此语可见，外感、内伤、饮食均可导致一元气留滞的三分法是取于陈言的"三因说"，强调外感的风寒湿三邪乃导源于玄医，而强调郁滞，无疑受道三之影响。艮山将各种因素作用的结果——一气留滞作为发病之

---

① ［日］山脇東洋「東洋洛語」，大塚敬節、矢数道明『近世漢方医学書集成』，東京：名著出版、1985、414頁。

因,这无疑解决了同一环境中有人病和有人不病的问题,病者在于"一气"的留滞,不病者乃因"一气"之顺达。不能否认艮山的"一气留滞"说是受伊藤仁斋"一元气"哲学思想的影响,但受《吕氏春秋·达郁》篇启迪亦复不少,中川故的《医方新古辨》对此早有论及。若我们从中医学的角度审视此说,或可发现艮山所谓的"一气留滞",是属于中医学中的"病机"范畴,艮山将诸因作用结果,复作为致病之因。艮山的"一气留滞"并不等同于中医学"气滞""气郁",它包括了体内诸气运行的紊乱。从这一点来看艮山"一气留滞",将万病起因归集于"气",又似受《内经》"百病生于气"的启示,只不过将《内经》所谓之气逆、气缓、气结、气止、气乱、气消、气泄等以一"留滞"而统括,并将中医学病机的概念转用为病因。

(二)吉益东洞的"万病一毒论"

万病一毒论的主要内容见于吉益东洞《古书医言》,万病一毒论所言实是诸因皆可以化毒为病。简而言之,生毒之源,本在失节。节指修身养性之节,故凡情欲妄动、饮食失常,不循四时皆在失节之列。东洞言"因情欲妄动,饮食过度,而毒生焉"[①]"因忧而有毒"[②]"饮食不通利于二便,则糟粕留滞于内为秽物,命之名郁毒"[③]。由是观之,毒之所生,缘于失节,失节则体内有所郁,郁则酿毒,所以说,东洞的"一毒"将艮山的"一气留滞"更向前推动了一步。在此还应看到东洞的"一毒"还是有不同种类,"郁毒"的提出即已明示于先,若再看一下

[①] [日]吉益东洞:《古书医言》,载陈存仁:《皇汉医学丛书》,人民卫生出版社1956年版,第22页。

[②] [日]吉益东洞:《古书医言》,载陈存仁:《皇汉医学丛书》,人民卫生出版社1956年版,第12页。

[③] [日]吉益东洞:《古书医言》,载陈存仁:《皇汉医学丛书》,人民卫生出版社1956年版,第21页。

《东洞先生答鹤台先生书》，则更见此语非虚，其言："夫人之为病，毒也，无不水谷，何则？人生入口腹者，唯饮食也，而其水毒流行一身，谷毒止于肠胃，故毒物动显证，十七八者水也，十二三者谷也。"由此语可窥东洞的一毒，又可细分为诸毒，毒之种类因其来源而异，并且毒之种类不同，致病特点亦非一致。

发病之因，本乎毒动。疾病的发生虽然由毒而引起，但必在毒"动"的情况下才能发病，"毒动则病，毒不动虽怒而不病"①，那么，毒在何时方动而为病呢？其有"因怒而毒动者"②，有"因四时气令而内毒动也"③，在东洞看来，情志失常、四时变迁不仅可以导致体内生毒，而且可以激发体内宿毒，使之动而为病，由于东洞不承认七情、六淫的致病性，仅将其作为诱发因素，故其又言"有毒于内，因天令而毒动病，无毒于内，则天令虽烈不病也"④。

毒据不同，为病各异。疾病的发生既然由毒引起，那么为什么会发生不同的疾病，表现出不同的症状？东洞以为，此乃缘于毒聚部位不同，若谓"愤厥之病，聚毒于心胸"⑤，更谓"在心下为痞，在腹为胀，在胸为冒，在头为痛，在目为翳，在耳为聋，在背为拘急，在腰为痿躄，在胫为强直，在足为脚气，千变万怪，不可名状矣"⑥。东洞的这段论述显然是承袭《吕氏春秋》"精不流则气郁，郁处头则为肿为风，处

---

① ［日］吉益东洞：《古书医言》，载陈存仁：《皇汉医学丛书》，人民卫生出版社1956年版，第22页。
② ［日］吉益东洞：《古书医言》，载陈存仁：《皇汉医学丛书》，人民卫生出版社1956年版，第22页。
③ ［日］山脇東洋「東洋洛語」，大塚敬節，矢数道明『近世漢方医学書集成』，東京：名著出版、1985、3頁。
④ ［日］山脇東洋「東洋洛語」，大塚敬節，矢数道明『近世漢方医学書集成』，東京：名著出版、1985、7頁。
⑤ ［日］山脇東洋「東洋洛語」，大塚敬節，矢数道明『近世漢方医学書集成』，東京：名著出版、1985、41頁。
⑥ 鹤冲元逸：『医断』，大阪：浪華書林、1806、13頁。

耳则……为聋……处足则痿为蹙"。

治病之理，借毒攻毒。既然毒为万病之本源，所以攻毒自然成为治病之总则，然欲去毒药者必赖毒药，东洞所谓之毒药与中医学中所谓毒药概念甚殊，其凡作药物之用者皆以毒药目之。东洞言"药皆毒也，毒毒于毒而疾乃瘳"①，甚至强调"虽五谷用以为药则毒"②。既然如此，那么用作食料时无毒的甘麦大枣三味，若作药用，亦成有毒之物了。东洞万药皆毒的理论依据是《周礼》的"聚毒药以共医事"。

毒去之征，必当瞑眩。东洞据《尚书》"若药勿瞑眩，厥疾勿瘳"之记载，指出若方中肯綮则大瞑眩，而毒不解者，则药终而勿瞑眩也。将"瞑眩"作为毒去病愈之征。但"瞑眩"之状人人皆异，千变万态而不可名状，若仲景所言"初服微烦，复服汗出如冒状，及如醉状得吐，如虫行皮中，或血如豚肝，尿如皂汁，吐脓泻出之类"③，皆可视为"瞑眩"，皆均得其肯綮使然，又岂拘拘于头晕目眩者乎。

东洞先生的"万病一毒论"，认为病因毒致，治在攻毒，从万病一毒导出万药皆毒，药物自然无补益作用，并且基于药物皆毒之理，药物不须加工炮炙以消除毒性亦属必然。《医断·修治》云："去酷烈之本味，偏性之毒气，以为钝弱可狎之物，何能除毒治病哉，盖毒即能，能即毒，制以益毒可也，杀毒则不可矣。"④

（三）吉益南涯的"气血水说"

南涯的气血水理论，非仅为一病因学说，凡生理、病理、辨证、治

---

① 吉益东洞：《古书医言》，载陈存仁：《皇汉医学丛书》，人民卫生出版社1956年版，第6页。
② ［日］山脇東洋「東洋洛語」，大塚敬節，矢数道明『近世漢方医学書集成』，東京：名著出版、1985、4頁。
③ ［日］鹤冲元逸『医断』，大阪：浪華書林、1806、14a頁。
④ ［日］鹤冲元逸『医断』，大阪：浪華書林、1806、8b–9a頁。

疗、药物、方剂，均可由此理论统括，故可称作是气血水的理论体系。

《医范》曰："人之身为阴阳，和平如春，此为常体，若有所偏盛，此为病患。"①这显然是借用了《内经》"阴平阳秘""阴阳偏盛"的生理病理观。但南涯并不满足论"常"论"病"以阴阳的古法，以其仅言其大体而已。在求本于物思想的驱使下，南涯以气血水三物释生理、病理。南涯认为，维持营养人体生命的物质，唯气、唯血、唯水，此三物循环周流，生生不息，是确保人体健康的条件；但水能浮舟，亦能覆舟，气血水的运行一旦出现障碍，则即可导致疾病的发生，故言"三物之精，循环则为养，停滞则为病，失其常度，则或急、或逆、或虚、或实，诸患萌起，各异其状"②。在此我们必须明确南涯区别病与不病的最大要领就在于看气血水三物"动"与"滞"，凡动者不病而滞者病。

因南涯不再满足其父的"一毒"理论，提出"毒无形必乘有形，其证乃见，乘气者气变焉，乘血者血变焉，乘水者水变焉"③。所以辨证必分其在气、在血，否则治之无法，明其病在气血水后，则血病者治血，气病者治气，水病者逐水。

既然辨病必辨气血水，那么方剂药物亦不能再以唯攻其毒者释之，故而导致了南涯从气血水角度重新划分药物方剂，《气血水药证》则是这一指导思想下的产物。南涯将药物分为气血水三部，气部中复分内位、表位、里位，若黄芩、黄连、石膏、芒硝属气部内位；附子、大黄、地黄、干姜属气部里位；甘草、大枣、杏仁、桂枝属气部表位。血部中分内位、外位，牡丹皮、桃仁、牡蛎、龙骨属内位；栝楼根、葛

---

① ［日］吉益南涯「医範」，大塚敬節、矢数道明『近世漢方医学書集成』，東京：名著出版、1985、134頁。
② ［日］吉益南涯「医範」，大塚敬節、矢数道明『近世漢方医学書集成』，東京：名著出版、1985、134頁。
③ ［日］吉益南涯「医範」，大塚敬節、矢数道明『近世漢方医学書集成』，東京：名著出版、1985、134頁。

根、当归、瓜蒂、巴豆、薤白、葶苈、贝母、半夏等皆归于水部。方剂虽无如此细致的划分，但已将桂枝汤视为气病之方，麻黄汤归为水病之方，葛根汤则为血病之方。

五　古方派的特色诊疗法

自后藤艮山在临床上倡导腹诊后，古方派医家相继响应，临床上迅速推广使用。但古方家初期只是将腹诊作为诊法之一，并无以腹诊取代它诊之意，而自吉益东洞以腹为有生之本，百病皆根底于此，提出"先证而不先脉，先腹而不先证"①的主张后，古方家多视脉诊为臆，腹诊高于其他诊法的观念渐次形成。

（一）腹诊优先的诊法观

后藤艮山首倡腹诊，其言"按腹自心下至脐，任脉突起者，病聚脉下故也，病下聚者，脉必不突起，老人肉脱，发此证者为死期"②，即以诊腹之法，决病之生死。香川修庵更张师说，谓"吾门以按腹为六诊之要务，何则，大概按诊腹部可以辨人之强弱也，凡按之腹皮厚，腹部廓大，柔而有力，上低下丰，脐凹入，任脉低，两旁高，无块物，无动气，此为无病之人，为强；在病人亦有此数项，为易治；凡按之腹皮薄，腹部隘狭，无力或坚硬，上高胀，下低松，脐浅露，任脉高，两旁低，多块物，有动气，筋挛急，虚里动高，此为弱，为病人之腹，在病中若有此数项，为难治，此其大略也"③，不仅强调了腹诊的重要，而且

---

① ［日］鹤冲元逸『医断』，大阪：浪華書林、1806、3b頁。
② ［日］浅田宗伯「先哲医话・卷上」，大塚敬節、矢数道明『近世漢方医学書集成』，東京：名著出版、1985、19頁。
③ ［日］香川修庵「一本堂行余医言・卷之一・按腹」，大塚敬節、矢数道明『近世漢方医学書集成』，東京：名著出版、1985、36頁。

指明了腹诊应用时的要点。吉益东洞将腹诊凌驾于诸诊法之上，倡"先证而不先脉，先腹而不先证"之说。由于古方大家的竭力倡导，腹诊研究出现了前所未有的热潮，东洞门人濑丘长圭著《诊极图说》，稻叶文礼和久田叔虎师徒分著《腹证奇览》与《腹证奇览翼》，而稻叶文礼的老师鹤泰荣是东洞的崇拜者。古方派医家对腹诊的重视与研究，丰富了日本汉医的诊断方法，提高了诊断水平。

（二）方证相对的论治观

东洞先生的方证相对说见于《方极》自序，"夫仲景之为方也有法，方证相对也，不论因也，建而正于毒之中，此之谓极也"，意在说明仲景制方用药之法是"方证相对"，故将"方证相对"作为处方用药的法则。《古书医言》称"盖视毒之所在，随发毒之证而处方，仍毒之所在如故，而证异于毒之所在，则因其异而异其方"[①]，这种因毒处方，方随证转即为东洞处方的法则，而不汲汲于病因的探索，因病因不可见，病证犹可求，故求可见之证，而不索难窥之因，临证之时只要病证与方证相合，则可径该方无疑。"方证相对"是一与治则治法密切相关的理论，故亦可将其视为是对治法的一大贡献。在中国，辨证论治一直被尊为认识疾病与治疗疾病的总则，后世派医家亦多遵循，详辨气、血、痰、郁，外感、内伤、虚实、寒热，而古方派医家本仲景"观其脉证，知犯何逆，随证治之"，"随发其毒之证而处方"，于是立方药之证与病人之证，只要方证与病证对应，即可应用该方药治疗。这就要求医生必须正确无误地收集病人证状，整理归纳方剂的主治证无遗，并熟练掌握，以达到在收集症状后马上在头脑

---

① ［日］吉益东洞：《古书医言》，载陈存仁：《皇汉医学丛书》，人民卫生出版社1956年版，第21页。

里浮现出相当于什么药方的程度。吉益东洞《类聚方》《方极》皆为"方证相对"的产物。

（三）吐法的发掘整理与中兴

自古方派兴起后，主张疾病无补益之法，治病唯有汗、吐、下三途，自此汗、吐、下三法始风靡日本汉方界，医家对此三法的研究、重视不能不说是导源于古方派，在这里特别值得提出的是古方家对吐法的贡献。在中国，"其高者因而越之"一直被认为是吐法最早的理论依据，《伤寒论》瓜蒂散被视为吐法之祖方。金代张戴人以吐法愈顽疾，名噪当世。在日本，吐法一直未在临床推广，直至江户中期始有奥村良筑于日本推行此术，山胁东洋令其子东门、门人永富氏学此法于良筑，尽其所学，永富独啸庵著《吐方考》刊世，以病在膈上为应用吐方之大表。其后荻野元凯复著《吐法篇》，以补永富氏所未备，自此吐法之术已臻大成。由此观之，吐法之用虽起于奥村良筑，而吐法的推广与理论总结，实为古方派的永富氏，其依据则为《伤寒论》。《吐方考》一卷，议论恢宏，稽古征今，且其所言皆出亲试，凡吐法之依据、操作方法、应用指征、适应病证及吐后诸证的防治、自身调摄等，靡不赅备。

六 古方派影响下的中国《伤寒论》研究

随着日本汉医著作传入中国，古方派影响了中国近代的《伤寒论》研究。章太炎于《伤寒论今释》序言中的一句"吾道东矣"，已道出日本医家更得仲景真谛。缘于章氏在政治思想界的卓越成就，复加耄年硕德，尤喜谈医，故许多中西医名家皆喜尊其为师，若陆渊雷、章次公、余云岫等，且因1927年上海中国医学院创办之始又聘以校长之职，直接左右了中医界的风向，此时期的《伤寒论》研究重现古方派医家治

《伤寒》的特点。

（一）《伤寒论》并非承袭《内经》

《伤寒论》自序言"撰用《素问》《九卷》《八十一难》"，成无己以此语为据复开以经注论之先，自此以后诸家对《伤寒论》源于《内经》多深信不疑。本《内》《难》之旨以发《伤寒》之微，似乎成为人们必须恪守的惯例，近代注《伤寒论》受古方派影响之著者，明确指出《伤寒论》与《内经》并无明显的渊源关系，纵然有一二相同者亦是沿用其名而未承其实，持此观点者以陆氏为代表，其在《伤寒论今释·叙例》中言："仲景自序虽云撰用《素问》，今考论中用《素问》者，百仅一二，皆沿其名而不袭其实，旧注援《素问》为释者，回曲穿凿，捉襟见肘，甚无谓矣。"与其同时的余无言亦倡此说，认为仲景所言撰用《素问》，习用六经，不过是为取信于人的不得已之举。"六经"是《伤寒论》理论体系的框架，是《伤寒论》的中心，中心思想与理论体系与《内经》不一，则无从谈起《伤寒论》是对《内经》的继承与发展，二者的渊源关系亦无从可言。

（二）《伤寒论》研究的实证化

《伤寒论》所以为历代推崇，取于信，而信生于效，绝无侈谈医理的浮夸之风，但世之解"伤寒"者，为求《伤寒论》于学理上的证明，多遵汉唐义疏之例，随文敷饰，了无心得。所以"伤寒"愈注愈晦，愈疏愈乱，难怪人称一人有一人之仲景，一家有一家之"伤寒"，遂倡读"伤寒"宜从白本始。而近代研究《伤寒论》大家，从求实入手，其求实方式，一为临床实证，一为取西学求实。

理论必为临床服务，脱离临床或与临床不合的理论多属空谈。陆渊雷认为"大论精粹，在于证候方药"（《伤寒论今释》），而"前贤注解，大抵根据《内经》《难经》而参以自己之臆想,《内》《难》本文,亦不过依附五行四时等当时通行之理想,而托之黄帝、岐伯、越人而已,且以当时条件所限,故此等旧注,类多失真""注家不知辨析,以《素问》释《伤寒》,以《伤寒》释《素问》,及其难通处,则作回曲附会之词以强通之。总之,但求贯通二书,不顾临床事实,致令后之学者,读书治病,截然分为两事……至于《医宗金鉴》,张志聪《伤寒集注》诸书,以如《伤寒》传变,真如热论之次,其误固不待言"。可见陆氏已注意到研究《伤寒》必与临床相结合,这与古方派医家研究《伤寒论》一切以实证为先的原则同出一辙,汤本求真早即倡导"至于医学,则非单纯之理论所得而解决之,故不得不求于经验的结合,若理论脱离经验的事实,直可谓非真正的理论,当以人体的事实为先,而理论为后矣"(《皇汉医学·总论·中西医学比较概论》)。陆氏的《伤寒论今释》持如此的观点,晚于陆氏的余无言在著《伤寒论新义》时,更是对中医空洞的旧说力加排斥,注意与临床实际密切结合。

近世《伤寒论》研究者,为阐明仲景学理,证《伤寒论》之科学,在《伤寒论》的注解上,广征当时被认为是科学的西医细菌理论,而不再采用五行、运气。强调细菌说最烈者首推陆渊雷、谭次仲二人,陆氏以为欲明《伤寒》非借细菌说不可,谓"凡流行病,皆有病原细菌为原因,菌之使人病也,若以其成群结队之细菌,直接危害人体或分泌毒质以害人体"(《皇汉医学·总论·中西医学比较概论》)。而谭氏的《伤寒论评志》说细菌者处处可见。近世医家所以废以五行、运气释《伤寒论》之法,主要原因是五行、运气太涉玄虚,而细菌的存在及致病性已为当时科学所证实。

(三)对前人注解与《内经》的批判

近世注解《伤寒论》者,多以为前贤注释未得仲景真髓,故在怀疑、求实的基础上又形成一种批判前人注解与《内经》思潮。严格地说，批判思潮非自古方派始，在《伤寒论》研究的历程中，批判思潮始终存在。如方、喻二氏批判王叔和，反驳成无己，认为其颠倒了仲圣原文，误释了《伤寒论》本义，并未批驳《内经》及金元医说。近世《伤寒》注家对前人注解的批判已自不待言，即便是对《内经》亦有批评。余无言于《伤寒论新义·论阴阳》一节中道："阴阳之说，《素问》为甚，全书所记，指不胜屈……战国时知医者，乃托名黄帝而著《素问》也，又托黄帝名而遂杂以道家言，故阴阳、五行、运气等说亦拉杂采入，以示医学之高深，亦大谬矣，故吾常谓《素问》之学说，吾人能取而用之者，仅占十分之三，而十分之七为无用，惟仲景《伤寒论》全部皆可取而应用之。"陆渊雷《伤寒论今释·叙例》有云："金元以后医家，困守《内经》，莫能自拔，单词只义，奉为金科，驰骛空言，不验实效，其谬于科学者宜矣。""乃知国医取戾之道，固在医经，不在经方也。"若将余、陆二氏之语与香川修庵"再取《素问》《灵枢》《八十一难》始终纵横，诵读数遍，乃掷书愤起，曰邪说哉，奚用是为……次取张机《伤寒杂病论》反复熟读四三年，以为古今医人之翘楚，无复其右者"① 以及山胁东洋之"素灵二书，捃摭古言，杂以阴阳道家，盖秦汉好事者所为，冒以轩岐者，斯其重言耳，虽间有二三可取者，岂足为我道根柢乎"② 作比较，读者会做何感想呢？

有学者认为近代《伤寒》注家对阴阳、五行、运气说的否定，是源于近代医界的阴阳、五行存废之争，而非受古方派的影响。诚然，在中国医界的近代史上有过两次阴阳、五行存废之争的史实，但那是1915

---

① ［日］香川修庵「一本堂行余医言·序」，大塚敬節，矢数道明『近世漢方医学書集成』，東京：名著出版、1985、22頁。

② ［日］山脇東洋「養寿院医則·附録」，大塚敬節，矢数道明『近世漢方医学書集成』，東京：名著出版、1985、333頁。

年和1926年的事,且首次之争仅及五行,由袁桂生发起,第二次除五行外更涉阴阳、运气,以章太炎《论五脏附五行无定说》为开端。但古方派废止阴阳、五行的思想却是在1700年左右,山胁东洋尝言"阴阳者……五行者……秦汉好事者,妄意骄僭,欲媲诸大道而饰其业,遂神明其道,邃奥其说,强配人身,以天地之道,自谓拓开我业之渊源,矫饰炫售扬扬如也,殊不知与先圣之说支离背驰,别成一家之陋也"①,故这种影响是显而易见的。

结　语

《伤寒论》的东传,犹如在日本汉医界撒下了一粒种子,在适宜的土壤、气候中生根发芽,成就了日本汉医界重要的流派——古方派。古方派的兴起与壮大,促进了仲景医学在日本汉医界的传播,昭示了《伤寒论》在汉方医学中的重要地位,引起了医家对《伤寒论》的重视与研究,使仲景行之有效的诊疗方法得到继承发扬,改变了日本汉医界后世派一枝独秀的局面,实现了中医学的日本化。因其以《伤寒论》为中心,以秦汉古籍为依据,排斥金元医说,为后来考证——折衷派的形成奠定了基础;又因其崇尚实证,重视经验,行解剖求实之术,为兰医的推广及汉兰折衷派的形成架起了桥梁,且于甲午战争之后影响了近现代中国医家。医学界对古方派的评价虽毁誉互参,但这些影响确实是令人瞩目的史实,其求实创新的精神值得人们思索与学习。

---

① ［日］山脇東洋「養寿院医則・附録」,大塚敬節,矢数道明『近世漢方医学書集成』,東京:名著出版、1985、365—366頁。

◼ 中医药文化在东北亚的传播 ◼

近代中日两国医药学者及著述往来

郭秀梅

摘要： 文章将"近代"界定在19世纪中叶后的100年，叙述百年间中日两国医药学者及相关著作的交流动向，乃至对医药学发展的意义与影响。取材仍以传统医学为主，一并记述西洋医学等领域的关联史实。中国清末及日本江户幕末，迎来西学东渐的趋势，输入的西洋医学，与传统医学发生冲突及融合。中日两国有相近的文化渊源，千余年来书籍与人物不断往来，互通有无，共同维护和继承传统医学，结合西洋现代医学，为人类健康长寿做出贡献。

关键词： 中日交流；传统医药；西洋医学

众所周知，19世纪中叶至20世纪中叶的100年间，东西方列强极其猖狂，频繁发动地区及世界性战争，破坏人类和平，戕害无辜百姓，抢占资源财富。而人口众多、国土辽阔、文物富庶的中国，多次遭受东西方列强的侵略掠夺，江山破碎，民不聊生，丧权辱国的条约，造成无穷的后患。

鸦片战争之后的中国，政治经济衰败，文化自信颓靡。日本江户

作者简介：郭秀梅，日本顺天堂大学医史学研究室协力研究员，医学博士，研究方向：中日古典医籍文献研究、中日医学交流史。

幕府体制崩坏，明治维新爆发前夕，社会动荡不安。中日两国对西方产生了既反抗又恐惧的心理，同时探知其强大的原因，并且两国互相借鉴经验和教训，以防御外来的伤害而维护自国利益。16世纪以来，欧洲船舶开始出现在东方海上，目标是地大物博的中国，而欲将日本作为停舶港口，为船舰补给。欧洲名士奔赴中国，传布宗教、教授科学、著书立说甚至葬身汉土。早年西洋人的汉文著作，不仅惠及中国，也波及日本。传入日本的西洋科技书籍，受到江户幕府的重视，将军解除禁输洋书命令，积极引进具有实用性的汉译洋书。仅就医学而言，17世纪中叶《泰西人身说概》传入中国，介绍了人体解剖生理学知识。半个世纪后，日本翻译了《解体新书》。数十年后，中国汉译、刊行了《全体新论》《西医概论》《妇婴新说》《内科新说》等医书。[1] 这些汉译西医书籍很快传入日本，有的经过日本学者解释或"训点"，反复刊刻，广泛流传。

　　日本江户幕府自1639年实施锁国政策，大约执行了200余年。锁国期间，严禁西方基督教国家进入日本传布宗教，限制本国民出入海外。贸易方面，仅对中国、荷兰开放港口，进行商品交易。但是，对于进口书籍严格检查登记，凡是有宗教内容的书物，立即焚毁，而且严惩所持者。为了引进先进文化和技艺，幕府定期召请中国医生和身怀特技的人赴日传授知识，诊治病人。此外，中国沿海地区民间医生或者技能人，擅自随商船进入长崎的事情屡禁不止，同时大量书籍、药材及文物不断流入日本。可以说，当时中国有的日本都有，甚至刚刚出版的新书，也很快传入日本。

　　可以认为，至19世纪中末期，日本仍然享受汉文的恩泽，依靠汉译吸纳西方科学知识，翻刻汉译书籍和杂志，推动日本文明开化进程。

---

[1] ［日］增田涉：『西学东渐と中国事情』，东京：岩波书店、1979、7页。

日本明治维新之后，迅速向近代化突进，开始与中国拉开距离。甲午战争失败的教训，使中国感到掌握先进科学技术迫在眉睫，于是努力向西洋学习，真正踏上近代化道路。并且寻求捷径，借鉴先行者日本的经验，冀望事半而功倍。随着东方对于西洋文化的阻力逐渐减弱，东西文明碰撞中，发生了从恐惧排斥到好奇观望，乃至尝试使用的变化。而在医学领域，中国医学，包括日本、朝鲜、越南等东方医学，与西洋医学的角力，逐渐达到了白热化状态，处于生存与消亡的关头。然而，百余年的中西医学论争，不仅没有毁灭对方，反而走向了结合发展的道路。现代医学日新月异，传统医疗淳朴稳重，二者互相取长补短，为人类提供优良的保健和医疗，迎接人生百年新时代。

一 清末学者与幕末汉医的交流

17世纪荷兰医学传入日本，汉医学以外，荷兰医学对日本产生较大影响，随之形成汉兰折衷学派。日本江户后期，解剖学、眼科、产科、外科手术等汉兰折衷医学日趋成熟，治疗效果显现，年轻的医生掌握了汉方医学基础之后，及时转向荷兰医学研究。乃至汉方医的坚强后盾江户幕府，也允许开办洋学讲习所，传授西洋科学和医学。幕府开始任命擅长西洋医学的医生为"奥医师"（幕医最高职位），为将军及贵族诊病，荷兰医师地位显著提高。但是，外国医师人数稀少，翻译荷兰医书人才奇缺，翻译水平不足，常发生误译情况。而利用汉译洋书，再加和训，是极其有效的学习方法。明治维新之后，聘请西洋医生，建立医学校，导入西洋医学制度，向西方派遣留学生。医学迅速西化，导致汉洋医学势力真正失去平衡，政府以行政手段取消汉医行医资格。汉医抵抗运动持续了15年，以失败而告终。当时国际形势对汉医斗争产生负面影响，日本为获得朝鲜半岛主导权，向中朝发起挑衅。西方列强对于日本侵略行为放任或支持,导致日本加快了追随、超越西方的脚步,全面引进西方先进科学技术。古老的汉方与国策相悖,被视为落后的、非科学的陈腐医学,必须取缔。于是,具有1500年的传统医学,被国家公然废弃。如果汉医的抗争运动获得成功,日本的医学教育将会与中国、韩国同样,实施西医与传统医学并行的两种制度。然而,明治维新150年后的今天,汉方医药仍然活跃在医疗前线,证明了有实际疗效的医药,是具有生命力的。

19世纪50年代,是日本医学摇篮"江户医学馆"硕果累累的时期,也是退出历史舞台的前夕。经过100年的奋斗,医学馆培养了无数的优秀学者和医生,考证注释中国医籍,发掘抄录珍本,校勘刊行传世孤本,为医学文献的传承做出了贡献。江户末期乃至明治维新初期,也是汉医家耗尽毕生精力完成著述的时期。突如其来的维新变革,政府引进西洋医学制度,世世代代传承的汉方医,或者改学西医,或者弃医从商,或者解甲归田。完成的稿本已无望出版,汉方医及藏书家为了维持生活,纷纷出售旧藏,大量古医籍流入书肆,甚至弃之敝屣,无人问津。中国学者对日本汉方医学研究及文献整理的成果早有所闻,尤其对日本保存的中国佚书十分重视,寻找各种机会寓目或收购。1880年,日本温知社干部松井操,曾将《太素》献给清朝驻日公使何如璋。何如璋回国后,将在日本搜集的书籍赠送给翁同龢,中国佚书回归故里。

当时驻日使馆人员,也对日本社会变革所造成的文化现象感到震惊,他们利用职务之便及时采取访书购书行动。全权公使黎庶昌收集了日本传存的中国珍籍26种,令杨守敬校刻,名为《古逸丛书》。同时,杨守敬不仅在书肆购买书籍,而且访问汉医藏书家,如曲直濑、多纪、伊泽、涩江、奈须恒德、森立之、山田业广等。

中日两国学者之间的古书出售或抄写或交换,基本以笔谈形式进行。杨守敬与森立之的笔谈中，了解到当时医籍收藏情况，经过斡旋，顺利地收购了小岛宝素、尚真父子两代收藏的绝世珍品。其中最有价值的是仁和寺《太素》《明堂》《新修本草》摹写本，都是中国宋代已经亡佚的隋唐医书。①在森立之协助下，杨守敬收集了多纪元简家族的著作，而且获得各书版木，带回中国直接刊印，命名为《聿修堂医学丛书》。该丛书包括多纪元简的《素问识》《伤寒论辑义》《金匮要略辑义》《脉学辑要》《救急选方》《医賸》，多纪元胤的《难经疏证》《医籍考》，多纪元坚的《伤寒论述义》《金匮要略述义》《药治通义》，丹波雅忠的《医略抄》，小坂元祐的《经穴纂要》，共13种，69卷。该丛书1884年在上海刊行后，引起学界、医界的极大震撼，严谨的考证和翔实的研究，使中国医学者深受启发。

杨守敬为了购买、抄写森立之藏书，曾经多次拜访森家，二人笔谈讨论。此时的森立之虽然年迈体弱，仍要抚养家中妇孺，生活拮据，不得不忍痛割爱。在交谈中，杨守敬提起多纪家的《医籍考》和森立之等编写的《经籍访古志》，以及森立之手稿《本草经考证》《素问考注》等。十数年前，森立之完成了四部考证著作，即《本草经考注》（1827—1857）《金匮要略考注》（1856—1863）《素问考注》（1860—1864）《伤寒论考注》（1865—1868）。

笔谈结果，森立之拿出《本草经考注》请杨守敬阅览，杨氏提议筹款刊刻。关于《经籍访古志》，杨守敬已经购得一部，决定刊刻，并请森立之校订。森氏快诺道，"《访古志》上木之事，仆之宿志也。只奈家贫而不能，且助其资者亦无有，荏苒至于今日也。若刻成，则再三加校正，则仆之所愿也"。

三年后，驻日公使徐承祖命随员姚子梁刊行此书，而姚子梁疏于校

---

① 小岛家旧藏经由大陆，大多数收藏在台北故宫博物院图书馆。

勘之学，再请森立之协助校正。78岁的森立之非常兴奋，他使出浑身解数，逐一校对原著，于1885年完成全书校正。由姚子梁提交徐承祖，请撰文为序。自此，《经籍访古志》公之于世，对于文献研究具有极大参考价值。

1884年，杨守敬将大量善本书带回湖北家乡，允许武昌藏书家柯逢时重抄《太素》，并且将在日本学到的影刻技术传教给武昌刻工陶子麟，1891年前后影刻了《明堂》卷一。1892年，柯逢时对校坂春瑲本及江标所藏伊泽棠轩本《太素》。学者官员袁昶，重抄柯逢时校本，于1897年在中国首次出版了《太素》。1910年，柯逢时开设武昌医馆，招聘萧延平任教。萧延平参校小岛宝素本《太素》及《黄帝内经太素对经篇》、袁昶刊本，仿照《素问》新校正体式，于1923年完成了萧注本《太素》，1924年由同乡陶子麟书铺，以顾从德仿宋版式出版。萧延平本不论校注水平，还是雕版技术，远远优于以往版本，至今仍然是文献研究的重要参校本。

《本草经集注》是一部承上启下的重要本草书，不仅保存了《神农本草经》的内容，而且也为《新修本草》奠定了基础。甚至有学者认为，如果《新修本草》属于第一部药典，那么《本草经集注》当属于药典的第一版。遗憾的是，古代本草书籍，随着新书的出现而渐次散佚，最后完整保存下来的是宋代的《证类本草》。对于这一历史现象，后代的学者心有不甘，尝试逐次复古《本草》。早在南宋明清，中国学者开始辑佚《神农本草经》，而日本学者以按部就班的程序，推进《新修本草》《本草经集注》《神农本草经》复原工作。首先小岛宝素抄录了《新修本草》二十卷本，森立之带领后辈辑佚了《本草经集注》七卷稿本，在此基础上最终复原、刊行了《神农本草经》。

森立之、森约之父子，继承小岛宝素的遗志，利用《新修本草》复原了《本草经集注》。《本草经集注》现存两部稿本，第一稿本藏于日本国会图书馆。第二稿本，明治时期被罗振玉购入收藏。1942年，罗振玉之孙罗继祖任教"满洲医科大学"期间，将父亲所藏稿本赠予黑田源次，后转送冈西为人。日本败战后，冈西为人将稿本带回日本，生前一直个人保存。半个世纪后的2008年4月20日，冈西为人之子冈西克明，将此稿本捐赠京都大学人文科学研究所。

1980年罗继祖《新修本草》跋文中提及此事，"先祖《敦煌本本草集注序录跋》（《永丰乡人稿》乙下）里提到藏有一部日本医家森约之校辑的本草集注手稿。森氏此书曾由我在先祖去世后让给了日本黑田源次博士，至今可能还藏于辽宁医科大学图书馆。这是森氏的一家之学，如能就原稿整理印行，也是两国医学界的盛事，很希望它能够实现"。

正如罗氏所愿，这部《本草经集注》手稿，先后在日本和中国影印出版。

罗振玉滞留日本期间，极其关注日本的文化研究，广交各界学者，对于日本传世和出土文献的研究成果，给予较高评价。1915年，罗氏获得敦煌卷子本《本草集注》冲印照片一套，撰写解题，石版影印，收入《吉石庵丛书》中。罗氏1916年序云"乙卯春，予得影照本，不知原卷在何许也"，罗氏虽未明言照片出处，但可推定是来自小川琢治博士摄制的敦煌残卷照片。

此外，民间学者和书商，也通过各种交流方法收购书籍。如1878年，长洲黄学熙购买1829年出版的《千金翼方》和1848年出版的《千金方》二书版木，带回中国。因版木多处腐坏，依据通俗本补订后在上海印刷出版，自此广泛流传。

又如1881年，婺源张金城购得日本所刻《经效产宝》版木。经医家凌德考证，该书属于宋本。并且作序云，"日本邦人，于医家旧籍，考察最精。近如北宋本《千金方》，元大德本《千金翼方》显于沪上，影宋本《外台秘要》购自粤东。今得是书，唐贤撰述，并可宝贵"。

19世纪初，日本大儒林述斋编集《佚存丛书》，其中包括《王翰林集注黄帝八十一难经》。不久，《佚存丛书》传入中国，学者加以校订，单行本发行。明治初期，日本出版业开始推进活字印刷，旧藏版木，特别是汉籍、医书版木失去价值，古籍或版木大量流入中国，很快在中国印刷出版，信息灵通的医家开始学习参考。

二　日本研究对中国学者的影响

19世纪后期，日本汉籍经过各种渠道，大量向中国回流，在学界引起反响，学人为之惊叹。1889年4月13日，文人李慈铭在其读书记中评价《难经疏证》作者多纪元胤，"盖彼国博洽之士，尤究心于医学者，所采取甚博，于滑氏《本义》间有驳正，其训释字义多本之《说文》《字林》《尔雅》《广韵》著书……想见彼国医学之盛，有中朝所不及者矣"[①]。然而，李氏的文中显露了当时中国的学者对日本缺乏了解，对汉医更是知之甚少，关于人物和地域的推测并不准确。

另据日本汉学家冈千仞《观光游记》记载，他曾与俞樾的弟子冯梦香有一段对话：

> 二十三日，梦香竹孙来访……梦香盛称多纪氏医书。余曰："敝邦西洋医学盛开，无复手多纪氏书者，故贩原板上海书肆，无用陈余之刍狗也。"曰："多纪氏书，发仲景氏微旨，他年日人必悔此事。"曰："敝邦医术大开，译书续出，十年之后，中人争购

[①]（清）李慈铭：《越缦堂读书记》，由云龙辑，上海书店出版社2000年版，第632页。

敝邦译书，亦不可知。"梦香默然。余因以为合信氏医书，刻于宁波，宁波距此咫尺，而梦香满口称多纪氏，无一语及合信氏者，何故也？。

二人谈话，表达了对东西方文化的不同认知，一定程度上代表了中日两国文人的情怀。数千年的传统文化是中国人的思维基因，深厚的文化沉淀难以被外来文化洗礼。而对于日本人来说，所谓的传统文化，其实并非固有，而是输入东洋大陆文化。维新不过是以欧洲大陆文化来取代东洋大陆文化，与东洋大陆文化完全不同的西洋大陆文化，具有新的魅力，所以放弃旧文化并不会痛心疾首。但是在接受西洋文化时，仍然离不开东洋文化的辅助作用。

清末文字学者孙怡让编著《素问王冰注校》，其中引用了多纪元简《素问识》的内容，并对多纪氏的注释加以补充。《脉要精微论》"赤欲如白裹朱"，元简云：宋本《脉经》白作帛。沈本《脉经》作绵。孙案：白与帛通，谓白色之帛也，亦谓之缟。《脉经》别本作绵者非。

清末经学者黄以周，以高价向日本书商购得日本旧抄本《太素》，其中混杂一卷杨上善注《明堂》，二书虽为残卷，但价值弥足珍贵。黄以周撰写校正《太素后序》，详细评述杨上善《太素》注释。苏州名医许半龙分为九点总结了黄以周的研究结果：（1）《太素》改编经文，各归其类。取法于皇甫谧之《甲乙经》，而无破大义之失。（2）先载篇幅之长者，而以所逡之短章碎文附于后，不使原文糅杂。（3）相承旧本有可疑者，于注中破其字，定其读，亦不辄易正文。（4）《太素》之文，同全元起本，不以别论掺入其中。（5）其为注，依经立训，亦不逞私见。（6）《太素》所编之文，为唐以前旧本，可以校正今日之《素问》《灵枢》。（7）《素》《灵》多韵语，今本不谐于韵者，读《太素》无不叶，此见《太素》之价值。（8）杨深于训诂，于同借已久之字，以借义为释。其字之罕见者，据《说文》本义以明通借。（9）杨氏好言明堂《针经》，而别注之，不并入于《太素》，可见其体例之严明。①

清末民国革命家、学者章太炎曾慨叹，《伤寒论》传入日本，而成数十家学说，解释原文较我国慎重，治疗方术变幻自在不拘于常，往往有效。若仲景在世，必言"吾道东矣"。

民国时期，中医学与日本汉方医学同样出现存亡危机。中医队伍中大多数人坚定捍卫传统医学，而教育水平较高的前卫医生，形成了中西汇通派，以恽铁樵、陆渊雷、何廉臣、曹炳章、张锡纯等为代表。他们关注西洋欧美及东洋日本的医学进展，在著作中引用日本医家观点，多数给予较高评价，偶有尖锐批评。

中医教育者、临床医师张山雷，有丰富的临证实践和教学经验，一生撰写了多部诊疗专著和医案集，而且从事15年中医教学工作，编写多种中医教材，其中有脉诊专著《脉学正义》6卷，1931年成书。该书中记述历代有关中医脉诊学说，并详细考证，全面总结了脉诊历史性发展变化，为中医院校的脉诊教学奠定了基础。书中多处引用多纪元简的《脉学辑要》内容，评价称"其书采集颇精，持论平正，且有能纠正古今沿误者，如谓促脉非歇止，紧脉非转索，皆独具见解，洵非人云亦云者可比……补出禀赋不同，脉象当随人而异，亦是适得其平，尤能观其会通，正不必拘泥迹象"。②

对于诊察人迎脉，张山雷认为，古书之以人迎与气口相对为文，而比较其大小者，则必非颈间之人迎。南海何西池亦谓人迎脉恒大于两手寸口脉，从无寸口反大于人迎者。日本人丹波廉夫（多纪元简）《脉学辑要》亦曰尝验人迎脉，恒大于两手寸口脉数倍，未见相应齐等者。此

---

① 陆拯主编：《近代中医珍本集·医经分册》，浙江科学技术出版社1994年版，第492—493页。

② 张山雷：《张山雷医集》上，人民卫生出版社1995年版，第364页。

二人所见，皆高出于景岳上也。

《脉学辑要》对虚脉的解释，"虚乃脉无力之统名，不必浮大无力之谓"，深得张氏赞同，他说"丹波此说，先得吾心，足以纠正叔和以下诸家之误会"。①

脉法，对日本医家来说是最难领会的诊法，尽管文字研究于理通达，但是临证诊病却狐疑不定，难以辨别。张山雷与多纪氏的观点不谋而合，故引入自己的著作中，可知张氏对多纪氏的脉学有相当高的评价。

然而，张山雷对于日本医书并非一味赞赏，遇到医界不明智的做法，他会毫不留情地批评。当时，日本医书不断流入中国，而中国政府批准废止中医案，学界奋起抗争的同时，继续振兴中医研究活动，积极翻译出版日本医书。汤本求真的《皇汉医学》出版两年后，即被翻译成中文在上海出版。

张山雷在《籀簃谈医一得集》中记录了一段话，"东瀛有《皇汉医学》一编，沪上竟至重译，不佞仰慕大名，购而读之，初不料内容幼稚，难得取裁，浪费金钱，徒呼负负。凡在初学，那不堕雾中，反受其累"。②

可见，张氏反对盲目翻译日本医书，应当审慎为之。正如他所说，日本人的著作，多以中国医籍为基础，翻译中国医家的注释，加以个人见解。因此，再翻译中文出版，确实有徒劳之嫌。

清末民国医家冉雪峰，是一位有60年教学、临床经验的名医。他一生培养了大批青年中医生，编著大量教材和著作。其中一部《冉注伤寒论》凝聚了他对《伤寒论》的研究成果，该书中大量引用日本医家注

---

① 张山雷：《张山雷医集》上，人民卫生出版社1995年版，第434页。
② 张山雷：《张山雷医集》上，人民卫生出版社1995年版，第435页。

解《伤寒论》的内容，可以说，冉氏以吸收和批判态度，广泛参考日本研究的学者之一。

《冉注伤寒论》中收载《康平伤寒论》，以及多纪元简、山田正珍、中西惟忠、喜多村直宽、多纪元坚、川越正淑、永富独啸庵、尾台榕堂、吉益南涯、浅田宗伯、汤本求真、大塚敬节等多位日本医家的注释内容，并且直言不讳地评价优劣。冉氏认为，多纪元简、山田正珍的注释，"逐节逐句诠释，微引详瞻，渊懿宏博，但只是在文字上播弄，语句间诠释"。①而在通读吉益南涯的《辑光伤寒论》之后，辛辣地批评道，"味同嚼蜡，书中原具精华微妙全失"。②冉雪峰活跃的年代，正是中国大量引进了日本中西医学书籍时期，如丁福保《丁氏医学丛书》、陈存仁《皇汉医学丛书》等。冉氏能够参考外国书籍，选择精华去其糟粕，为学生讲授国内外研究内容，十分难能可贵，对于现今的中医教学仍具有启迪意义。

三　日本侵华时期及战后的交流

1931年至1945年，日本对中国发动了侵略战争，犯下的罪行罄竹难书。但是，一些有良知的文化人，战乱中利用日本人身份，从事中医药及医学文献研究，客观上为中日文化交流和传承做出了贡献。战争结束后，这些研究成果对推进中医学的发展起到一定作用。

下面以实例叙述这一时期的中日交流。最值得提起的是《医籍考》《宋以前医籍考》两部著作。

对于多纪元胤《医籍考》的探访，中国学者付出较大努力，自杨守

---

① 冉雪峰：《冉注伤寒论》，科学技术文献出版社1982年版，第2页。
② 冉雪峰：《冉注伤寒论》，科学技术文献出版社1982年版，第8页。

敬向森立之询问此书开始，直到1936年终于在中国影印发行，大约经过半个世纪。经过各界学者如陈垣、叶恭绰、宋大仁、范行准、周济、陈存仁等付出努力，方使《医籍考》展现在中国医学者面前。这部80卷大作，是日本江户考证学派代表多纪元简父子3人，花费17年时间，于1827年编成的书稿。但时乖命蹇，直至百余年后的1935年，由富士川游影印出版。

陈垣、叶恭绰先后赴日本，为了获得《医籍考》访问了富士川游。

1908年暑期，医学者陈垣访问日本，目的是搜求书籍。在东京，陈垣与日本学者富士川游相遇，而且受邀到家中做客，有幸目睹了富士川游收藏的《医籍考》抄本。陈垣本打算借来抄写一部，但富士川游推托说，不久即将刊行，请稍候。

陈垣此次访问，结识了医史学界的同仁，成为日本"奖医会"会员。其后，他频繁在杂志、报纸发表文章，推崇富士川游的《日本医学史》，介绍日本近代医学发展情况和国际活动等。可以认为，他最先将日本近代医学经验传入中国，在编撰广州光华学校教科书时参考了日本教科书。

大约在陈垣访问富士川游之后，学者叶恭绰在1916年前后访问了富士川游居所，并请人抄录《医籍考》。回国后，又请江汉三、许宝蘅校订，设法筹金付印。

1936年，上海中西医药研究社获得富士川游影印本，由宋大仁等人出资，缩版印刷发行。叶恭绰校订本便以写本收藏在图书馆中。

宋大仁是医学家、史学家、画家，1933年为研究消化器官疾病赴日本研修，并且加入日本消化器病学会。1935年上海设立中西医药研究社，出任常务理事及医史委员会主席。晚年担任广州医史博物馆顾问，与日本医师矢数道明、三木荣都有交流。1935年富士川游影印出版《医籍考》，当时范行准提议翻印此书，由宋大仁出资购买影印本，并且为出版事宜四处奔波。又有周济愿出资重印，1936年影印发行。

长达14年的战争中，旅居中国大陆的日本医药学者，虽然有残害中国人的帮凶，亦不乏默默无闻、专心研究中医药的学者。比如最终完成《宋以前医籍考》的冈西为人，植物、汉药研究者佐藤润平、野田光藏，他们都留下了有学术价值的著作，为中医药文献研究及药用植物分布等提供了有价值的结果。

《宋以前医籍考》，是1931至1948年之间，在伪满洲医科大学（现中国医科大学）完成的，当初主要由黑田源次、日名静一、冈西为人三人担任。战争后期，黑田和日名先后归国，余下的工作由冈西完成。1948年冈西氏回国前，把稿本交给了学生魏如恕，1956年由北京人民卫生出版社刊行。其后，冈西对人卫本重新校订，编制目录，1969年10月在台湾进学书局重印，前附冈西为人自序，后有那琦跋文，书名由那琦之父那程霄题署。

《宋以前医籍考》对于中国和日本，乃至世界医学文化影响极大，而且这种影响远及欧洲医学界。虽然名为《宋以前医籍考》，实际上旁涉中日两国古医籍，大量引用互证。冈西为人对中医古籍十分执着，他曾说："搜集医书及文献研究，是我注入极大精力的一项工作，毕竟这是研究中国医学的基础工作，而完成这项工作并不是本来目的。中国医书和本草研究，我投入了毕生精力，这并不是有什么特别的理由，只不过因为我不意身居其中，是命中注定而已。"[①]

冈西为人在中国生活了34年，当时日本军占据中国要地及铁路运输，便于冈西氏等日本人在中国各地行动。他们到各地购买书籍，考察植物，调查医疗状况，积累了有意义的历史资料，可以作为研究中医药

---

① 郭秀梅：《漫漫医学路，笔耕50年——纪念冈西为人博士诞生110周年》，《中华医史杂志》2009年第6期。

的参考文献。

同一时期,植物学者佐藤润平,在东北、内蒙古调查研究当地植物。佐藤润平1896年出生于日本秋田县农家,受祖父、父亲的影响,自幼对植物、汉方药有极大兴趣,少年时期几乎是在山野中度过的。为了投入更加辽阔的自然环境,探寻大陆的药用植物,1922年他来到中国北方,直至1953年归国,在中国生活了30余年。一直从事植物种类及分布等调查研究,采集30万种植物标本,摄制植物图片7000余张,编集植物文献3万册。访问东北、华北30余座城市百余家药店,了解出售中药种类及药效,并做了详细记录。编写的著作有《满洲植物写真辑》(1928)《满洲造园树木》(1931)《满蒙树木名汇》(1932)《满蒙有用植物名汇》(1932)《满洲运动场植树研究》(1933)《东乌朱穆沁植物调查报告》(1934年)《满洲水草图谱》(1940)《满蒙通俗药用食用植物》(1940)《満洲国内に漆樹の栽培を勧める》(1941)《满洲树木图说》(1942)。佐藤每到一地,都与当地村民接触,互相交流植物知识。①

1945年战争结束,佐藤润平作为留用人员,担任学校教员、植物园园长、农场长。佐藤的出色成绩,获得中国政府和民众的信任,1947年被聘为东北大学教授,中华人民共和国建立后,他又被聘为《中华人民共和国药典》编纂委员。1950年中国开展全国中药调查,参考和利用了佐藤等的著作、资料,填补了战争年代中国重要资源调查的空白。

1953年佐藤润平返回日本,他将庞大的资料留在中国。回到日本后,仍然继续调查研究,利用在中国积累的知识和经验,1959年出版了《汉药的原植物》,1963年获得京都大学博士学位。1970年逝去,终年74岁。

野田光藏,1909年生于九州农家,1927年进入当时奉天"满洲教

---

① 郭秀梅:《植物・漢方薬の研究者佐藤潤平》,《日中医学》2008年第6期。

育专门学校"学习。1930年担任长春第二中学教师期间，他首次踏入了植物学的处女地、药草资源宝库的小兴安岭，发现了苔桃、麻黄等植物。他踏遍中国东北山野，考察植物，收集标本，常年实地观察和实物研究，撰写了《满洲植物志》书稿。①

1945年，野田氏留任长春农业大学，担任副教授。1948年，担任沈阳农学院教授。1949年以后，担任哈尔滨东北农学院教授。1953年，作为最后一位归国的日本学者结束了25年的在华生活。回国后出任新潟大学教授，继续工作20余年，培养了众多年轻学人。

1971年，野田光藏《满洲植物志》终于出版了，期间有一段曲折的经历。1945年出版《满洲植物志》时，日本战败已成定局，在混乱不安的环境中，印刷中的书稿散佚。当时生活十分困难，野田让夫人带着四个孩子返回日本，自己留在长春农业大学任教。为了恢复散失的书稿，他日夜修补标本，整理资料，重新撰写，最终完成了几乎包括所有东北植物的134科、约3000种标本和237张写生图版，这是一部凝聚着20余年辛劳的著作。

1953年野田光藏决定回国，但是出国时，大量资料和书稿被扣留在沈阳。回国后，野田没有放弃索要书稿，通过日本红十字会向中国发出请求。1955年终于获得了喜讯。12月8日，中国科学院院长、国务院副总理郭沫若访日，中方与野田联系相见。野田兴奋不已，而且是郭沫若亲手将一大包书稿交给了他，分别两年的手稿完整归还。又经过15年的修订，1971年，1655页图文并茂的大作《中国东北区植物志》出版了。1982年，黑龙江省自然研究所邀请野田光藏前来讲演，并表彰他的业绩。东北师范大学生物系植物标本室、中国科学院华南植物园、东北农业大学植物标本博物馆，皆保留着他采集的标本，记载着采集人

---

① 郭秀梅：《野田光藏と満洲植物誌》，《日本医史学杂志》2012年第2期。

姓名—野田光藏。

中日两国一衣带水，有相近的文化渊源，千余年来交流不断，互通有无。尽管日本对中国发动过侵略战争，但战败后在国际组织监督下，日本国民反对战争，主张和平的愿望是强烈的。希望两国之间坚持正确的历史观，为世界文明发展共同努力。

▨ 中医药文化在东北亚的传播 ▨

负瞽于盲：近代日本针灸教育与盲人福利关系探析

赵 璟 刘士永

摘要：近代日本医学教育在外移植西洋医学，内部整合东洋医学，惟针灸教育因盲人教育得以幸存。文章从盲人福利视角出发，考察了传统日本针灸教育的近代化转型历程。明治初期，盲人教育兼具政策保护与慈善救济，促成了针灸教育之延续；其后又有应试与战争用医之需，致令晴眼者针灸教育蓬勃。相映于教材内容上，形成以针灸学之针治、灸治配比西医学之解剖、生理、病理、消毒为核心的教学范式，既满足盲人安全便宜操作之需，又切合晴眼者应试之求。据此，日本近代针灸教育转型既是针灸学寻求生存之道，亦成后期中国与韩国针灸发展参照之范本。

关键词：日本针灸教育；明治维新；汉方医学；盲人福利

近世①日本汉方医学教育受中国影响甚大，主要有官学和民间办学两种模式，但无具体统一且可资遵循的法律或规章。尽管汉方医学长期

作者简介：赵璟，上海交通大学科学史与科学文化研究院博士研究生，研究方向：科技史；刘士永，上海交通大学历史系特聘教授，博士生导师，美国匹兹堡大学全球教授（global professor），研究方向：当代医学与医疗史、20世纪公共卫生及国际卫生史。

① 近世一般指织丰政权（1573—1603）与江户时代（1603—1868）。

作为日本社会上医疗的主流,仅在医学教材领域有比较广泛的共识。①明治维新后,为"求知识于世界,大振皇国之基业",全面学习西方知识及医事制度,汉方医学遂面临存亡危机,唯针灸因盲人教育得以延续。在此期间,相应之针灸著作、教材的编著以及研究、教学手段上的变化更引发了日本针灸学由传统向现代的过渡和转型。②

文章整理了日本明治维新至第二次世界大战战败(1868—1945)间,与针灸教育相关的医疗制度,拟一窥日本针灸学校教育的形成缘起及与盲人福利间的关系。作为学校教育的基石,近代实际存在的针灸学校及使用教材,亦是笔者重点考察与整理的内容,尚可进一步验证日本针灸学如何依托盲人针灸,一步步紧随西方医学模式完成教育与知识的转型。

一 近代日本针灸教育的形成

明治初期的教育体系在许多方面仍延续着江户时期的旧基础,如医学教育就还在各个藩校③和私塾④中延续,如熊本藩开设的再春馆⑤,多纪家族创办的跻寿馆⑥等。跻寿馆后被幕府收录为官学校改名为江户医学馆,更成为当时最大的医学教育专门学校。江户时期医学教育繁盛,为

---

① 田中香涯医『事を背景に史実の種々相』,爱知:鳳鳴堂、1936、162-164頁。
② 李素云:《西医东传后的日本针灸学近代转型》,《中国针灸》2014年第4期。
③ 藩校是指诸侯本身出于培养藩士的目的创建的学校。在开办藩校以前,武士教育是由汉学塾承担。到了江户后期,许多诸侯领地都在积极开办藩校,特别是从天明期(1780)极速增加。参考谢世辉:《震惊世界的日本教育是怎样发展起来的》,《内蒙古师范大学学报》(哲学社会科学版)1979年第1期,第90页。
④ 私塾作为江户时代教育自由、学术自由的庶民教育机构,由学者在自宅自由开办,不断吸收新的教育内容,拓展新的教育形式和类型。其后部分私塾发展成为高等专科学校和私立大学。
⑤ 山住正己『日本教育小史』,東京:岩波書店、1995、11頁。
⑥ 李俊德:《跻寿馆事迹考》,《世界中西医结合杂志》2008年第3期。

日本近代化医学教育制度的建立奠定了历史基础。惟彼时虽有闻于西方医事，但因气候未成，需待明治维新之时方成新式医学校体系的发轫。

（一）西洋医学教育的浸透

幕末至明治，日本从被动开国[①]进而主动向西方学习。在医学西化方面，荷兰医学影响深远，荷兰医师蓬佩亦获美称为日本近代医学教育之父。[②]幕末锁国以来，各地创办兰学塾和洋学塾之风盛行，此时的"兰学"者几乎都从事有关医学的工作，可以说当时的"兰学"就是西洋医学的别称，日后更为全面移植德国医学体制奠定了基础。[③]至明治维新，设"富国强兵""殖产兴业""文明开化"三大方针，确立医事制度变革步骤有四：确定西方医学为正统医学、任用西医掌管医政机构、发展西方医学教育、压制与排挤汉医。[④]明治政府授予德国军医穆勒很大的自主权，并独尊德国医学体系作为西化蓝本。穆勒给日本的医学生制定了长期的教学计划，[⑤]全面实行德式教育，初步建立了日本近代医学教育体系。

1874年，明治政府颁布《医制》[⑥]，详细规定了医学教育内容，西方医学成为日本的正统医学。为促进医学教育制度的完善，1879年公布了《新医师考试规则》，1882年制定《医学校通则》，1883年设医师免许规则、医术开业试验规则等[⑦]，建立了现代化之专业职业资格考试制度。借建立

---

① 1853年，日本发生佩里黑船来航事件。
② 古賀十二郎『西洋医術伝来史』，東京：日新書院、1942、298—304頁。
③ 万峰：《日本近代史》，中国社会科学出版社1981版。
④ 潘桂娟，樊正伦编著：《日本汉方医学》，中国中医药出版社1994版，第200–206页。
⑤ 入沢達吉「レエオポルド・ミユルレル 本邦醫育制度の創定者」，『中外医事新報』，1933年第1200号、第403–413頁。
⑥ 太政官：「太政類典・第二編・明治四年–明治十年・第百三十四巻・保民三・衛生一・件名：医制ヲ定メ先ツ三府ニ於テ徐々着手セシム」，JACAR系统查询编号：太00356100，国立公文馆藏。
⑦ 菅谷章『日本医療制度史』，東京：株式会社原書房、1978、42—44頁。

近代西式学校制度之契机，日本快速吸收并普及西洋医学，形成了以西医为中心的新教育体制，随之而来的却是汉医学在官方教育体制中的失落。

较早出台的《医制》即呈现了医学全盘西化的特点，如第十五条明确规定"医学校所设专修科目为解剖学、生理学、病理学、药剂学、内科学、外科学、公法医学、家畜医学"；第二十七条规定"本法令颁布后所有医学教员必须参加职业能力测试，所有在医学校、医院和医学私塾等处教授医学知识之教员必须持有医学教师资格证书"[①]等。西医知识成为官方认可之医学教育内容，且搭配医学教员需有西医学历等规定。由此可见，传统医学知识实已无法纳入此时官方医学教育系统，教师亦需有专业学习证明及教师资格证，致使以往传统私授的汉医师承模式难以续存。

回归当时情境，西洋医学擅长应对感染和急救外科，对于戊辰战争创伤者的治疗来说诚属不可或缺。此后西南战争、中日甲午战争、日俄战争、第一次世界大战接续爆发，加上明治维新文明开化的风潮，更成为支持日本发展西洋医学的重要背景因素。然而政府强推之西式医事法规变革，依旧引起汉医界极大的不满。对此，1879—1884年间，汉医界先后创建了爱知博爱社、东京温知社、赞育社等汉医救亡社团，提出"汉方七科"作为汉医考试科目以因应变局。但当权者认为汉医与日本"文明开化"的社会形态不相适应，所以要坚决取缔汉方医学，从而引发激烈的消灭与反消灭的斗争。

（二）盲人保护与针灸教育的幸存

传统汉方医学摇摇欲坠，其中的针灸学亦无可幸免。然当汉方医学

---

① 太政官「太政類典・第二編・明治四年–明治十年・第百三十四卷・保民三・衛生一・件名：医制ヲ定メ先ッ三府ニ於テ徐々着手セシム」，JACAR系统查询编号：太00356100，国立公文馆藏。

被西医取代之际，针灸却由于盲人教育得以延续，[①] 此因针灸在当时为盲人医师赖以为生的技能之一，遂能借助救济视觉障碍者的规划得以幸存。山濑琢一被认为是日本盲人接触针术的第一人[②]。元和二年（1616），杉山和一奉命开设针治讲习所，教授诸生，至其门人三岛安一时期，讲习所扩张至45处。[③]可见从山濑琢一始，经杉山和一传至岛田安一，在日本逐渐形成了盲人从事针灸工作的传统，亦随之成立了较早的针灸医学教育机构，并具有了近代学校教育的特点，此后从事针灸工作的盲人迅速增加。就此，在幕藩制社会中，以京都的职屋为中心，形成了当道座[④]这一盲人互助组织，确保盲人在社会和职业上获得一定的生活保障，专营艺能和行医的盲人，在其内部确立了培养接班人的学徒教育制度。

至近代，初期针灸教育是依托于盲人福利发展起来的，盲人学校教育的正式开始缘于欧美特殊教育影响下对残疾儿童教育的关注。[⑤]随之，

---

① 陈泽林，郭义，小野泰生，李桂兰，周月凌：《中日两国针灸教育历史比较分析》，《国外医学（中医中药分册）》2005年第3期。

② 加藤康昭『日本盲人社会史研究』，東京：未来社、1977、120頁。

③ 富士川游『日本医学史綱要』，東京：克誠堂、1933、118頁。

④ 根据『日本史用语辞典』的解释，"当道"是指"掌管盲人的官位，保护其职业等的制度，以及与之相关的人"。当道座的"座"是"伙伴"的意思，用现在的说法，指没有法人资格的"组合"。参考松本彪，久宗周二『視覚障害者の職業に関する一考察』，『高崎経済大学論集』，2012年第1号，第43—50頁。1871年"太政官布告"解散了"当道座"，由于没有任何的生活保障来代替，给盲人的生活造成了很大的打击。被扶持起来的底层盲人，陷入贫困者居多，享有封建特权的上层盲人发起的"当道座"复兴运动也无果而终。

⑤ 田中不二麿、福泽谕吉、森有礼等开明派官僚和知识分子，通过留学和参加遣美·遣欧使节团，了解了欧美的残疾儿童教育情况，并向政府建议设置以欧美特殊教育为榜样的残疾儿童学校的必要性。参见高橋眞琴，佐藤貴宣「社会事業としての盲教育の展開・明治・大正期を中心として—」，『鳴門教育大学学校教育研究紀要』，2016年第30号，第1—8頁；日本的残疾儿童教育在盲、聋教育领域中，与近代学校制度的开始几乎是同一时期，成立于明治初期。参见加藤康昭「日本の障害児教育成立史に関する研究—成立期の盲·聾唖者問題をめぐる教育と政策—」，『茨城大学教育学部紀要（教育科学）』，1994年第43号，第125—142頁。

针灸的职业教育场所从学徒制度转变为盲人学校教育,可以认为是近代盲人福利的出发点。①盲官②被废除之前,东京府曾对盲人的官位、职业、生活状态进行了调查。1871年的调查显示,市中盲人825人中,从事针治、按摩业的有670人,占81.2%的绝对多数。但是当时从事针按业的盲人生活却十分困苦,尤其是按摩业的收入还不如当时最下层的日雇搬运工。③作为近代国家的日本,此时亦从欧美传入慈善思想,并拟以之救济日渐增加的贫困阶层。对此,1871年山尾庸三向太政官提交了《请求创办盲哑学校的建议书》,建议效仿西方各国设立盲哑学校,具体地提出了振兴盲教育和聋教育的方案,④欲通过实施现代职业技术教育,将盲聋哑人培养成能够从事现代产业的劳动者。⑤在山尾庸三等开明派士族和启蒙思想家的推动下,政府盲人救助政策的慈善事业开启,而盲人长期依存的针灸按摩和音乐曲艺等职业成为尚未成熟的盲教之首选。据此,明治政府的西化政策并未剥夺盲人在针灸的谋生技能,反使他们得到了在行业上的工作保障。

---

① 森田昭二『近代日本における「盲人福祉」の源流についての研究—好本督、中村京太郎、熊谷鉄太郎の系譜を中心に—』,関西学院大学審査博士学位申請論文2013年,第4頁。

② 古以琵琶、管弦、针灸、按摩等为业的盲人被授予官名,分为检校、别当、勾当、座头等阶级,由总检校、总录支配,呈四官十六阶七十三刻度的官位。明治政府于1871年11月3日颁布了废除盲人官的法令,内容包括:废除检校、勾当、坐席等盲人官;禁止收取分红金;禁止区别工作场所,禁止妨碍针灸、推拿及其他营业;盲人的家业自由等,这个废除令特别是对下层盲人的生活产生了很大的影响。

③ 武彦:《日本盲人针按业的变迁及其影响》,《中国针灸》2016年第1期。

④ 在该建议书中,山尾首先提到了日本盲人、聋人的处境:"这等穷民自存,只糊口救济他人,凶年饥岁往往免于冻饿之死",在此基础上,还提到了"进入学校进行文学算术工艺技术各适当教育"的英国残疾儿童教育的状况。参见久田信行「盲哑学校の成立と山尾庸三−吉田松陰の思想と時代背景−」,『群馬大学教育実践研究』,2009年第26号,第89—100頁;東京盲学校編『東京盲学校六十年史』,東京:東京盲学校、1935、5—7頁。

⑤ 堀正嗣『障害児教育のパラダイム転換』,東京:明石書店、1997、264頁。

根据1874的"医制",针灸师被置于西医医师的监督之下(医制第53条)。1885年内务省发出《针术灸术营业差许方》①通知,规定针灸行业开业时需凭修业履历申报获得营业许可,并将其许可与取缔的权力交付各府县。1911年全国统一的首个《针术灸术营业取缔规则》法令出台,开始从国家层面对针灸的医疗行为进行规范。与《针术灸术营业差许方》仅制定对"营业"行为的行政监督制度不同,该规则要求了营业需持考试合格证或制定学校毕业证,并包含具体的考试科目与针灸学习年限要求。如取缔规则第1条规定:要经营针灸术,必须附上考试合格证书或地方长官指定学校的毕业证书,向住所地的地方长官申请,并取得执照;第3条规定考试由地方长官进行,考试科目如下"其一,人体的构造及主要器官的机能、肌、神经脉管的关系;其二,人体各部的刺针法又灸点法并经穴及禁穴;其三,消毒法大意;其四,针术和灸术的实地";第4条要求满足四年的修业时间方可参加考试。②显然,该法令将西医的考试执照制加诸针灸师之上,也强化了营业取缔、标准化考试所需知识,以期相关技能可以系统地教授。但对于盲人针灸师来说,能在政府指定的盲医学校学习,因此而豁免执照考试,无疑是因特殊身份

---

① 原文:「鍼術灸術営業者之儀ハ從來開業之者並ニ新規開業セントスル者ハ自今出願セシメ其修業履歷ヲ檢シ相當卜認ムルトキハ差許不苦其取締方之儀ハ便宜相設可申此旨相達候事但既ニ営業差許タルモノハ更に出願セシムルニ及ハス」,译"针术灸术营业者的仪例,与以前的开业者一样,新开业者应自行出面,检查其修行履历,认为相当时,允许不苦其取缔方之仪,方便相设可申,但已允许营业者,可再申请。"坂部昌明「鍼灸師とはり灸に係る法制度の変遷−医制成立から現在にいたるまで−」,『社会針灸学研究』,2013年第8号,第8頁。

② 原文:「取締規則第1条では、鍼灸術を営業するためには、試験合格証書又は地方長官の指定した学校の卒業証書を添えて住所地の地方長官へ願い出て免許鑑札を受けることとあり、第3条では試験は地方長官が行い、試験科目は以下であり、第4条では4カ年以上鍼灸術を修業しなければ試験は受けなれないとされていた。」引自東京盲学校編『東京盲学校一覧』,東京:東京盲学校、1941、55—57頁。

而难得之机遇。职是之故，盲校的设置数量在此期间急剧增加。①

综上可见，针灸教育的推行与盲人的保护政策相互关联。明治初期成立的盲校教育，最初是在开明派官僚的企图下，作为近代公共教育的一环而构想出来的。而作为传统盲人职业的"针灸"，却趁着国家推展社会救济事业这一"东风"得到官方许可得以幸存。至《针术灸术营业取缔规则》的制定，大部分盲校已经具备了免试指定条件，足证盲人救济之特殊性意外保全针灸术的延续。由于立法初衷是为了保护盲人针灸师，因此增加了非盲人针灸师的营业难度，并将以前由各地方管辖的针灸术管理，纳入全国统一的执照许可制下以求执行面上的完备。按上所述，医事执照考试内容的现代化，注定了传统的学徒制度无法与之适应。仅有那些符合条件的学校教育下进行之针灸教育，才能免于必要之执照许可证考试。为此，整备、充实学校教育环境显是当务之急。规则中既然暗含了针灸师的执业需基于一定的学校教育，对于学校的学制与课程设置，自有一定的"范式性指向"。据此历史背景不难推论，近代日本针灸学校的兴起，与回应"营业资格考试"变迁有着紧密联系。其制定目的或许尚有诸多复杂之考虑，但无疑推动了私立针灸学校的出现与体制完善，为针灸医学保留一线生机，可以说是近代针灸学校教育的黎明期。

二 盲人福利与针灸教育的展开

在西方医学学校教育的渗透与一系列受惠于盲人保护的针灸政策制定下，日本政府要求整顿针灸学校教育环境的意图益发明显，于焉有国

---

① 平田勝政・久松寅幸「戦前日本の盲学校教育における職業教育と進路保障に関する歴史的考察」,『長崎大学教育学部紀要（教育科学）』, 2003年第65号, 第33页。

家政策主导下的近代针灸教育成立。故有必要从当时针灸学校的实际存在和教材内容上，对此时的具体发展进行进一步考察。

（一）针灸学校的创办

近代针灸学校大致可分为两类，一是盲人学校，二是日语"晴眼者（眼睛健康者）"之针灸学校。笔者通过数据库检索及阅读相关资料，收集整理了近代日本含针灸教育学校45所，其中盲校21所，晴眼者针灸学校24所（见表1）。但因资料收集来源较为有限，当时实际存在的学校总数应高于此。

表1　　　　　　　　具体针灸学校名称

针灸学校类型	具体学校名称
盲人学校	京都府立盲哑学校（1878）、东京盲哑学校（1887）、针治揉按医术讲习学校（1888）、东奥盲人学校（1891）、高田训朦学院（1891）、野村按针术讲习所（1894）、圣公会训盲院（1895）、札幌训盲院（1895）、函馆训盲院（1895）、福岛训盲学校（1898）、东海训盲院（1898）、宇治山田针按灸讲习会（1906）、千叶针按讲习所（1907）、盲人技术学校（1908）、大分县私立盲哑学校（1909?）、柳河训盲院（1909）、上田针按讲习所（1910）、大阪盲人学校（1911）、高周缄灸按摩学院（1914）、杉山针按学校（1915）足利针灸按讲习所（1916）
晴眼者学校	私立长崎针灸学校（1892）、鹿儿岛针灸学校（1910）、关西针灸学院（1911）、大阪-深缄灸学校（1911）、日本针灸术讲习所（1912?）、日本针按灸治会附属讲习所（1912?）、私立日本针灸按学校（1912）、帝国通信针灸大学（1918?）、日本针灸专门学院（1919）、熊本县针灸学校（1924）、私立广岛针灸学校（1924）、福井针灸学校（1925）、辰井高等针灸学院（1926前）、私立东洋针灸学校（1929）、明治针灸学校（1930）、延命山针灸学院（1930）、小仓针灸学校（1931）、东京针灸电疗学校（1931）、东京针灸医学校（1931）、东京高等针灸医学校（1931）、名古屋针炎学校（1932）、鹤岭针灸学校（1933）、九州针灸学校（1936）、爱知针灸学校（1939?）

（二）盲校设立与慈善·感化救济事业

关于盲校，江户时代设立的"盲人针灸治疗讲习所"，是协助盲人进入社会的一条途径，也是针灸得以在明治日本持续发展的关键。明治时期废除盲官、当道座解散，导致盲人生活受到重创，下层盲人不免生计失怙而穷困潦倒。盲人寻求自立之道，通过教育、授产以应对新的社会变化动向，但并未成为明治政府的救济重点，终仍依靠传统职业之针灸按摩和音乐曲艺维持生活。在盲人集中的针灸行业，部分盲人欲设立盲校以求生存且传承针灸之术，但因政府的西方医疗近代化和汉方医疗限制政策而深受威胁。幸有诸多慈善家及慈善组织倾力关注盲聋哑人员的教育，方有小型民间私立盲校勉强存活。

早期的盲聋针灸教育是由少数大型国家公立学校和大量小型私立学校承担的。1875年，从肩负明治初期政权的开明派士族、官僚阶层对西欧列强强烈的国家对抗意识出发，以西欧近代慈善事业为范本，①日本政府对于盲人受教权提出讨论。以冠以"近代慈善先驱"之名的"乐善会"②筹备设立盲人学校，在1876年设立乐善会训盲院，由开明学者和慈善家组织并资助，从1882年开始设筝曲、针灸为盲生正课，1884年将聋哑人士融入学校教育，改名为"训盲哑院"，1886年管理权由文部省接管，成为官立学校，1887年终更名为"东京盲哑学校"，③视为明治国家慈惠的"模范"。此外，在1878年，"京都府立盲哑学校"亦于京都成立，大致是受到杉山和一盲人针灸的影响，其中针灸相关课程就是该校必修课程之一。④此两所是日本公立盲聋哑教育的先驱学校，均将针术纳入教育课程，确立了近代针灸教育。

---

① 加藤康昭「日本の障害児教育成立史に関する研究—成立期の盲・聾唖者問題をめぐる教育と政策—」,『茨城大学教育学部紀要（教育科学）』，1994年第43号，第125頁。

② 中野善達・加藤康昭『わが国特殊教育の成立』，東京：東峰書房、1967、237頁。

③ 東京盲学校編『東京盲学校六十年史』，東京：東京盲学校、1935、63頁。

④ Kobayashi Akiko, Miwa Uefuji, and Washiro Yasumo, "History and Progress of Japanese Acupuncture," *Evidence-based Complementary and Alternative Medicine*, Vol.7, No.3, September 2010.

以此发展为张本，地方也开始规划设立盲聋哑学校，如青森县八户，盲人针灸师永洞清吉1891年以"给予失明者相应的教育，以获得从事生计的资金为目的"组织了东奥盲人教训会。也就是说，作为盲人的职业，为了掌握传统的针治、按摩等技能，需要进行教育。另，开设了"速成科（三年）""专修科（四年）""随意科"三科，速成科以"青年至盲人者或有相关经验者"为对象，专修科以"十岁以上儿童"为对象，两科均教授推拿、针。东奥盲人教训会的实际成果是，青森县当局对设立盲哑学校的政策措施具体化了，为东奥盲人教训会发展成为私立学校组织创造了条件。1911年9月26日，东奥盲人教训会向县里提出私立东奥盲人学校认可申请，同年根据私立学校令，县知事批准了私立学校，并更名为东奥盲人学校。①

19世纪末到20世纪初，针灸相关政策作为视觉障碍者保护政策之特性甚强，盲校受政府重视较早开始办校招生。尤以府县的"针灸营业取缔规则"为契机，开始组织针灸推拿行业工会②，出现了许多针灸讲习会、盲人教育会。这些都是通过私塾或者有志之士、同业公会来经营的，有的地方还得到了当地医生宗教家、名望家的参与设立和财政援助。由此，形成了以针按讲习会为原型，以针按职业教育为主体的技艺科的典型日本盲校。③如东奥盲人教训会，根据盲人及其家属的窘迫，培训大多免费开放，后逐渐演变为盲人学校。前述可见，盲校本质上具

---

① 安藤房治「青森県障害児教育史—盲・聾教育の創始と八戸盲範学校の設立—」,『弘前大学教育学部紀要』, 1984年第51号, 第1—10頁。

② 这些工会大多是在当局干涉下成立的，具有自上而下的卫生、风俗管制性质，但在"当道座"解散后，仍以地区残存的盲人讲友等为基础，起到了将盲人重新组织起来的作用。其活动在于提高学术技能，更直接地说，在于"营业取缔条例"规定的就业履历的获取，还没有广泛地捕捉到盲人的生活要求。

③ 加藤康昭「日本の障害児教育成立史に関する研究—成立期の盲・聾唖者問題をめぐる教育と政策—」,『茨城大学教育学部紀要（教育科学）』, 1994年第43号, 第128—130頁。

有"学校"和"慈惠对象"的性质。

盲人针灸教育之路并非顺遂；1885年，文部省以"针灸自古以来几乎属于盲人的专业，但在医术日新月异的今天，根据以往的课业书来教授，不能不令人厌烦"为由，从教育课程中删除了针灸，只开设按摩术。①1886年，矢田部良吉递交了"针灸的功害及将其作为盲人手术是否有危险"的质问函，委托东京帝国大学医科大学校长三宅秀进行调查，所幸他后答以《针治采用意见书》，说明"针灸是有效无害的，可以让盲人使用"。②这份意见书以奥村三策的《针术论》为基础，为针灸作为盲人职业提供了医学上的依据，由此针灸术方能再纳入训盲院的教育课程。至此，盲校中的针灸教育步入正轨，政策倾向外加各地慈善组织的经济援助，教育规则愈加标准化，亦培养了诸如奥村三策等盲人针灸教育家。

1904年日俄战争，产生了包括失明者在内的大批伤残军人，他们的救济成为社会问题，诱发政府提高对盲人教育的关注度。1906年全国盲校增至30多所，提供部分失明军人进入盲校学习或担任教员的空间。针灸营业执照制度在全国范围内得到统一后，更因地方长官指定给予盲校和讲习班毕业生免试执照的优惠，进一步促进了盲校的广泛设立。由于全国各地的慈善家援助，公立私立学校不断增加，1923年前后，大小盲校共计约80所，其中大部分属于私立机构。③同年"盲人学校及聋哑学校令"公布，作为一个支点改变了日本的盲人学校制度把学校性质和社会事业性质混为一谈的状态，促使盲校、聋哑学校的形式向

---

① 東京盲学校『東京盲学校六十年史』，東京：東京盲学校、1935、153頁。
② 淳・長尾栄一「近代日本鍼術の拠」，『日本医学史杂志』1994年第3期。
③ 箕輪政博、形井秀一《あん摩マッサージ指圧師、はり師、きゆう師学校養成施設の変遷と現状—特にその創立期に着目して—》，『全日本针灸学会杂志』2006年第4期。

现代化学校教育发展。①至此，各地的私立盲哑学校进行了合并或县立移交朝公立化发展，②奠定现代盲校教育的雏形。

（三）晴眼者针灸学校的普及

从福利性救济的观点来看，盲校针灸教育在近代后期作为公共教育的环境整顿似乎已趋充实。与此相对的却是，晴眼者针灸学校延后约20年出现。这20年间相关晴眼者针灸教育的记录和报告很少，晴眼针灸师人数也不明确。之后借助盲校"成型"之势与针灸政策优化，多数由民间针灸师创办之私立晴眼者针灸学校趁势普及。于是，民间针灸师一边旁观医疗和教育制度，一边创设各种私立学校以分享制度上免试资格的优惠。

根据现有材料发现，最早创办的晴眼者针灸学校是1892年私立长崎针灸学校。该校由针灸师金子熊四郎提出设立申请，同年得到了长崎县知事的认可。创办者忧心于西洋医师的出现，若针灸师不具备解剖、生理、病理、卫生等专业知识，生存将产生危机，故创建该校的目的是想从理论实践上提高针灸术。③另外，部分晴眼针灸师也开始活动，如1902年鹿儿岛等地的久木田伊助、松元四郎平等人在家的针灸学教授。直到1911年关西针灸学院、1912年鹿儿岛针灸学校被认可为各种

---

① 森田昭二《近代日本における「盲人福祉」の源流についての研究—好本督、中村京太郎、熊谷鉄太郎の系譜を中心に—》，関西学院大学審査博士学位申請論文2013年，第39頁。

② 在盲聋哑教育令中，加入了包括道府县设立盲、声哑学校的义务和经费负担、普通教育课程的必需品、初等部、预科学费及入学费的免费化、盲、声哑学校分离等运动方面主张的规定。参见東京盲学校《東京盲学校一覧》，第25—26頁；岡典子・佐々木順二・中村滿紀男《大正12年盲学校及聾啞学校令の教育の質の改善に対する効果—公布前・後の実態比較に関する研究構想》，《障害科学研究》2013年第37卷。

③ 菅達也《明治・大正期における盲啞学校の支援組織に関する歴史的研究》，長崎純心大学大学院人間文化研究科、2017、30—32頁。

学校①，尔后晴眼者的针灸教育成为一种学校教育。

随着关于针灸的科学实验研究结果陆续发表，如盲医木下和三郎开创性的艾灸实验研究，著成《灸法学理》；影山仪之助首次针灸实验研究，著《针灸的科学研究》等。②针灸疗效逐渐被医界与社会认同，1927年中山忠直著的《汉方医学的新研究》发行，号称"针灸是世界上无与伦比的物理疗法"；③米山说："国粹思潮，古典复兴之风；医生不足、国民体力增强等各种条件纠集在一起，是针灸的黄金时代。这是一个与国力消耗加剧成反比的时代，针灸医疗受到高度重视，声势浩大。"④故至明治后期，随着国民需要和战争的影响，非视觉障碍者的针灸教育也得到进一步发展之空间。

（四）针灸教材的编写与选用

近代受西医影响，针灸教学参照西医院校教育模式变革，随之带来学校课程体系和针灸教材的转变。然盲校与晴眼者学校在法律制度上的条条框框不同，故入学资格、基础学力、教育目的本身也不同。盲校以辅导盲人社会自立为宗旨，私立针灸学校则类同各种学校⑤，不免重视实业教育之色彩相对浓厚。

其一，盲校针灸教材的西化。京都、东京两所盲医学校，是影响全国盲聋哑学校教学计划的示范校。近代针灸教育确立于1889年制定的"京都府盲聋哑院规则"中的盲生专修科，其按针术专业由按摩、按腹、

---

① 小金井義《各種学校の歴史⑤》，『各種学校教育』，1966年第6号，第95—109页。
② 松井繁《鍼灸医学史における視力障害者の功績》，『全日本鍼灸学会雑誌』，2006年第4号，第596—604页。
③ 中山忠直『汉方医学的新研究』，東京：宝文館、1926、285页。
④ 米山博久《現代日本の針灸の動向》，『医道の日本別冊 現代日本の針灸』，神奈川：医道の日本社、1979、9—27页。
⑤ 各種学校の由来は、1879年（明治12年）の教育令「学校は小学校・中学校・大学校・師範学校・専門学校、その他各種の学校とする」に始まるとされる。

针灸的手术（实践）和以西医为基础的解剖学、生理学、病理学的讲谈（理论）构成。①其教材《针学新论》是目前可见较早的专为盲人编写的针灸用书，②主由针要理化秒、针法局名、针要解剖秒构成。

而东京盲哑学校早先曾因针灸教学是根据江户时代的杉山流三部书③进行，遭批评不符合西洋医学而停止了针灸指导；据此，编撰顺应时潮的新教材显然势在必行。对此，针按科教员奥村三策着手编撰新的针灸教科书，并获得东京帝国大学教授校订认可。从1890年的《针用人体略说》，分为人体外说、骨骼、体内诸器（如消化器、呼吸器、血行器、泌尿器）等④；至1902年《普通针按学》，述解剖生理（总论、头、脊柱及脊髓、颈、胸、腹、上肢、下肢等）、按摩针灸手术及应用症（按摩、针治、病的概略等）⑤；1904年《普通按摩针灸学》分为解剖生理、按摩针灸手术及应用症、附录等⑥演变可见，针灸教材已将西医之解剖生理学视为首要理论基础，之后再辅以针按术之临床应用；足见其为了切合"科学"标准与盲人临床需求，而编写上述著作的特征。

另外，1909年大分县私立盲哑学校按针科教员小野田范司纂著《针灸术受验用》⑦，分为针总论、灸治总论、诊断法略说、按摩总论、后编

---

① 教育開学百周年記念事業実行委員会編集部会『京都府盲聾教育百年史』，盲聾教育開学百周年記念事業実行委員会、1978、334—335頁。
② 佐藤利信著有《针学新论》一卷（1888年）二卷（1889年）三卷（1889年）四卷（1891年），凡例"此书概欲使聾者就针术之学，故要字句简略，若涉长文则学者太以恐拘泥其记忆也。但所以诱导聾者于针科者无他……"佐藤利信：《针学新论》，東京明琳舍藏版、1890。
③ 江户时期检校杉山和一的著作，『疗治之大概集』（针灸的刺针法和病理论等）、『选针三要集』（针灸的补泻和十四经理论等）、『医学节要集』（先天、后天、脉诊等）被称为杉山流三部书。
④ 奥村三策『针用人体略说』，奥村版藏、1890。
⑤ 奥村三策『普通按针学』，東京：博进社工场、1902。
⑥ 奥村三策『普通按摩针灸学』，東京：诚之堂、1904。
⑦ 小野田范司『针灸术受验用』，大分：庄野活版部、1909。

（消化器病、呼吸器病、泌尿器病等）；后1920年更换教材为《新撰针灸科学》①，分为解剖学、生理学、针灸学（针治学、灸治学、消毒法）、治疗学四部分。1908年成立的盲人私立针灸技术学校，则以《孔穴适用针灸萃要》②为教材，该书分为孔穴编、针术编、灸术编、治疗准备编、针灸术治疗编，亦是一例。由上述诸例可见，公立与私立盲校教材整体知识分支看似相仿，尽管内容侧重比例存在差异，但都需经过文部省商定以及帝国医科大学教授等校阅，相当于有官方与西医认可方得使用。

1923年"盲校及聋哑学校令"实施后，作为"中等部针按科"（4年制）的正规课程重新整备；1930年第3次全国盲人教育研究大会协商决定的"针灸按科教授要目"，修业年限为4年，科目为10个，其中解剖（210小时）、生理（包括卫生在内210小时），病理（概论和各论455小时）占理论课的大半可以说是近代盲校标准教育课程。③至此，盲学校已基本形成由按摩、针治的手术（实践）和以西医为基础的解剖学、生理病理学的讲谈（理论）构成的针灸教学体系。

其二，晴眼者针灸教材的应试化。晴眼者的针灸教育内容是1911年发布《针术灸术营业取缔规则》后形成的，具体科目内容围绕盲校标准课程制定，形成教育规范。而在这之前，1892年成立的私立长崎针灸学校，课堂上采用教材《实用解剖学》《病理总论》《兰氏生理学》《针灸说约》《十四经发挥》。④教学内容一半注重解剖学、生理病理学；一半注重针灸术之实操与传统针灸经络理论。另在大阪高等针灸学校，

---

① 小野田范司『新撰针灸科学』，大分：大分针灸讲习所、1920。
② 吉田弘道『孔穴适用针灸萃要』，東京：盲人技术学校、1919。
③ 箕輪政博《日本の医学・医療と鍼灸の位置－日本近代期の私立鍼灸学校の成立過程に着目して－》，『社会鍼灸学研究2010（増刊号）』2010年、第42頁。
④ 菅達也『明治・大正期における盲啞学校の支援組織に関する歴史的研究』，長崎純心大学大学院人間文化研究科、2017、第30—32頁。

繃田丰次郎之《针灸科用解剖生理略解》①《针灸学新论》②《医用针灸术教科书》《日本针灸术》。《针灸学新论》述针治作用、针治目的、用针种类、刺针法、针治术式等传统针灸内容；独"手术点"部分以神经定手术点，将解剖知识融入针灸临床。鹿儿岛针灸学校使用之《针灸经穴学》③《针灸孔穴类聚》④，前本以人体分部排列经穴，后本以十四经顺序排布，经穴"位置"均保留传统叙述，但加入了"解剖"一列。此类学校针灸教材，内容补以西医解剖、生理病理之学，内里依旧是传统针灸之理论与实践方法。只是此时西方医学与传统针灸的融合，还仅是经穴排列与解剖定位的表面重叠而已，尚未形成标准的课程教材体系。

至1911年，山本新梧创办关西针灸学院是较早认可的私立学校，教材为自编之《日本针灸学教科书》⑤，分前中后三编，含解剖、生理、针灸、经穴学、病理学五部分，特别强调解剖生理要详细，图要多。该书针灸学部分引用了后藤道雄、藤井秀二、驹井一雄等人的科学实验数据，这些数据在现代针灸学教科书中也被引用⑥。作为大阪府针灸术试验委员，山本新梧早期编写的《各府县针灸术试验问题解答集》⑦最为出名且多次再版。该书分为解剖学、生理学、针灸学及杂问、病理学四部分，基本符合了后期创办学校后的课程定位与分科。显然，1911年前后针灸教材知识结构侧重有所改变，传统与西学比例已有所调整，整体内容倾向西医学考试科目，都是应付营业执照考试的非常之举。坂本贡

---

① 繃田丰次郎『针灸科用解剖生理略解』，大阪：英信社、1905。
② 繃田丰次郎『针灸学新论』，大阪：大阪制本印刷社、1907。
③ 松元四郎平『针灸经穴学』，東京：诚之堂、1911。
④ 松元四郎平『针灸孔穴类聚』，鹿儿岛：鹿儿岛印刷株式会社、1926。
⑤ 山本新梧：『日本针灸学教科书』，大阪：德文社、1913。
⑥ 如"灸治作用"部分，引用了东京帝国医科大学樫田医学士的动物尸体与患者施灸治试验成绩。山本新梧：『日本针灸学教科书』，大阪：德文社、1913、80—81页。此研究结果在近代日本针灸教材与中国针灸教材（如《高等针灸学讲义》）中反复引用。
⑦ 山本新梧『各府县针灸术试验问题解答集』，大阪：大阪针灸会、1910。

创立的东京高等针灸医学校,是当时私立针灸学校的教育课程的范例,亦复制此教材体系,并增添了"科学化"色彩。1933年出版教材《针灸医学精义》,最先出现"针科学""灸科学",后修订为《明解针灸医学教科书》《高等针灸医学教科书》,被中国针灸医家引入并翻译,成为大多中国针灸专门学校编写本校针灸教材的重要参考书目。①

表2　　　　　　　　　　　　针灸教材情况

时间	教材	学校	目录
1888	针学新论	京都府立盲哑学校	由针要理化秒、针法局名、针要解剖秒构成
1890	针用人体略说	东京盲哑学校	人体外说、骨骼、体内诸器（消化器、呼吸器、血行器、泌尿器、生殖器、神经、五官器）
1896	实用针科解剖学	东京盲哑学校	由解剖与对应经穴构成
1902	普通针按学	东京盲哑学校	解剖生理（总论、头、脊柱及脊髓、颈、胸、腹、上肢、下肢等）、按摩针灸手术及应用症（按摩、针治、病的概略等）
1904	普通按摩针灸学	东京盲哑学校	解剖生理、按摩针灸手术及应用症、附录
1905	针灸科用解剖生理略解	大阪高等针灸学校	人体构造略说、人体外部名称、骨位置及名称、筋位置及名称、消化器位置及作用、呼吸器位置及作用等
1907	针灸学新论	大阪高等针灸学校	针治作用、针治目的、针治种类、刺针法、针治术式、刺针强弱、刺针禁忌及适应症、灸治作用、施灸心得、手术点等
	医用针灸术教科书	大阪高等针灸学校	第一卷分解剖学、生理学、病理学；第二卷为医用针灸术总论、医用针灸术各论附诊断学两章

---

①　如缪召予、陈景歧、张俊义等以此书为底本加以翻译,经东方针灸学社出版而成《高等针灸学讲义》,此后《中国针灸学讲义》《科学针灸治疗学》等均引用该书部分内容。

续表

时间	教材	学校	目录
	日本针灸术	大阪高等针灸学校	杉山流针术、御园流针术、意斋流针术、石阪流针术、入江流针术等古代针灸流派
1909	针灸术受验用	大分县私立盲哑学校	针总论、灸治总论、诊断法略说、按摩总论、后编（消化器病、呼吸器病、泌尿器病、生殖器病、胸膜及腹膜病等）
1910	各府县针灸术试验问题解答集	关西针灸学院	解剖学、生理学、针灸学及杂问、病理学四部分
1911	日本针灸学教科书	关西针灸学院	分前中后三编，含解剖、生理、针灸、经穴学、病理学五部分
1911	针灸经穴学	鹿儿岛针灸学校	头盖部经穴编、胸腹部经穴编、肩背腰部经穴编、上肢部经穴编、下肢部经穴编、经脉流注编、附临床治方录
1912	按摩针灸学	东京盲哑学校	解剖生理、按摩针灸治手术及应用症、经穴学、
1912	实用针灸治学	日本针灸术讲习所	针灸经穴一览图、骨度法、手太阴肺经等十四经
1912	针灸按摩学讲义	东京针按灸治会附属讲习所	解剖学、生理学、临床医学、按摩、针灸学
1916	受验应用经穴学讲义	东京针灸按协盛会	绪论、十四经经穴、骨度法、头盖部、颜面部、颈部、胸部、腹部、背部、腰部及臀部、肩胛部、上肢部、下肢部等
1918	帝国通信针灸大学讲义录	帝国通信针灸大学	病理学讲义、诊断学、卫生学
1919	孔穴适用针灸萃要	盲人私立针灸技术学校	孔穴编、针术编、灸术编、治疗准备编、针灸术治疗编
1919	温灸疗法	关西针灸学院	山本氏温灸器的使用法、特长、医治作用、适应症等
1919	最新高等电气治疗法讲义	日本针灸专门学院	电气学说、电气器械构造及使用方法、通电方式、诸病电气治疗法式、新式按摩术手技讲义及电气手技讲义等
1920	新撰针灸科学	大分县私立盲哑学校	解剖学、生理学、针灸学（针治学、灸治学、消毒法）、治疗学

续表

时间	教材	学校	目录
1926	针灸孔穴类聚	鹿儿岛针灸学校	经穴篇（经穴尺寸法、十四经经穴）
1928	简明针灸医学	辰井高等针灸学院	解剖学、生理学、卫生学（消毒学）、针灸科医学、经穴学问题之部、针灸病理诊断学、针灸病理学各论、经穴学、试验问题集、参考编
1929	实验针灸病理学	辰井高等针灸学院	病理总论、病理各论、全身病、消化系统、循环病、呼吸器病等
1929	最新针灸医学教科书	明治针灸学院	人体解剖学、生理学、经穴学、针灸学（针科学、灸科学、消毒学）、病理学及最后一卷为图谱
1929	图说针灸医学	明治针灸学院	解剖学、生理学、经穴学、针灸学、消毒学、病理学
1930	针灸和解	延命山针灸学院	十四经发挥
1933	针灸医学精义	东京高等针灸医学校	上卷为解剖学、生理学、经穴学、针灸科学、灸科学；中卷为经穴图谱，以下同上卷第一篇至第五篇续；下卷为病理学（总论各论）、诊断学、微生物学、消毒学
1936	近世针灸学教科书	九州针灸学校	解剖学编、生理学编、针灸学编、消毒学编、经穴学编、病理学编
1940	从初学到合格 针灸医学全书	东京针灸医学校	解剖学各论、生理学编、消毒学编、经络经奇穴篇、参考篇、针灸病理学篇等

据此，晴眼者针灸学校教材是以考试科目为主，即充分包含解剖学、生理学、病理学、针灸学、消毒学等必考科目，亦引用了当时报道的科学实验数据；1930年后针灸知识结构逐渐清晰，更接近于现行针灸教育中"针灸理论"的构成。总体来看，教材中传统针灸的内容占比不大，盲校与晴眼者学校教材达成了基本的内容范式，准确地说针灸与西医知识分列课程体系之中，是对人体不同认识的两套体系，解剖学之重要性得到体现，但仅限于经穴取穴之所，恐盲人施术之危。而教材中经穴穴位数量的精简，虽未具体举证示例，但简化常用之穴无不体现对

83

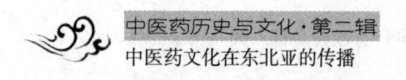

于盲人针灸者的关怀。

三　余论

　　根据明治维新的国策制定，近代日本医学教育以西医为中心，致令汉方医遭遇困局，惟针灸得以营业执照的形式勉强存在。但因日本引入欧美慈善思潮，盲人得以持续操持传统针灸职业。如此，盲人针灸内有政策豁免、外有慈善救济，盲校遂可稳固生存进而整顿充实。加之，针灸政策借由盲人福利不断优化与放宽，晴眼者针灸教育趁势蓬勃。两者在教材上基本达成了范式统一后，形成了以针灸学之针治、灸治和西医学之解剖学、生理学、病理学、消毒学为核心的教学体系，既是针灸师应试之需，又是针灸学寻求生存之道，顺应西学自身改良之要。深谙其道，引新保旧，解剖之于经穴定位，生理病理之于疾病阐释，消毒之于针术操作，进退取舍间，徒留操作之规范，理论之新颖，实验针灸之兴，反存针灸实效之证。而中西医学内在汇通，岂在朝夕，非长久之谋不可取。教育之于针灸学，新旧体制转换，可去医师良莠不齐之风，日本先行，中韩紧随，时事造之，亦是学科发展所需。

　　此时的中国，清末学校教育直接移植了日本办学模式，从《钦定学堂章程》到《奏定学堂章程》，都浓缩了日本教育的影子。面临1912年北洋政府漏列中医，1929年南京政府"废止中医案"，针灸学在中国亦岌岌可危。有志者为针道之传承著书立说、兴办学校，并东渡日本借鉴日本之经验，主动模仿日本并开启了针灸教育体制化进程。如承淡安，游学日本，参加了东京高等针灸学院甲种研究科学习，考察了东京、大阪、西京、福冈等地学校。[①] 此后国人效仿日本针灸课程设置，引介针

[①] 承淡安：《东渡归来》，《针灸杂志》1935年第6期。

灸教材，在教学内容上形成"西医版块＋针灸学版块"，即西医版块由消毒学、诊断学、解剖生理学、病理学构成，针灸学部分由针科学、灸科学、经穴学、治疗学等构成。①

较之主动模仿的中国，日本殖民下的韩国则是"被动折衷"的样貌。1910年8月，日本帝国以《日韩合并条约》将朝鲜纳入版图，朝鲜总督府成为日本在朝鲜的最高统治机关。西医正式涌入，教育机构不断设立与扩张，日本欲淘汰韩医学而加强政策性规制，且仿国内制度将针灸术纳入盲人职业教育。1914年《取缔按摩术、针术、灸术营业规则》颁布，针灸术从韩医学中独立出来，成为专门服务行业而非医疗行为，针灸师需持有营业执照。②殖民政府承认医学讲习所可以韩医学为教学基础，但仍须增设西方医学的基础学科——生理学、解剖学、病理学等，旨在奠定西医教育体系的基础。遗憾的是，现有材料中尚未发现日殖时期独立的韩医针灸学校，针灸学仅是韩医学课程体系中的一小部分，且仅是方便营业执照考试而设。③

显然，中国主动模仿了日本近代后期较为成熟的晴眼者针灸教育体制，使用相似的课程体系与教材内容，成为现代针灸教育的基础。而韩国受制于日本，政策指向相似，针灸不在正统医学行列，但成为盲人福利政策中的一环。而今纵观三国，盲人针灸虽逐渐淡出正统医疗视线，但其关键时刻使针灸教育得以续存、引领针灸体系西化之功不可抹去。

---

① 赵璟，张树剑：《民国时期针灸教材体例及内容特点》，《中国针灸》2017年第9期。

② 황영원《일제시기한의학교육과전통한의학의변모—한의학강습소를중심으로—》，《의사학》，2018，Vo.l27，No.1.

③ 1914年朝鲜制定颁布了《按摩术、针术、灸术营业取缔规则》，将针灸术独立为类似医疗手术或专门服务业，而非医疗行为。根据此则，从业者必须从各道警务部长处领取执照方可进行针灸术。此间帝国主义方针，韩医的正统地位受到威胁，西医学是官方认可的主流医学，随着官方的态度，针灸课程在取消与回归中夹缝生存，最终占韩医课程中的一小分支。

中医药文化在东北亚的传播

罗振玉首次赴日回流医书考述

杨东方

摘要：罗振玉于光绪二十七年首次赴日，十一月四日启程，次年元月十二日返抵上海。在此期间罗氏访回大量书籍，其中中医古籍有《三因极一病证方论》《食医心鉴》《儒门事亲》《本事方后集》《济生续方》《备急灸法》《新修本草》《岭南卫生方》《易简方》《济生拔粹方》《玉机微义》等十余种，多为森立之家族旧藏及国内久佚的珍本医籍，具有较高的文物价值及学术价值。特别是《食医心鉴》《新修本草》等后被整理出版，产生较大的学术影响，有助于相关书籍的保存与流播。

关键词：罗振玉；日本；中医古籍；回流医书；晚清；森立之

罗振玉，初名宝钰，应童子试时改名振玉，字式如、叔蕴、叔言等，号雪堂、永丰乡人、贞松老人、松翁等。江苏淮安人，祖籍浙江上虞。近代著名学者、藏书家，在甲骨文、敦煌写卷研究上贡献极大，为"甲骨四堂"之一。著作颇丰，其中《殷虚书契》《三代吉金文存》等流传较广。

罗振玉曾三次赴日。首次赴日时间为光绪二十七年（1901），当时

作者简介：杨东方，北京中医药大学国学院教授，博士生导师，研究方向：中医古籍研究。

基金项目：国家社会科学基金后期资助项目（22FTQB012）。

他受湖广总督张之洞、两江总督刘坤一的委托赴日考察教育，于十一月四日启程赴日，第二年元月十二日返抵上海。在日考察期间，罗振玉将每日考察所得一一记录，成书《扶桑两月记》。这次赴日，罗振玉很重视访书。当时善本已不多，十一月二十六日，罗振玉"至下谷区池之端仲町琳琅阁书肆看书。该店专售古书籍，然中土古籍不甚多，非若昔者往往有秘籍矣"，仍获得部分中土所无之本，如"购得《史记·河渠书》卷子本半卷，《欧阳文忠集》一部。欧集为三十六卷本，前有苏文忠序，熙宁五年（1072）七月公之子发所编定，中土所无也"。①

对于罗振玉日本访书情况，学术界关注较多，②但都是宏观论述，对医书关注不多。只有陈瑜③在论述罗氏医学藏书来源时稍有涉及，亦未深入探讨。也就是说，罗振玉到底访到哪些医书，这些医书有否价值，是否产生影响，都是学术界应该解决的问题。

罗振玉在《扶桑两月记》中记载访求的部分医书："（十七日）至琳琅阁购得……景宋本《三因方》……《食医心镜》（唐昝殷撰）、景元本《儒门事亲》、景宋本《本事方后集》《济生续方》……数种，并为中国难得之书""（二十三日）于书肆中购得宋闻人耆年《备急灸法》"。④《食医心镜》即《食医心鉴》。在此基础上，罗振玉之孙罗继祖又增补1部："森立之影摹唐《新修本草》残本。"⑤实际上，罗振玉所访医书不止这些，且限于篇幅，罗振玉、罗继祖只是简单列目，故有必要考述如下。

---

① 罗继祖主编：《集蓼编》（外八种），上海古籍出版社2013年版，第98页。
② 李蜜：《罗振玉日本访书及刊行述略》，《文献》2016年第2期；李春光：《罗振玉日本访书述评》，《学术问题研究》2007年第1期等。
③ 陈瑜：《大云书库旧藏医籍考》，《中国中医药图书情报杂志》2017年第3期。
④ 罗继祖主编：《集蓼编》（外八种），上海古籍出版社2013年版，第108、113页。
⑤ 甘孺（罗继旭）辑述：《永丰乡人行年录》（《罗振玉年谱》），江苏人民出版社1980年版，第24页。

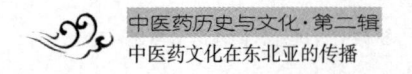

一　罗继祖述及的回流医书

（一）《三因极一病证方论》

《三因极一病证方论》十八卷，即《永丰乡人行年录》所说"《三因方》"，宋陈言撰。罗振玉很重视此书，曾为之撰写题识：

> 《三因极一病证方论》十八卷（日本森氏藏影宋本）。此书《宋史·艺文志》著录，作《三因病源方》六卷。陈氏《直斋书录解题》作《三因极一方》六卷。此本书题及卷数，与《四库》本同。前有"正健珍藏""养安院藏书""青山求精堂藏书画之记""森氏开万册府之记"四印，后有森立之手题，谓是曲濑正健令善书者彰写投赠。森氏《经籍访古志》载，其国河野氏所藏宋椠本，每半叶十二行，每行二十三字，板心举字数，案之此本悉合。是曲濑氏此本从河野氏宋本影抄也。缮写精绝，予平生所见影宋抄本无逾是者。据陈氏自序，谓绍兴辛巳，为叶表弟楠集方六卷，题曰《依源指治》。淳熙甲午，复为此书，题曰《三因极一病源论粹》。《宋志》及陈氏《解题》所著录六卷本，殆即绍兴辛巳所著，不知书名又何以不同。即此本亦与自序所述书题略异，不可解也。《四库总目》谓："第二卷中《太医习业》条有'五经二十一史'之语，非南宋人所应见，殆明代传录此书者妄改。"证以此本，作"五经三史"。足征此乃南宋之旧，未经窜改者，至可珍也。①

---

① 罗继祖主编：《罗振玉学术论著集》第7集，上海古籍出版社2010年版，第314页。

"青山求精堂藏书画之记"乃青山道醇的藏书印。青山道醇,生卒年不详,日本幕末明治时期人,著有《针灸备要》(日本明治二十年即1887年刊)等。他是森立之门人,继承森立之的部分藏书,后大都散佚。"森氏开万册府之记"是森立之的藏书印。"养安院藏书"是曲直濑家族的藏书印,"正健珍藏"是曲直濑家族第十代正健的藏书印。这说明该书乃曲直濑家族、森立之、青山道醇的递藏本。

除说明该本的流传过程外,罗振玉在题识中重点描述它的版本特征、源流及价值,高度评价其"缮写精绝,予平生所见影宋抄本无逾是者"。值得注意的是,罗氏的题识虽然参考《经籍访古志》,但并未采纳其"清人所见止传抄本,而皇国全然有此秘籍,亦足以贵重矣"①的说法,因为国内也有宋刻本传世。晚清潘祖荫就有武林高瑞南、长洲汪骏昌递藏的宋刻本,具体参见叶昌炽《滂喜斋藏书记》。②

购买后,罗振玉自己收藏。王国维《罗振玉藏书目录》下卷"抄本部"著录之:"《三因极一病证方论》十八卷,景宋小字本,七本。宋陈言撰。末有森立之手记二则,每卷有'养安院藏书''正健珍藏''青山求精堂藏书画之记''森氏开万册府之记'诸印。"③该书后归著名藏书家莫伯骥。《五十万卷楼群书跋文》著录:"《三因极一病证方论》十八卷,仿宋写录,日人森立之旧藏",并云"此本景写,出自何人,未有证明,原书为日人森立之藏本,后归上虞罗氏,均有题记"。④抗日战争期间,莫伯骥所藏善本精装大半灰飞烟散,《三因极一病证方论》

---

① [日]涩江全善、森立之等:《经籍访古志》,杜泽逊、班龙门点校,上海古籍出版社2017年版,第328页。

② 《滂喜斋藏书记》作者有争议,参见张文博:《〈滂喜斋藏书记〉作者及成本问题》,《中国典籍与文化》2018年第2期。

③ 谢维扬、房鑫亮主编:《王国维全集》第2卷,浙江教育出版社2010年版,第853页。

④ 莫伯骥:《五十万卷楼群书跋文》,曾贻芬整理,中华书局2019年版,第315—316页。

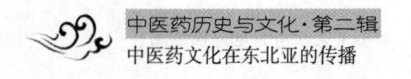

估计也在其中。

（二）《食医心鉴》

《食医心鉴》一卷，唐昝殷撰。该书也为森立之旧藏。购买后，罗氏自己珍藏。王国维《罗振玉藏书目录》下卷"抄本部"有著录："《食医心鉴》一卷，日本旧抄本，一本。唐昝殷撰。后有丹波元坚及森约之题记。此书久佚，此从《医方类聚》辑出者。有'森氏'等印。"[①]罗振玉又为之撰写题识，介绍该书的流传过程及所购本的情况：

> 《食医心鉴》一卷（日本旧抄本）。此书唐昝殷撰，《宋史·艺文志》著录，作二卷。是此书至宋尚存，今久佚矣。此本乃日本人从高丽《医方类聚》中采辑而成，虽不能复原本之旧，然当已得其太半。晁氏《读书志》谓：殷，蜀人，大中初著《产宝》以献郡守白敏中。今《产宝》日本尚有影宋刊足本，此书乃不得完帙，可惜也。光绪辛丑游日本，得之东京。卷端有"青山求精堂藏书画之记"及"森氏"二印，后有丹波元坚及森立之手识二则。[②]

"森氏""青山求精堂藏书画之记"两个钤印表明该书为森立之、青山道醇递藏本。丹波元坚手识为："辛丑六月朔校读于掖庭医局，是书讹字殊多，不敢臆改，一依其旧云。元坚识。"另一则手识不是森立之的，而是森立之之子森约之的："嘉永甲寅仲秋晦夜灯下校正一过。约之。"[③]两位医学大家之所以都进行校读、校正，是因为《食医心鉴》具

---

① 谢维扬，房鑫亮主编：《王国维全集》第2卷，浙江教育出版社2010年版，第855页。
② 罗继祖主编：《罗振玉学术论著集》第7集，上海古籍出版社2010年版，第307—308页。另东方学会本《食医心鉴》题识落款为：戊申正月上虞罗振玉记。
③ 昝殷：《食医心鉴》，北京东方学会1924年铅印本。

有极高的价值。该书是被公认的食疗杰作，《续修四库全书总目提要》曾有评价："食与药并有关于疾病，则自古兼重之无疑也。孙思邈《千金方》有云，凡欲治病，且以食疗，不愈，然后用药。故古人广集方书，每兼载服食之方。郑樵《通志·艺文略》医家类中，且专列食经子目。其分析病证，每证汇列诸方，则以是书最为详明。"①惜该书久佚，幸亏日本人据《医方类聚》加以辑复，罗氏所购即为辑本，凡15类。② 共有论13首，方209首，正如罗氏所言，"虽不能复原本之旧，然当已得其太半"。

罗氏撰写题识的时间为1908年（戊申），对《食医心鉴》内容、价值的阐述并不多，具体原因不详。1924年（甲子夏六月），罗振玉以"东方学会"名义出版《食医心鉴》。这标志该书海外回归的彻底完成。从此，东方学会印本被学术界广泛接受，《续修四库全书总目提要》《续中国医学书目》《宋以前医籍考》等多种目录广泛著录，产生极大的学术影响。

（三）《儒门事亲》

《儒门事亲》三卷，金张从正撰。罗振玉曾为之撰写题识，云：

> 影元本《儒门事亲》三卷（日本旧写本）。
>
> 此书近世流传诸本均十五卷。日本森立之《经籍访古志》言："就《医方类聚》所引勘之，惟卷一至卷三为《儒门事亲》本书，

---

① 刘时觉编注：《四库及续修四库医书总目》，中国中医药出版社2005年版，第109页。

② 《续修四库全书总目提要》认为14类，实际漏掉"论脾胃气弱不多下食食治诸方，论五种噎病食治诸方，论消渴饮水过多小便无度食治诸方"3类。另，刘时觉认为，循上下文例，"论十水肿诸方"应为"论十水肿食治诸方"，但查原书，"论十水肿诸方"无误。

第四卷以下乃子和所著他书。盖四、五为《治疾百法》，第六、七、八为《十形三疗》，九为《杂记》十门，十为《撮要图》，十一为《治法杂论》，十二为《三法六门》，十四为《治法心要》，十五为《世传神效名方》，盖后人合为一书，而以《事亲》为其统名也"云云。证以皕宋楼所藏金刊本，亦《儒门事亲》三卷自为一书，余各种均各有分名，略与森氏说同。森氏记伊良子氏藏元板，首有昭阳单阏阳月晦日颐斋引，末有甲辰冬十月朔寓斋居士后序，每板十一行，行二十五字，与此本同。此本后有伊泽信恬跋，言此本逐写于桂山多纪，桂山氏逐写于伊良子氏。盖此书至伊泽氏而再写。伊泽氏跋后，又有字一行，曰"借三养书屋架藏本誊写"，下署名曰恺，是又从伊泽氏逐录，盖第三写矣。此书卷一之后，尚有中统□□九月高鸣风跋，为森氏所未举。颐斋引署"昭阳单阏"，乃癸卯，当金亡之九年，元太宗六皇后称制之二年。寓斋居士跋署"甲辰"，则元六后称制之第三年也。《艺芸精舍目录》有金本《儒门事亲方》十五卷，而不及细目。岂此书在金时已有合并之本与？抑江氏所记未明晰耶？册首有"蔼轩架书"及"清川氏图书记"二印。光绪辛丑，得之日本东京。①

"蔼轩架书"是清川恺（第三代玄道）的藏书印。《儒门事亲》版本众多，通行本为十五卷本，罗氏所得日本影元抄本为三卷本，价值极高。

《儒门事亲》的卷帙问题，薛瑞兆曾专门探讨，他根据日本江户三卷抄本卷首颐斋引、卷末寓斋跋"除《儒门事亲》，未涉其他，证实了这部医籍尝以'三卷'独立刊行"。到元中统三年（1262）刊本（系张

---

① 罗继祖主编：《罗振玉学术论著集》第7集，上海古籍出版社2010年版，第316—317页。

氏《儒门事亲》三卷、《直言治病百法》二卷、《十形三疗》三卷等三部医籍合刊），"虽为合刊，却是各自独立、内容有别、互不相属的著述"。"入明后，《儒门事亲》的内容与卷帙发生了重大变化。如'嘉靖本'已演为十五卷，包括中统合刊本八卷，已删除各自目录，统以《儒门事亲》名之，且将《十形三疗》所附《杂记九门》独立为卷九。此外，又新增六卷，即：卷十'撮要图'、卷十一'治法杂论'、卷十二'三法六门'、卷十三'刘河间先生三消论'、卷十四'扁鹊华佗察声色定死生要诀'、卷十五'世传神效诸方目录'等。这些新增部分或掺入他人著述，或托名牵引缀合，大抵书贾逐利所为。"①

至于罗振玉题识中所说"皕宋楼所藏金刊本"，原为黄丕烈旧藏，现藏日本静嘉堂文库。但此版本是否为金刊，学术界有不同认识，现在倾向于不是金刻。②另外，北京大学图书馆所藏元中统三年刊本是目前有可靠证据证明的最早的《儒门事亲》刊本，值得重视。

该书为罗振玉的珍藏之一，罗振玉之子罗福葆编，罗振玉手抄的《贞松堂秘藏旧抄善本书目·子部》著录之："《儒门事亲》，一本，张子和，日本伊泽氏影元本。"③王国维《罗振玉藏书目录》下卷"抄本部"亦有著录："《儒门事亲》三卷，日本景元抄本，一本。金张子和撰。后有伊泽信恬跋，又有朱书一行，署'恺记'，不知何人。"④

《二续中国医学书目》著录此书，提供更多的版本信息："《太医张子和先生儒门事亲》（表题'影抄元板儒门事亲'）三卷，一册（十行

---

① 薛瑞兆：《〈儒门事亲〉的卷帙问题》，《文史知识》2014年第2期。
② 苏春梅：《元中统三年刻本〈儒门事亲〉的文献价值》，《兰州学刊》2011年第10期。
③ 罗继祖主编：《罗振玉学术论著集》第7集，上海古籍出版社2010年版，第391页。
④ 谢维扬，房鑫亮主编：《王国维全集》第2卷，浙江教育出版社2010年版，第854页。

二十五字。无框,美浓判纸)。金张从正撰。日本古抄本(影抄元版),序,颐斋,癸卯。太医张子和先生儒门事亲目录。儒门事亲后序,甲辰。识语,伊泽信恬,庚辰。"①在引用《二续中国医学书目》后,冈西为人《宋以前医籍考》加注进一步阐述该书的情况:"按此本卷首有'清川氏图书记'印。兰轩跋后朱书云:'乙酉秋日,借三养书屋架藏本,命佣书誊写。重阳前一日灯下一校了。恺记。'乃知为清川玄道旧藏本也。玄道,兰轩门人。盖借其师书而誊写者。"②则署"恺记"者就是清川恺,第三代玄道。

(四)《类证普济本事方后集》

《类证普济本事方后集》十卷,又名《类证普济本事方续集》,宋许叔微撰。该书流传极少,国内早就失传,是真正的珍贵书籍。但奇怪的是,罗振玉并未为这部"中国难得之书"撰写题识。罗福葆《贞松堂秘藏旧抄善本书目·子部》、王国维《罗振玉藏书目录》等也未见著录。

《扶桑两月记》称所购本为"景宋本《本事方后集》"③。对其所归属的版本系统,可根据其他资料推测一二。《经籍访古志》将《类证普济本事方后集》跟《类证普济本事方》一起著录:"《类证普济本事方》十卷《类证普济本事方后集》十卷(宋椠本,缺九至十五,补写,枫山秘府藏)。首有自序,序后云:'宝祐癸丑良月,夏渊余氏刊于明经堂'。首云'仪真许叔微述',《后集》首题云'许学士亲述'。目录后有'建安余唐卿宅刻梓'八字。每半板高六寸四分,幅四寸四分,十三行,行廿一字。按:此本宽政中京医坚田绒造所献,实为罕觏之秘籍。怀仙阁

---

① [日]冈西为人:《宋以前医籍考》,郭秀梅整理,学苑出版社2010年版,第834页。
② [日]冈西为人:《宋以前医籍考》,郭秀梅整理,学苑出版社2010年版,第834页。
③ 罗继祖主编:《集蓼编》(外八种),上海古籍出版社2013年版,第108页。

藏宋椠《后集》十卷，全与此本同，今归跻寿馆。"①可见，宋本《类证普济本事方后集》，日本虽有两部：枫山秘府藏本、怀仙阁藏本，但属于同一版本系统。据此推测，罗振玉所购本应该也属于这一版本系统。至于是抄自枫山秘府藏本还是怀仙阁藏本，限于资料，我们无法得知。

（五）《济生续方》

《济生续方》八卷，宋严用和撰。该书为国内失传书籍，日本也流传较少，丹波元胤将之列为《卫生汇编》之一，刊印出版。丹波元胤跋云："严子礼《济生续方》，世从不见通行。叔父汤河君尝得一本，卷首有'金泽文库'印记，然烂抄多讹，方、评不与序中所言符。余乃据乎朝鲜国《医方类聚》各证门所辑点勘厘正，并补二评、十二方，始为完全，刻以传之。"②罗振玉购藏的即是此版本，为之撰写题识：

《严氏济生续方》八卷《补遗》一卷（日本文政壬午刻本）。
宋严用和《济生方》八卷，《四库》据《永乐大典》采辑著录，不载《续集》。此本乃日本文政壬午，丹波元胤取其叔父汤河元倓所藏金泽文库抄本上木，并据朝鲜国《医方类聚》补其佚篇，以足严氏自序二十四评九十方之数。卷首有咸淳丁卯严氏自序，后有汤河元倓、丹波元胤二跋。此为中土久佚之书，彼邦近废汉医，流传亦日少，可珍也。③

---

① ［日］涩江全善，森立之等：《经籍访古志》，杜泽逊、班龙门点校，上海古籍出版社2017年版，第327页。
② 《严氏济生续方》，载北里研究所附属东洋医学综合研究所医史文献研究室编：《和刻汉籍医书集成》第4辑，东京enterprise出版社1988年版，第21页。
③ 罗继祖主编：《罗振玉学术论著集》第7集，上海古籍出版社2010年版，第316页。

罗振玉在题识中论述《济生续方》的流传、版本及所购版本的价值。因为"可珍"，罗振玉收藏此书。王国维《罗振玉藏书目录》下卷"善本书目"著录之："《济生续方》八卷《补遗》一卷，宋严用和，日本刊本，一本。"[1]

另外，罗振玉还收藏严用和的《济生方》。《罗振玉藏书目录》中卷"医家类"著录《严氏济生方》十卷，日本刊本，可能也是罗氏在日所得。《济生方》也是海内失传书籍，杨守敬曾经访回。

（六）《备急灸法》

该书为中国久佚书籍，但回归较早，罗嘉杰于光绪十六年（1890）在日本横滨刊刻，这就是著名的十瓣同心兰室影宋刻本。也就是说，罗振玉赴日时能看到的版本较多：日本刊本、罗氏刊本等。《扶桑两月记》未描述该书版本情况，一时不容易判断罗振玉购买的是哪种版本。查王国维《罗振玉藏书目录》，中卷"子部"著录的是十瓣同心兰室影宋刻本："《备急灸法》一卷，宋闻人耆年。附《针灸择日编集》。上杭罗氏刊本。二本。"[2]下卷"抄本部"著录的是森立之所藏的影宋本："《备急救法》一卷（景宋抄本），一本，宋闻人耆年撰。后有养安院正健志语，前有'青山求精堂藏书画之记''森氏开万册府之记'二印。"[3]这说明，罗振玉两个版本都有收藏，一时更无法判断。查罗振玉在《素问六气玄珠密语》题识中有"森氏为日本藏书家，所藏医书善本尤夥。予

---

[1] 谢维扬，房鑫亮主编：《王国维全集》第2卷，浙江教育出版社2010年版，第789页。

[2] 谢维扬，房鑫亮主编：《王国维全集》第2卷，浙江教育出版社2010年版，第648页。

[3] 谢维扬，房鑫亮主编：《王国维全集》第2卷，浙江教育出版社2010年版，第854页。

东游时，得十余种"①的叙述，则罗振玉这次购买的应是森立之所藏的影宋抄本。罗振玉很重视这个藏本，加以珍藏。《贞松堂秘藏旧抄善本书目·子部》著录："《备急灸法》，一本，闻人耆年，日本森氏青山求精堂影宋精抄本。"②当然，"森氏青山求精堂"的表述不确。另外，罗振玉还撰写题识：

> 《备急灸法》一卷并附录二种（日本森氏藏养安院影宋本）。
> 　　此书首为《备急灸法》一卷，署题作"宝庆丙戌正月望，杜一针防御婿携李闻人耆年述"，凡二十三篇；次为《骑竹马灸法》，不著撰人名氏，前列灸法，后列治痈疽药方；次为《竹阁经验备急药方》，以治风乌辛茶为首，前有淳祐乙巳孙炬卿序，谓"其母患头风，以服乌辛茶而愈，后患发疽，以不用灸法而亡。客有携示蜀本《灸经》与《竹马灸法》者，遂与乌辛茶方并列以传"云云。此本影宋，缮写至精，前有"青山求精堂藏书画之记"及"森氏开万册府之记"二印，后有"文久二年戌岁十月廿一日，以宝素堂所藏宋椠本影抄功毕。养安院正健志"款二行。③

"日本森氏藏养安院影宋本"表明该书也是曲直濑家族、森立之递藏本，而"青山求精堂藏书画之记"又表明该书后归青山道醇。在题识中，罗振玉详细介绍《备急灸法》的内容及森氏本的情况。森氏本，按照"养安院正健"的说法，是以宝素堂所藏宋椠本影抄。但查《宝素

---

① 罗继祖主编：《罗振玉学术论著集》第7集，上海古籍出版社2010年版，第308页。
② 罗继祖主编：《罗振玉学术论著集》第7集，上海古籍出版社2010年版，第392页。
③ 罗继祖主编：《罗振玉学术论著集》第7集，上海古籍出版社2010年版，第314—315页。

堂藏书目录》，宝素堂所藏为抄本。"内编医经明堂孔穴"著录："《备急灸法》一卷，宋闻人耆年。一册。影抄淳祐乙巳刊本。"①淳祐乙巳刊本，《经籍访古志》有著录："《备急灸法》一卷（宋椠本，寄所寄楼藏）。宝庆丙戌正月望杜一针婿樵李闻人耆年述。首载淳祐乙巳正月朔孤学乡贡进士孙炬卿序（行书）。每半版十行，行二十四五六字。"②这样，我们对森氏藏本的情况又多一点了解。

（七）《新修本草》

《新修本草》，唐苏敬等撰。该书也是一部国内久佚医书。光绪十五年（1889），傅云龙覆刊《新修本草》残本十一卷（其中卷三为辑本），是为《籑喜庐丛书》本。罗振玉藏有这个版本。王国维《罗振玉藏书目录》中卷"子部"著录："《唐卷子新修本草》残本，十一卷唐李勣，《籑喜庐》本。"③除了这个版本，罗氏还藏有森立之旧藏的影写卷子本。《贞松堂秘藏旧抄善本书目·子部》著录："《新修本草》残卷，十本，日本森氏青山求精堂影唐写本。"④"森氏青山求精堂"的表述不确，但也表明该书后归青山道醇。王国维《罗振玉藏书目录》亦有著录，下卷"抄本部"："唐《新修本草》，存卷四、五、（及）十二、（及）十五、十七至二十。日本影唐卷子本，十本。唐李勣撰。有'森氏'等印。"⑤

---

① [日]冈西为人：《宋以前医籍考》，郭秀梅整理，学苑出版社2010年版，第230页。
② [日]涩江全善，森立之等：《经籍访古志》，杜泽逊，班龙门点校，上海古籍出版社2017年版，第290页。
③ 谢维扬，房鑫亮主编：《王国维全集》第2卷，浙江教育出版社2010年版，第649页。
④ 罗继祖主编：《罗振玉学术论著集》第7集，上海古籍出版社2010年版，第392页。
⑤ 谢维扬，房鑫亮主编：《王国维全集》第2卷，浙江教育出版社2010年版，第856页。

光绪辛丑（1901），罗振玉在日本东京得到的就是这个本子，这从他所撰题识就能看出。题识全文为：

> 唐《新修本草》残本十卷（日本森氏藏影写卷子本）。
> 　　此书中土久佚。此本仅存十卷，第四、第五、第十二、第十七、第十九五卷，据浅井紫山三经楼藏本传写；第十五，据狩谷掖斋本传写；第十三、第十四、第十六①、第二十，则据仁和寺本传写。不知此外佚卷，彼国尚有存者否？据《旧唐书·吕才传》，苏氏原本计五十四卷，此虽不及五分之一，然今日得见《唐本草》之旧观，实赖此残卷之存。德清傅氏刻入《纂喜庐丛书》者，即此十卷，均从小岛质传写者。森氏《经籍访古志》谓书作于显庆，此本抄于天平，去著书时仅六七十年，洵为可珍之秘籍矣。此本乃森氏旧藏，有森氏题识数则。光绪辛丑，得之日本东京。
> 　　陈氏《书录解题》《大观本草》下言：唐显庆中，据《名医别录》增一百十四种，广为二十卷，谓之《唐本草》。所载卷数与《吕才传》不合，附识于此以俟考。②

"光绪辛丑，得之日本东京"表明该书是罗振玉首次赴日所得。罗振玉题识说："此本乃森氏旧藏，有森氏题识数则。"吴德铎指出："实际上罗本上森立之的题识不只数则，而是每卷上都有据何本传抄的题识。每册封面的书签上，也有同样的记录。它为进一步研究日本影抄本的嬗递，提供了极重要的线索。例如罗本中卷13、14、18（原作16）、

---

① 卷16为卷18之讹，参见吴德铎：《从〈新修本草〉看中日两国的学术交流》，载吴德铎：《科技史文集》，上海三联书店1991年版，第220页。

② 罗继祖主编：《罗振玉学术论著集》第7集，上海古籍出版社2010年版，第306页。

20计4卷,有据仁和寺本传写的题识,而仁和寺本,日本早已亡佚。罗本中这4卷,虽非原本,但通过传神的影摹,仁和寺原本的神态,当可得其什九……通过题识,我们可以知道,10卷中,有5卷是据浅井本传写,4卷是据仁和寺本传写,还有1卷(卷15)是狩谷掖斋送给小岛的。没有这些题识,我们便不可能弄清这10卷的来历及其史料价值。"①所谓"浅井本"(浅井紫山三经楼藏本)就是浅井正翼(号紫山)的藏本。"三经楼"是浅井正翼的藏书楼号,得名于《太素》《新修本草》《黄帝内经明堂》(或《医心方》)三书。②也由此可见,浅井正翼对《新修本草》的重视。

罗氏题识所说"德清傅氏刻入《纂喜庐丛书》者,即此十卷,均从小岛质传写者"并不属实:傅本底本来自小岛知足,不是"小岛质"(小岛尚质);除了有无卷3这个辑本之外,两者文字也不完全相同。

至于罗振玉题识中所说《新修本草》的卷帙问题比较复杂。除了五十四卷说、二十卷说之外,还有五十三卷说。二十卷比较好确定,就是《本草》部分。除了《本草》,《新修本草》还有《药图》《图经》等部分。整体是五十四还是五十三,宋代就存在两说。而后世所指的《新修本草》一般指二十卷的《本草》部分。

关于罗氏藏本的价值,吴德铎在1985年上海古籍出版社出版的缩印本《新修本草》的《前言》有详细论述。罗氏藏书散佚后,该书是罗氏子孙手里保存的少数藏书之一。罗继祖自述:"先祖见背,楹书零落,即《大云书库藏书题识》所著录的也已多数易主,惟此《新修本草》残本和明正统陕西官本《玉机微义》(亦为森氏旧藏)仍保存在我

---

① 苏敬等:《新修本草》,上海古籍出版社1985年版,前言。
② [日]真柳诚:《黄帝医籍研究》,郭秀梅译,人民卫生出版社2020年版,第306页。

手里。"① 在罗继祖的推动下，1981年上海古籍出版社出版影印本，书前有"据后书抄阁藏日本森氏旧藏影印版框尺寸悉准原书"的说明，后有罗继祖跋。1985年上海古籍出版社出版缩印本，增加吴德铎撰写的《前言》，前面说明也改为："据上虞罗氏后书抄阁藏日本森氏旧藏影写卷子本缩印，原写各卷款式不同，卷四首七行，行格高二一四公分，宽一六八公分。"

二　罗继祖未述及的医书

《岭南卫生方》《易简方》《济生拔粹方》《玉机微义》《本草经集注》也是罗氏首次赴日所得，前3部可从罗氏为各书所撰题识中"光绪辛丑，得之日本东京"就能看出，后2部可依据题识撰写时间及其他材料确定。其中，《本草经集注》为日本人辑录的中医著作，罗氏访求算不得回流，但鉴于该书也是中医著作，故一并阐述。

（一）《岭南卫生方》

《岭南卫生方》三卷，宋李璆、张致远原辑；元释继洪纂修。撰写题识如下：

> 《岭南卫生方》三卷（日本影写明万历刻本）。
> 　　此书传本至少，诸家书目皆未载。《万卷堂书目》有之，作"文德等集"。此本乃日本医家丹波氏从明本影写，首有万历四年广东布政司右布政使安成邹善序及正德八年广东等处承宣布政使司左布政使古田罗荣序，卷中不见撰人名。据罗序称，此书"前元海北

---

① 苏敬等：《新修本草》，上海古籍出版社1985年版，跋。

廉访所刻，景泰中重锓于省署，至正德间，以抄本付梓"；又邹善序言，此书"既手校，捐俸付梓，复命娄医安道，附八论及药性于后"；亦不言撰人姓氏。而卷中所采李待制、张给事、汪南容、继洪、章杰等诸家之说，则多是宋人。又有王棐《指迷方瘴疟论》中有"尝观《岭南卫生方》，乃李待制、张给事所集"云云。李名璆，大梁人。张名致远，延平人。李氏《瘴疟论》中言"绍兴庚午年，苍梧瘴疠大作"云云。而继洪之《指要方续论》，末署景定年号，篇中亦称《卫生方》云云。是此书乃绍兴中李璆等所作，后累有增益，为宋人著则无疑。一刊于元，三刊于明，今则殆成孤本矣。光绪辛丑冬，游日本东京，得之琳琅阁书肆，末有天保辛丑丹波元简朱书跋语。①

罗振玉题识主要论述几个问题：

1. 《岭南卫生方》的流传

罗氏认为"此书传本至少"，这个论断毫无问题，但认为"诸家书目皆未载"并不完全准确，除罗氏提到的《万卷堂书目》外，《国史·经籍志》《医藏书目》《传是楼书目》等也有著录，其中《传是楼书目》为徐乾学撰，这表明清代初期该书在国内仍然存世，但至此之后就不见踪迹。比如阮元等人编纂的《广东通志》（道光时期）卷一九四"艺文略"（六）就云："《岭南卫生方》一卷，不著撰人，未见。"②

2. 该书的作者问题

罗氏经过考证，认为"此书乃绍兴中李璆等所作，后累有增益"。这个结论得到学术界的认可，因为第一次刊刻为元代，故一般署名为

---

① 罗继祖主编：《罗振玉学术论著集》第7集，上海古籍出版社2010年版，第312—313页。
② 阮元等：《广东通志》，道光刊本。

"宋李璆，宋张致远原辑；元释继洪纂修"。

3.该书的版本问题

罗氏指出四次刊刻，"一刊于元，三刊于明"。具体来说，即元代海北廉坊刊刻、明景泰间重梓、明正德八年（1513）广东行省据抄本重刊、明万历四年（1576）邹善校刻。《经籍访古志》著录了跻寿馆所藏的邹善本。除此之外，此书在日本还曾被刊刻，即日本天保十二年（1841）梯谦晋造的校刊本。牌记："天保辛丑新镌/南洋梯先生校订/千里必究不许翻刻/岭南卫生方/平安学古馆板。"梯谦晋造《校刻岭南卫生方序》（落款：天保庚子季秋南洋梯谦晋造甫书于平安之学古馆）云："余读《岭南卫生方》，颇得其三昧……盖此书数百年来，时见时隐，清舶赍来百年矣。然未刊布于世……世既乏传本，遂旁探远索得数本，校雠讹谬，属剞劂氏。"①日本的刊本、抄本都传入中国。《中国中医古籍总目》就著录这两种版本。②北京大学图书馆两种版本都有，其中抄本为李盛铎旧藏。另外，中国中医科学院图书馆藏有日本刊本，上海中医药大学图书馆藏有日本抄本。这样，罗振玉所说的"今则殆成孤本"就不能成立。

4.所购抄本的情况及购买过程

罗振玉所购本为丹波元简据邹善本的影写本，且影写时间较早，跟梯谦晋造刊刻是同一年，具有独特的价值。

另外，罗振玉所购本为丹波元坚旧藏。王国维《罗振玉藏书目录》下卷"抄本部"著录："《岭南卫生方》三卷，日本旧抄本，一本。不著撰人名。后有丹波元坚志语，前有'希暇斋读本记'印。"③"希暇斋

---

① 《岭南卫生方》，日本天保十二年（1841）梯谦晋造校刊本。
② 薛清录主编：《中国中医古籍总目》，上海辞书出版社2007年版，第270页。
③ 谢维扬，房鑫亮主编：《王国维全集》第2卷，浙江教育出版社2010年版，第854页。

读本记"应为"奚暇斋读本记"之误。《贞松堂秘藏旧抄善本书目·子部》著录更为明晰:"《岭南卫生方》一本,日本丹波元坚藏抄本,有元坚手跋。"①

(二)《易简方》

《易简方》一卷,宋王硕(德肤)撰。罗振玉撰写的题识为:

> 《易简方》一卷(日本宽延元年仿宋刻本)。
>
> 此书王硕撰,陈氏《书录解题》著录,与此本同。此日本仿宋巾箱本,前有宽延元年望三英重刻序,及承节郎新差监临安府富阳县酒税务王硕自序,每半叶十二行,每行十六字。书中有二牌子,一曰"是春堂注方善本,杨氏纯德堂重刊",一曰"四明杨伯启见于平准库相对开置书籍总铺,打发即行,收书君子幸鉴"云云。据此知是明州坊本也。陈氏《解题》言,其书盛行于世,故坊间一再刻之欤!又云,硕字德肤。光绪辛丑,得之日本东京。②

罗振玉在题识中主要阐述《易简方》的作者及所购版本的情况。《易简方》国内早就失传,在日本却保存下来,且多次刊刻,除罗氏所购宽延元年戊辰(1748)刻本外,还有日本文化十四年丁丑(1817)刻本等。光绪十三年(1887),孙诒让于上海书肆购得宽延元年戊辰(1748)刻本,于光绪二十四年戊戌(1898)重刊。不过,罗振玉未必看到这个版本,罗福葆《贞松堂秘藏旧抄善本书目·子部》、王国维《罗

---

① 罗继祖主编:《罗振玉学术论著集》第7集,上海古籍出版社2010年版,第392页。

② 罗继祖主编:《罗振玉学术论著集》第7集,上海古籍出版社2010年版,第313页。

振玉藏书目录》等也未见著录。

（三）《济生拔粹方》

《济生拔粹方》，又名《济生拔粹》《济生拔萃》《济生拔萃方》等，元杜思敬（宝善老人）编。罗振玉撰写的题识为：

> 《济生拔粹方》十八卷（日本森氏藏影元本）。
>
> 此书元杜思敬所辑，计张洁古、张云岐、李东垣、王海藏等诸家之书十八种，而附以《杂类名方》。《绛云楼书目》曾著录，但云四册，不记卷数。吾浙朱氏《汇刻书目》载此书云"明杜思敬编刊"。今检杜序，署延祐二年十月，朱氏作明人，误也。此本为日本森立之所藏，每卷有"森氏开万册府之记"印，影元本，缮写至精。森氏《经籍访古志》载涩江全善所藏元本献之跻寿馆者，每半叶十二行，行二十四字，叙半叶九行，行十六字，与此本正合。盖森氏从涩江氏本影抄者也。光绪辛丑冬，得之日本东京。
>
> 钱氏《元史艺文志》"杜思敬《济生拔粹方》十九卷"，殆并附录计之。又注一作六卷，则不知何所本也。①

罗振玉题识指出该书也是森立之旧藏。除了阐述这点，题识主要阐述《济生拔粹方》的编者、收书、卷帙及版本情况。

1. 编者杜思敬的生活年代

罗氏认为杜思敬是元代人，但阐述不多。现补充如下。杜思敬，字敬夫，一字亨甫，号宝善老人，汾州西河（今山西汾阳）人。沁州

---

① 罗继祖主编：《罗振玉学术论著集》第7集，上海古籍出版社2010年版，第317—318页。

长官杜丰①第三子。"由其父奋起行伍，显立勋劳，遂得给卫世祖皇帝潜邸。及游许文正公之门，益知讲学源委。初仕御史台都事，转治书侍御史……除户部侍郎，历左司、右司郎中，出为顺德安西总管，就愈陕西行中书省事，寻移汴梁总管，复入为侍御史。议事上前，首当帝意，拜中书参知政事，进四川行省左丞。以疾不行，召爵中书左丞。"②卒谥文定。杜思敬家中藏书极为丰富，于延祐二年（1315）编辑成《济生拔粹方》。

2. 收书和卷帙

罗氏说得比较简略，现将所收书籍细目列举如下：《针经节要》一卷（元杜思敬节抄）、《云岐子论经络迎随补泻法》一卷（元张璧撰）、《窦太师流注指要赋》一卷（金窦杰撰）、《针经摘英集》一卷（不著撰人）、《云岐子七表八里九道脉诀论并治法》一卷（元张璧撰）、《洁古老人珍珠囊》一卷（金张元素撰）、《医学发明》一卷（金李杲撰）、《脾胃论》一卷（金李杲撰）、《洁古家珍》一卷（金张元素撰）、《海藏老人此事难知》一卷（元王好古撰）、《医垒元戎》一卷（元王好古撰）、《阴证略例》一卷（元王好古撰）、《云岐子保命集论类要》二卷（元张璧撰）、《海藏癍论萃英》一卷（元王好古撰）、《田氏保婴集》一卷（不著撰人）、《兰室秘藏》一卷（金李杲撰）、《活法机要》一卷（元朱震亨撰）、《卫生宝鉴》一卷（元罗天益集）、《杂类名方》一卷（元杜思敬编），共19种19卷。该丛书保存大量的珍贵医学文献，陆心源《仪顾堂续跋》就指出："《洁古珍珠囊》《医学发明》、云岐之《癍论萃英》《脉诀论治》《田

---

① 杜丰生平，参见杜思敬：《故明威将军吉州路达鲁花赤杜公表铭碑》，载李修生主编：《全元文》第9册，江苏古籍出版社1999年版。
② 柳贯：《柳贯集》卷8《杜思敬谥文定》，魏崇武、钟彦飞点校，浙江古籍出版社2014年版，第229页。

氏保婴集》、东垣之《活法机要》，今皆不传，藉是以存梗概。"①这是陆氏就其当时所见而言，有一定讹误，比如《医学发明》就有其他版本传世。《针经节要》《云歧子论经络迎随补泻法》《针经摘英集》《云岐子七表八里九道脉诀论并治法》《洁古老人珍珠囊》《海藏斑论萃英》《田氏保婴集》《杂类名方》等八种医籍原书已经散佚，其内容主要依靠《济生拔粹方》而流传至今。除了保存珍贵文献，该书对于易水学派的推广起到很大的作用，但也存在所收书籍均是节本的缺点。②

3. 版本情况

元延祐二年乙卯，《济生拔粹方》刊刻出版。除此之外，该书再未被刊刻，故流传不广，以至"《四库》未收，阮文达亦未进呈"③。但国内仍有个别藏书家收藏此版，比如皕宋楼就藏有元刊印本。《经籍访古志》也著录两部，一为枫山秘府本，一为跻寿馆本（涩江全善捐献）。④罗振玉所购本是森立之据涩江氏本影抄者。后皕宋楼藏书流往日本，《济生拔粹方》也归入日本静嘉堂文库，国内一时足本难求。为了影印全书，张元济不能不寻求日本帮忙。1935年3月至10月间，张元济多次致信静嘉堂文库长诸桥辙次，寻求借书，比如3月8日信函称："敝馆藏有元刊《济生拔萃》，与静嘉堂藏本相同，惟缺去《针经节要》《洁古云岐针法》《洁古家珍》《保婴集》四种，在敝国公私藏家均无可借补，不得已再为无厌之请。"再如10月31日信函云："《济生拔萃》中之《针经节要》《洁古云岐针法》《洁古家珍》《保婴集》四种为敝邦久佚之

---

① 中华书局编辑部编：《宋元明清书目题跋丛刊》第4册，中华书局2006年版，第308页。
② 杨东方，李良松：《典籍文化与中医学》，中国中医药出版社2017年版，第200—202页。
③ （清）陆心源：《仪顾堂续跋》，载中华书局编辑部编：《宋元明清书目题跋丛刊》第4册，中华书局2006年版，第308页。
④ ［日］涩江全善、森立之等：《经籍访古志》，杜泽逊、班龙门点校，上海古籍出版社2017年版，第344页。

书，恳祈俯允摄照，俾便印行，以饷学界。"①为促成此事，张元济还请当时向日本各公私图书馆借印古籍善本的联络人、日本汉学家长泽规矩也帮忙协助。历尽艰辛，1938年上海涵芬楼据元刻本影印出版，化身千万。②

（四）《玉机微义》

《玉机微义》五十卷，明徐彦纯（用诚）撰，刘纯（宗厚）续增。王国维《罗振玉藏书目录》下卷"善本书目"著录："《玉机微义》五十卷，明徐彦总，明正统陕西官刻本，八本。"③这表明罗氏收藏此书较早，应是晚清时购得此书，但还无法确定是哪一次购得。幸该书存世，1981年天津中医学院图书馆从长春吉林大学罗继祖手中购得《玉机微义》此书，"扉页有罗振玉在清光绪三十四年（1908）二月书写的题跋三条，目录下端钤盖两枚印章，即'罗振玉印''继祖之印'。每卷尚有'森氏印章'，乃日本森立之氏的旧藏。此本刻印精良，字体遒劲，实非寻常多见之本"④。罗振玉在光绪三十四年撰写题识，表明该书就是首次访日所得。三则题跋均被收入《大云书库藏书题识》，全文为：

《玉机微义》五十卷（日本森氏藏明正统陕西官本）。

此书《明史·艺文志》作刘纯撰，《万卷堂藏书目》作徐彦纯撰。此本之首，则不著撰人名。《四库总目》谓是徐作诚撰，刘纯续，证以卷首正统己未杨士奇序云"此编辑于会稽徐彦纯，吴陵刘宗厚续有增益"，则《总目》所言信也。《总目》谓"徐氏原书计

---

① 两函参见张元济：《张元济全集》第10卷，商务印书馆2010年版，第489页。
② 柳和城：《张元济与〈济生拔萃〉》，《藏书报》2008年2月11日。
③ 谢维扬、房鑫亮主编：《王国维全集》第2卷，浙江教育出版社2010年版，第789页。"徐彦总"应为"徐彦纯"。
④ 杜敏：《馆藏明刻本〈玉机微义〉述略》，《天津中医学院学报》1998年第1期。

十七类，刘氏续增三十三类，于目录各著'续增'字，以相辨识"云云。今此本无"续增"字样。据杨序，谓"徐用诚、刘纯乃私淑朱彦修者"，《总目》据王祎《青岩丛录》订正其误，谓刘氏实宗东垣，所辨至确。《四库》本乃嘉靖庚寅永州刻本，此本为正统初刻，镌镂古雅，有元椠风，尤可珍矣。每卷有"森氏"印，乃日本森立之旧藏。

《艺风堂藏书记》藏本，与此同，云首有莫士安序、纯自序，均作于洪武丙子，后有王暹序，此本并无之，殆缺佚也。

《天一阁书目》：《玉机微义》十册，明徐用诚撰，黄焯重刊，亦单署徐名，与万卷堂同。黄焯重刊本，即嘉靖永州本也。①

罗氏题识主要探讨该书的作者及其学术渊源。在探讨过程中，罗氏多次引用《四库全书总目》。但《四库全书总目》所著录"嘉靖庚寅永州刻本"并不是最早的版本。罗振玉所购本是明正统四年（1439）陕西官本，罗氏又称为"正统初刻"。②作为"正统初刻"，罗振玉所购本版本价值极高。但正如罗氏所言，该本有"缺佚"，即缺少莫士安序、刘纯序。至于王暹序，该版本本身就没有。以之为底本的正统五年本才有

---

① 罗继祖主编：《罗振玉学术论著集》第7集，上海古籍出版社2010年版，第318页。
② 王重民先生在《善本医籍经眼录》中曾提出有明洪武二十九年（1396）刻本的观点："《玉机微义》残存九卷，明初刻本，十行二十四字，明徐彦纯撰，刘纯续。按正统间刻本有莫士安、刘纯洪武二十九年序，因知此本盖为洪武二十九年所刻。凡存卷二十一至二十九。"丁福保，周云青编：《四部总录医药编》下，商务印书馆1955年版，第75—76页。另，王重民撰《中国善本书提要》（上海古籍出版社1983年版）没有收入此条。史常永据王暹跋及版本特点，认为所谓"明初刻本"就是正德本。参见刘纯《刘纯医学全集》，史常永点校，人民卫生出版社1986年版，前言。这个观点得到学术界认同。《中国中医古籍总目》著录版本较多，最早的也是正统本。参见薛清录主编：《中国中医古籍总目》，上海辞书出版社2007年版，第395—396页。

"王暹等正统五年书后"①。

（五）《本草经集注》

《本草经集注》七卷，日本森立之等校。罗氏得到的是森氏家藏稿本。王国维《罗振玉藏书目录》下卷"抄本部"著录："《本草经集注》草稿本，七本。日本森约之辑。陶弘景集注。有'森氏'印。"②该书应该是罗振玉访日所得，因他在《素问六气玄珠密语》题识中曾有"森氏为日本藏书家，所藏医书善本尤多。予东游时，得十余种"③的表述。具体获得的时间，罗振玉在《雪堂校刊群书叙录》卷下《敦煌本本草集注序录跋》所说"予十余年前得日本医家森约之校辑《本草集注》七卷手稿本"提供线索。《敦煌本本草集注序录跋》落款为"丙辰十月既望"。丙辰即1916年，"十余年前"也只能是第一次访日的光绪二十七年。

罗振玉认为该书为森约之辑。实际上，该书是森立之、小岛尚真等多人共同完成。《二续中国医学书目》著录比较准确："《本草经集注》，旧抄本，七卷七册。十行二十一字，框横一六厘，纵二一.二厘。梁陶弘景集注，日本森立之、小岛尚真、曲直濑正信（等）复原，森约之等手稿本（罗振玉氏旧藏本）。"④郭秀梅、王少丽也认为是多人完成。⑤除罗氏藏本外，《杏雨书屋图书假目录》还著录另一个本子："《本草经集注》（七卷，附《本草经集注考》并新定目录），梁陶弘景注，日本

---

① 刘纯：《刘纯医学全集》，史常永点校，人民卫生出版社1986年版，前言。
② 谢维扬、房鑫亮主编：《王国维全集》第2卷，浙江教育出版社2010年版，第856页。
③ 罗继祖主编：《罗振玉学术论著集》第7集，上海古籍出版社2010年版，第308页。
④ [日]冈西为人：《宋以前医籍考》，郭秀梅整理，学苑出版社2010年版，第1012页。
⑤ 郭秀梅、王少丽主编：《本草经集注》，学苑出版社2013年版，解题第3—5页。

森立之等校，昭和七年写本，七册。"①对于两部的关系，日本学者冈西为人有论述："按森氏等所辑《集注本草》稿本，今之所存有二：一则系日本帝国图书馆所珍藏，而杏雨书屋本之所据，一则所本，盖罗氏旧藏本也，余尝阅帝国图书馆本，而知其本即为第一稿，所本即第二稿矣。"②所谓"所本"指的是"东亚医学研究所"藏本。1931年，伪满洲医科大学成立中国医学研究室。1933年，名称改为"东亚医学研究室"。1937年，研究室再次更名为"东亚医学研究所"。"一九四二年二月，罗继祖任满洲医科大学预科讲师期间，向该校转让乃祖罗振玉所藏医书"③，罗氏藏本就成为"所本"。罗继祖也说："先祖《敦煌本本草集注序录跋》（《永丰乡人稿》乙下）里提到藏有一部日本医家森约之校辑的《本草集注》手稿。森氏此书曾由我在先祖去世后让给了日本黑田源次博士，至今可能还藏于辽宁医科大学图书馆。"④黑田源次是"东亚医学研究所"负责人，让给他就是让给"东亚医学研究所"。抗战胜利后，伪满洲医科大学多次更名，最后定名为沈阳医学院。沈阳解放后，与辽宁医科大学统一合并入中国医科大学。罗继祖所说"辽宁医科大学图书馆"应该指中国医科大学图书馆。但罗继祖不知的是，该书早已被"东亚医学研究所"研究员冈西为人偷偷带入日本。至于郭秀梅、王少丽《本草经集注·解题》所说"罗继祖任满洲医科大学预科讲师期间，向该校转让乃祖罗振玉所藏医书，事后为表谢意，将《本草经集注》稿本赠与冈西为人"的说法只不过是讳饰之言。

　　罗振玉很重视此书，一直有出版的设想。他在《开元写本本草集

---

① ［日］冈西为人：《宋以前医籍考》，郭秀梅整理，学苑出版社2010年版，第1012页。
② ［日］冈西为人：《宋以前医籍考》，郭秀梅整理，学苑出版社2010年版，第1012—1013页。
③ 郭秀梅、王少丽主编：《本草经集注》，学苑出版社2013年版，解题第3页。
④ 苏敬等：《新修本草》，上海古籍出版社1985年版，跋。

注叙录残卷跋》中说,"予十余年前得日本医家森约之校辑《本草集注》七卷手稿本,据《新修本草》等书校勘至密,涂乙狼籍。久欲为之写定付梓。今又得隐居原书,于此书殆有夙缘,爰先以此卷影印流传,森氏所辑,期异日成之。庶隐居之书不至遂绝于人间,亦艺林快事也"①,但一直未能实现。1980年,其孙罗继祖还呼吁应该出版此书:"这是森氏的一家之学,如能就原稿整理印行,也是两国医学界的盛事,很希望它能够实现。"②实际上,在冈西为人的推动下,南大阪印刷中心于1972、1973年已经将该书影印出版,冈西为人订补解题,并增编目录、药名索引。2013年,在日本学者小曾户洋、天野阳介、真柳诚等人协助下,郭秀梅、王少丽与学苑出版社合作将该书彩色影印出版。

三 回流医书的特点

罗振玉回流医书的最大的特点是森立之、森约之父子的旧藏多。森立之,字立夫,号枳园,通称养真,后称养竹,"兰门五哲"之一。15岁时继承家督,任福山藩医员,曾失去俸禄落魄流浪十余年,后复归医职,担任江户医学馆讲师,校勘整理大量医书,著有《本草经考注》《素问考注》等著作上百部,被誉为日本汉方医学的集大成者。③其子森约之得其学。父子藏书丰富,藏书印有"森立之印""字立之""森氏开万册府之记""森氏""问津馆"等。

因为家族无藏书,森立之收藏、阅读书籍十分不易。他在《经籍访

---

① 萧文立编校:《雪堂类稿》乙《图籍序跋》,辽宁教育出版社2003年版,第323—324页。
② 苏敬等:《新修本草》,上海古籍出版社1985年版,跋。
③ 森立之生平,参见王少丽,苏颖:《日本汉方医学的集大成者——森立之》,《医古文知识》2002年第4期;郭秀梅:《江户考证医学初考——森立之的生平和著作》,(中国台北)《新史学》2003年第4期等。

古志跋》中就说:"余也少时家无一书册,然与此诸先生相交相亲,故所见所闻颇为宏博。每闻有一奇籍,虽十里之远,亦百计而检阅,其新古优劣,一一记之。"①经过努力,森立之收藏很多善本,如日本宫内厅书陵部所藏宋末元初刊本《诸病源候论》五十卷卷目一卷(卷四十、四十一、四十二、四十三抄配)就是他的旧藏,有"森氏开万册府之记"藏书印。该书乃金泽文库("金泽文库"印)、曲直濑正琳("养安院藏书"印)旧藏,十分珍贵。

因为获得不易,森立之对藏书很有感情,不愿意流失。他为所藏的《王翰林集注黄帝八十一难经》(现存于中国台北"故宫博物院")题识云:"此本涩江抽斋全善道纯旧藏,弘化间余在相州津久井县之日所赠致,界栏上有抽斋笔记,其后得古抄本,以朱笔校之。则子孙宜永保。枳园老人。"②但在生前,他已经转让部分藏书,比如宋末元初刊本《诸病源候论》就被转让给山田业广(九折堂山田氏图书之记)。过世后,其藏书逐渐流散。

晚清时期东瀛访书者以杨守敬最为知名,其收获亦最大。他在日访书期间跟森立之交往颇多,搜罗书籍也得到森立之多方面帮助。但杨守敬所得森立之医学藏书(含汉方著作)并不多。中国台北"故宫博物院"有13部:(1)《新刊补注释文黄帝内经素问》十二卷,唐王冰注,明成化十年(1474)熊宗立刊本;(2)《王翰林集注黄帝八十一难经》五卷,旧题周秦越人撰,日本庆安五年(1652)武村市兵卫刊本,日本小岛尚质手校并题记;(3)《王翰林集注黄帝八十一难经》五卷附《三部九候图》一卷、《难经考注》一卷,旧题周秦越人撰,日本庆安五

---

① [日]涩江全善,森立之等:《经籍访古志》,杜泽逊,龙门点校,上海古籍出版社2017年版,第367页。

② [日]真柳诚:《台湾访书志Ⅰ故宫博物院所藏医药古籍》,参见真柳诚个人网站:http://square.umin.ac.jp/mayanagi/paper01/TaiwanKokyu.html#shinkyuJo。

年武村市兵卫刊本，日本元治甲子（1864）森立之手书题识；（4）《伤寒总病论》六卷附《音训》一卷，宋庞安时撰，日本抄本；（5）《重雕宋刻伤寒总病论札记》一卷，清黄丕烈撰，日本影抄清道光黄氏士礼居刊本，森约之墨笔手校；（6）《医垒元戎》十二卷，元王好古撰，明嘉靖四十一年壬戌（1562）钧阳魏氏覆刻顾遂刊后代修补本；（7）《产经》二卷，唐时贤撰，日本传抄明施沛校刊本，日本安政四年（1857）恬斋居士朱墨合校并题记；（8）《类证注释钱氏小儿方诀》十卷，宋钱乙撰，日本抄本；（9）《新刊补注铜人腧穴针灸图经》五卷，宋王惟一撰，朝鲜旧活字翻元崇化余志安勤有书堂本；（10）《备急灸法》一卷附《骑竹马灸法》一卷，宋闻人耆年撰，日本影宋淳祐五年（1245）抄本、日本森约之养真墨笔题记；（11）《太平惠民和剂局方》十卷，宋陈师文撰，元大德八年甲辰（1304）余氏勤有堂刊本；（12）《医法明鉴》不分卷，不著撰人，日本江户间抄本；（13）《本草和名》二卷，日本深江辅仁撰，日本万延元年（1860）今尾道醇影写古抄本，日本森立之手校并题记。①除去《医法明鉴》《本草和名》两部汉方著作，回流医书11种。中国台北"国家图书馆"藏有1部：《本草衍义》二十五卷，宋寇宗奭撰，元覆刊宋宣和元年（1119）本。

对于杨守敬获得森立之旧藏不多的现象，真柳诚有分析："不过令人意外的是，替杨守敬搜书做向导，有时也出售自己藏书的森立之，其旧藏书却甚为少见。对此，《清客笔话》所收笔谈，有几处叙及杨氏执意想买森氏的藏书被坚拒，反以介绍别处藏书代之一事可见一斑。森鸥外在《涩江抽斋》第七十更指出，抽斋的藏书虽达三万五千部，但抽斋去世后的1860年已不足一万部（此处'部'当指册数），而借给森氏及

---

① ［日］真柳诚：《台湾访书志Ⅰ故宫博物院所藏医药古籍》，参见真柳诚个人网站：http://square.umin.ac.jp/mayanagi/paper01/TaiwanKokyu.html#shinkyuJo。

其子约之书大多未还。又前述尚质所编《留真谱》，杨氏也是由森立之处得到。此外，立之、约之自著之书虽有一部分流出海外，但大部分留在了日本。据以上情况推测，森氏似乎只想将部分自著及自藏书售给杨氏而已，其他则不是介绍他人藏书，就是出售从已故友人所借之书。"①

而罗振玉却得到森氏父子旧藏18部，超过了杨守敬，除第一次访日得到的《三因极一病证方论》《食医心鉴》《备急灸法》《新修本草》《济生拔粹方》《本草经集注》《玉机微义》外，还有《素问六气玄珠密语》《妇人大全良方》《仁斋直指附遗方论》《活幼口议》《太素脉诀统宗》《饮膳正要》《产育宝庆方》《澹寮集验秘方》《松峰说疫》《本草和名》《俊通香药抄》。除去《本草和名》《俊通香药抄》《本草经集注》三部汉方医书，中医古籍15部，还是超过杨守敬。这说明，森立之、森约之父子两人过世后，他们的藏书开始散出，②故罗振玉所得比杨守敬还多。

另外，罗振玉回流书籍中有很多国内久佚医书，除了首次赴日回流的《食医心鉴》《类证普济本事方后集》《济生续方》《备急灸法》《新修本草》《岭南卫生方》《易简方》，其他还有《济生方》《澹寮集验秘方》《真本千金方》《续易简方》《黄帝虾蟆经》等。

总之，罗振玉回流很多高质量的中医古籍，在晚清学者中非常突出。而其成功的原因在于学识。作为著名学者，罗振玉学问博大精深，在目录学方面造诣颇深，这从《大云书库藏书题识》等就能看出，故访书针对性强，保证了回流医书的质量。

---

① 真柳诚：《杨守敬之医书校刊与江户考证医学家之文献研究》，（中国台北）《故宫学术季刊》2008年第1期。
② 国内森氏父子旧藏的医书还有：李盛铎获得的《刘涓子鬼遗方》《察病指南》，现藏于北京大学图书馆；盛宣怀获得的《医方便懦》，现藏于上海中医药大学图书馆；安徽中医药大学图书馆所藏《韩氏医通》二卷，清乾隆四十二年丁酉（1777）程永培校刻本；国家图书馆所藏《三因极一病证方论》十八卷，宋陈言撰，日本影抄元坊刊巾箱本；国家图书馆所藏的《黄帝内经明堂》《黄帝内经太素》《黄帝内经太素残片》，为小岛宝素、多纪元坚、寺田望南、森立之递藏本，等等。

◎ 中医药文化在东北亚的传播 ◎

日本汉方颗粒剂的发展历程及与中国医学之渊源

梁永宣

摘要：日本汉方颗粒剂的开发可能与20世纪40年代日本便利咖啡的普及有关，开发奶粉形状的思维也在商业制作过程中发挥了一定作用。1944年，板仓武首次制成颗粒剂，1947年，渡边武公开发表有关提取技术的文章，1950年，细野史郎将颗粒剂应用于临床治疗。1957年，小太郎汉方制药公司开始销售颗粒剂，1967年，5类6种药物进入日本医疗保险体系，这在汉方医药史上具有划时代的意义。目前日本医疗保险用颗粒剂共148种，源自中国处方数为126首，比例高达85.14%，原出自20种中医古籍，其中汉代张仲景处方为71首，宋、明方书各22种，三代所构成的医方数量合计为115首，占据了日本医疗保险用汉方77.7%的高值。总数中余下的22首处方，出自10类日本汉方医籍，江户时代应用的18首方占据绝对优势。

关键词：汉方颗粒剂；日本；医疗保险；中医学

早在20世纪90年代末期，笔者参与编辑《日本传统医药学现状与

作者简介：梁永宣，北京中医药大学中医学院教授，博士生导师，研究方向：中日韩医学交流。

趋势》①一书时，便对其中有关日本颗粒剂的内容产生了兴趣，后在赴日研修及合作研究的几年中，又围绕此主题陆续翻阅了许多资料，逐步理清了一些脉络。近年来，随着国内医药界对传统医学剂型的研究，围绕日本颗粒剂的开发应用也日益受到关注，但对颗粒剂的制作历史及应用发展过程，还缺乏较为完整的了解。

有鉴于此，笔者发表了两篇文章②，介绍了日本汉方颗粒剂的基本发展状况。随着研究的深入，近几年又陆续发现了新的资料，故本文将上述内容重新加以梳理总结，主要包括如下内容：汉方颗粒剂制作思维的产生、汉方颗粒剂开发和应用过程中的核心人物、颗粒剂上市销售和进入医疗保险的经过以及148种医疗保险用颗粒剂处方与中国医学的渊源关系。

一 汉方颗粒剂制作思维的产生

日本的汉方颗粒剂诞生于20世纪40年代，分析其制作思维，首先需要考虑与18世纪后半叶重要的社会背景——明治维新的文明开化。

1868年实施的明治维新，是日本具有里程碑意义的政治改革，它结束了自1192年以来一直存在的武士政权思维。当时的明治政府首先雇用外国教师和工程师，加强港口、灯塔、电报、铁路和公路的建设，并努力利用西方的科学技术发展本国经济。同时，为了有针对性学习西方，政府组建了右大臣外务卿岩仓具视为特命全权大使的使节团，共107名成员，其中政府首脑及随员64人，留学生43人。于1871年12月23日至翌年9月13日期间，对美、英、法、比、荷、奥、德、俄、丹、意、瑞士、瑞典等12个国家的120城市进行了实地调查，范围包括政治、行

---

① 戴昭宇，赵中振主编：《日本传统医药学现状与趋势》，华夏出版社1998年版。
② 梁永宣：《日本汉方颗粒剂演进之概览》，《中国中医药报》2018年6月28日。梁永宣、尤立平：《日本汉方颗粒剂的开发和应用历程》，《中华医史杂志》2019年第4期。

政、军事、外交、经济、产业、教育、医疗、宗教、交通、通信、文化、娱乐等各个领域。在充分研究西方国家的社会制度和科学技术基础上，参考调查团成员和所雇佣外国人的介绍，政府制定了发展现代化政策的指导方针，有选择地引入了最适合日本国情的制度和科技，而没有全盘集中仿照某一个国家。如：机械工程引自英国，农业仿效美国，法律跟随法国，医学特别是药物学则学习德国。[①]

在社会生活层面，到19世纪下半叶结束时，日本成功地通过学校教育和各种传播方式向民众广泛宣传西方文化及技术。在当时的日本社会，生活方式亦受到影响，和仁皓明谈到，明治五年开始，天皇率先开始食用牛肉，并鼓励民众食用。铁道的建设、建筑风格的更新、新型服装的登场、发型的变化、西方饮食的引进（如面包、意大利面、咖啡等），难以枚举的革新逐步深入至日本社会各阶层。[②]伴随于此，医药行业也涌入到这一潮流中，之前采用的中国汤药煎剂的模式，必然会被认为是落后和保守的象征。在这种情形下，代替传统方式的浓缩颗粒剂开始进入社会舞台。

学界认为，颗粒剂的制作思维，主要受到了便利咖啡和方便面的影响，以下作简单分析。

（一）咖啡说

考察咖啡在日本的流传历史发现，日本最早的咖啡店是由日人郑永庆于明治二十一年（1888），在东京上野西黑门町开办的"可否茶馆"，[③]

---

① [日]長浜元：「科学技術と日本社会 —その受容過程と課題」,『国际地域学研究』創刊号, 1998。

② [日]和仁皓明：「食の環境・食文化与調理科学」,『日本料理科学会誌』1998年第2期。

③ [日]星田宏司：『日本最初の喫茶店可否茶館の歴史』,東京：いなほ,2008、21—24頁。

他的做法使明治维新后的普通民众有机会品尝到咖啡。1899年，日本人加藤サトリ[①]成功制造出了便利咖啡，具体做法是：将液化咖啡放入真空蒸发罐中除去水分，最终成为粉末状。这项技术于1901年在全美博览会中首次公布，并于1903年8月11日获得编号为735777的专利。[②]

便利咖啡呈粉末状，通过热水冲泡、浓缩还原后可成为很方便的饮品，这种独特的饮品在20世纪40年代成为大家的日常饮用物。与磨制饮料相比，这种速成、便捷的思维方式当时必定会成为商家追求的目标。现如今开发的颗粒剂也是一种携带便捷、服用简单的产品，其还原过程与效果与咖啡十分相似，它的产生适应了日本社会民众生活习惯方式的改变，那么便利咖啡是否对颗粒剂的制作产生了直接影响？目前尚无定论。下文会重点提及，在日本首先开发出汉方颗粒剂的人是国立东亚治疗学研究所第一代所长板仓武，虽然未在史料中发现有板仓喜欢饮用咖啡的记载，但他本人热衷并制作出颗粒剂刚好是在1944年前后。从时间角度推测，我们无法否认便利咖啡的普及曾经对板仓武有过启发。

（二）方便面说

中国的面食对日本产生了很多影响，特别是可以速食、经干燥后的面条都被称为"中华干面"或"中华荞麦"，该习俗延续至今。

最初的方便面是不加入调料的，这是一种保持面类原味、不采用油炸加工的传统面食。经查找发现现在存续有两家，一是由都一株式会社所开发，[③]其前身可追溯至1930年由村田良雄在日本关东千叶县创立的加工厂，1953年开发销售的弯曲状面，起名"中华荞麦"，1972年改为

[①] 引自网络：便利咖啡的历史，http://coffeehyakka.web.fc2.com/rekishi/instantcoffee.html。

[②] 引自网络：便利咖啡是日本人发明的，http://wave.ap.teacup.com/renaissancejapan/2075.html。

[③] 都一株式会社：http://www.miyakoichi.com/company.html。

现名。另一是1948年创业的松田产业，后改名为松田食品，1955年成功制造了带有调料味道的"中华荞麦"，称之为日本历史上最早的即食拉面，只是当时未能上市销售，直到1959年销售时才改名为"贝贝吃面"，1973年改名"贝贝星好吃面"，至今被另外一家"oyatsu"合并继承，①维持了很好的销售业绩。

另外一种是经过制面、蒸热处理，加入调料、油炸、干燥，制造成弯曲的形状的方便面，②它始于1958年8月25日，由日清食品创业者安藤百福开发的"鸡味拉面"，③当时贩卖的产品中还没有加入调料包，而人们熟知的"碗式方便面"则是1971年才首次登场。

但无论是哪种方便面，虽然有速食特点，但笔者认为与颗粒剂发生联想还是存在有一定距离感的。而且从时间上考虑，下文所述的板仓武研制出颗粒剂的时间是在1944年，也早于方便面的制造和市场销售。

除上述两种构思外，还查到有一较为可靠的史料，笔者称之为"奶粉形态说"，主要出自小太郎公司的历史记录中。该公司首任社长名上田太郎，他继承了父亲上田忠太郎于1929年创办的小产业，并于1952年申请建立了"株式会社上田黑烧屋"，1957年正式更名为"小太郎汉方制药株式会社"。公司建立至今已经有70年的历史。

上田太郎担任社长后，不断筹划公司的发展前景，一直在思考如何能生产一种更简便服用的汉方药，他提出要生产一种类似"婴儿配方奶粉"、保证性能且方便服用的中药剂型。④这一想法由下文所述的木村康一、高桥真太郎、桑野重昭三位大学教授帮助得以实现。

日本著名经方研究者藤平健，曾在1955年发表的文章中提到："从

---

① 参见网络：https://www.oyatsu.co.jp/company/history。
② ［日］法西皓一郎「即席めんの開発」，『日本食生活学会誌』Vol.8, No.1, 1997。
③ 日本即席食品工业协会：https://www.instantramen.or.jp/history/origin。
④ ［日］ッ·デイ「小太郎漢方五十年史」，『小太郎漢方製薬株式会社』（非公开），2002、28—29頁。

牛奶中提纯奶粉，从煎剂中做提取物，什么时候这个时代一定会到来的。"①或许这种想法也影响了小太郎上田氏，所以能提出倡议，要逐步走汉方药现代化的道路。因此，在颗粒剂商业销售历程中，"奶粉形态说"的说法相对是比较可信的。

二 汉方颗粒剂开发和应用过程中的核心人物

目前日本汉方界较为认可的是，颗粒剂的首位制作者为板仓武，公开发表者为渡边武，首次在临床应用于治疗者为细野史郎。

（一）最早成功制作出汉方颗粒剂的板仓武

最早研制开发出汉方颗粒剂的板仓武（1888—1958），②出生于日本千叶县东金市，1909年，考入东京帝国大学医学部，这是当时日本名列榜首的大学，非出类拔萃者难以登堂。1913年，板仓以优秀成绩毕业后升为研究生，跟随三浦谨之助教授学习心内科专业。1916年，28岁开始与汉方学者交流，1921年，板仓武获得了医学博士学位，成为东大医学部助手兼讲师。两年后的1923年，作为文部省留学生渡欧，赴法国巴黎研修，当时在法国主要学习治疗学。有一天大学的治疗学专家对他说："你们国家（当时误解作者为日本人）有《伤寒论》这样的优秀著作，是治疗学未来应遵循的指南"。板仓武听后如同经受了电击一般，这句话成为他事后研究的巨大动力。

留学两年后他返回日本，在继续教授课程的同时，于1928年出版《治疗学总论》一书；20年后的1947年，板仓武出版《治疗学提

---

① ［日］藤平健「漢方方剂の製剂に就いて」,『漢方の臨床』Vol.5, No.2, 1955。
② ［日］秋葉哲生「医療用漢方製剂の歴史」,『日本東洋医学雑誌』Vol.61, No.7, 2010。

要》，1949年又出版《治疗学概论》。①从后书设立的《东方医学》章节中可以看到他的思考，他认为治疗学体系中东方医学内容是不可缺少的。几千年来东方医学以独特的脚步向前迈进，与西方医学有较大差异。从治疗学的角度出发，有必要结合二者优势共同研究。板仓武从治疗学视野出发思考了汉方药物的剂型改革，他希望在日本治疗学体系中能充分发挥东洋医学的作用，②因而尽力研究具备东西方特色的新剂型，但他究竟使用了什么方法成功制作出颗粒剂，目前未见到资料记载，只发现他在博士学习期间的1920年就出版了《药物疗法总论》一书；③1921年就职初期曾接受过药物学博士林春雄的指导，研究了强心剂洋地黄。

另外，笔者研究发现，在板仓武开发研究颗粒剂的过程中，他的老师三浦谨之助奠定了所需要的各方面基础。

三浦谨之助（1864—1950）④，出生于福岛县伊达市高成田村。他天资极为聪颖，1877年毕业于东京外国语学校德语系，1878年进入东京帝国大学医学院预科学习，五年后的1883年19岁时考入本科，1887年又作为首席优秀生从东京大学医学院毕业。1890年他自费前往德国跟随Gerhardt、Oppenheim Erb教授学习。1892年1月至11月，在巴黎大学跟随后来被誉为临床神经学之父的Charcot教授学习，同年11月返日后，担任东京帝国大学讲师和助理教授。留学期间包括回国后，他就开始在德国、法国、瑞士几种杂志发表文章。

---

① ［日］板倉武『治療學概論』，東京：吐鳳堂、1949。
② ［日］板倉武『東洋医学の将来に望む．漢方の臨床』，1956, 9–10合併号：19。
③ ［日］板倉武『藥物療法總論』，東京：克誠堂書店、1920。
④ 三浦的生平和业绩，主要出自两部著作：一是林荣子《近代医学的先驱者——三浦谨之助 – 明治天皇·大正天皇之医生》，日本丛文社，2011年12月出版；二是肾病专家前田贞亮，自2000~2015年间在Pharma Medica杂志中，连载名医随笔，其中写有《三浦谨之助先生小事》一文。

1894年，年仅30岁的三浦成为副教授，第二年便升为东京帝国大学医学院教授，主持第一内科工作，并于32岁获得医学博士。1902年，三浦与晚于自己三年的师弟吴秀三，共同创立了"日本神经学会"，并创刊《神经杂志》。1906年42岁时成为帝国学士院会员，1918至1921年期间任医学部附属医院院长，56岁受勋一等。1924年4月60岁退休，同年9月又被聘为东京帝国大学名誉教授。1939年，75岁时担任日本内科学会会长，1949年，85岁时获得国家文化勋章。

　　三浦在内科学方面多有建树，编撰内科学、病理学、诊断学等教材，还参加了第五次改正版《日本药局方》的编撰，这在当时是一种较高的学术荣誉。前文提到，日本药物学的模式是仿效德国而建，而将这套思维引入并在日本推行实施的人物名长井长义（1845—1929）曾在德国留学、工作，并与德国女性成婚，后应政府之邀回国后，先后担任东京大学教授、中央卫生会委员，日本制药会社制药长等要职。他创立日本药学会，引进德国的学位制度，制造新药体系，建立产学官模式，促进医药分家，被誉为日本药物学之父[①]。这位杰出人物是三浦大学本科生时代的指导老师，1885年便从汉方药物麻黄中成功提取出麻黄碱，7年后三浦谨之助继续从事同类研究，确认了麻黄的药理作用[②]。所此史实，笔者推测，板仓武之后热衷于开发高浓度成分的汉方颗粒剂，某种程度上很可能延续了老师及师祖研究汉方药物成分的分析思路。

　　除了医生的本职工作外，三浦谨之助还是一位出色的社会活动家。1921年，皇太子裕仁访问欧洲时，他曾经作为侍医随行。他诊治过的名人有明治天皇、大正天皇、贞明皇后、昭和天皇、大隈重信、福沢

---

　　① ［日］渋谷雅之『日本薬学の始祖長井長義』，2014，https：//www.chemistry.or.jp/know/doc/isan024_article.pdf，2021年3月7日。
　　② ［日］赤松金芳「麻黄の成分薬理と漢方処方」，『ファルマシア』Vol.8, No.8, 1972。

谕吉、岩崎小弥太等，同时与医疗、教育、文化各界交往或者熟识，如日本红十字会会长石黑忠悳，日本医科大学前身的创立者长谷川泰，海军军医总监、东京慈惠会医科大学创立者高木兼宽，东京女子医学专科学校·东京女子医科大学的创立者吉冈弥生、日本细菌学之父北里柴三郎、近代细菌及微生物学大家法国Louis Pasteur、德国Heinrich Hermann Robert Koch等都有交往。此外还有明治大正期小说家、评论家、翻译家、陆军军医森欧外，外交官、政治家、曾担任总理大臣和外务大臣的吉田茂，画家黑田清辉、鏑木清方以及物理学家、化学家等社会精英。这些交往使其获得了雄厚的资金，顺利推进了1939年同爱纪念医院的建成，同年他担任了医院院长及内科主任。并筹备建立东亚治疗研究所。

1943年，踏寻老师之足迹，板仓武调入同爱纪念医院继任内科主任，这一时期的工作因有三浦奠定的雄厚社会基础，更得到了时任文部大臣、原东大生理学教授桥田邦彦博士的支持，1943年12月，医院内设立了东亚治疗研究所（1948年改称东方治疗研究所）[①]，板仓武出任所长。

在政府的支持下，板仓武获得了经费，正式开启了在东亚治疗研究所的汉方研究之路。他的研究细节我们无从查考，但惊人的结果是，在研究所成立的第二年（1944），56岁的板仓武便成功开发出柴胡汤、青龙汤类颗粒剂，并应用于临床进行比较研究[②]。他选择这些出自汉代名医《伤寒论》中的名方，想必是20多年前法国老师提示的结果，因战败后他所在的医院被美军接收，颗粒剂研究被迫终止。

---

① ［日］周防一平，小曽户洋等「東方治療研究所について」,『日本医史学雑誌』Vol.62, No.2, 2016。
② 丁宗鐵『治療学の確立と東洋医学の再興をめざした』,東京：医聖社、1989、82頁。

板仓武任所长期间，还邀请日本汉方名医大塚敬节、冈部素道等为该研究所的职员①，共同建立了汉方、针灸以及包括按摩推拿（应用手技）在内的新治疗医学体系。这些人员后来成为著名机构北里东洋医学研究所的骨干力量。②

早在20世纪40年代，板仓武就具备有如此缜密的思维和创新思路，实为东西医融合的先驱。因这些业绩，1950年3月，日本东洋医学会创立总会时，板仓武被选为议长。至板仓武70岁离世，有关颗粒剂的研究未能在药物学界得以继续开发利用，但这一事实已被载入日本药学史记录之中。

（二）颗粒剂浓缩技术的首次公开发表者渡边武

研究从中药复方汤剂中浓缩提纯、并公开发表成果的人物，是日本药物学界熟知的渡边武。③

渡边武（1913—2004）出生于京都，他终生致力于研究汉方药和植物椿。1935年22岁时毕业于京都药学专门学校，并获得药剂师资格。1939年在东京帝国大学医学部药学科选修课程完成，1941年经其老师、著名药物学者、东京大学朝比奈泰彦教授介绍，入职于著名的武田药品株式会社研究所；1956年获京都大学医学部药学博士学位记录证书。

渡边武在药物研究方面业绩非常突出，1947年6月21日，他与同研究所的后藤实联名，在日本药学会支部例会上首次公开了关于"汉方

---

① 板倉武先生顕彰記念文集編集委員会編『治療学の確立と東洋医学の再興をめざした・板倉武』，北里研究所附属東洋医学総合研究所，1989、334頁。大塚敬節.ああ，板倉武先生『漢方の臨床』Vol.6, No.2, 1959。原桃介「戦後の日本漢方医学界の展望」，『日本医史学雑誌』Vol.56, No.3, 2010。

② 丁宗鐵，大塚恭男「治療学に漢方を取り入れることを提唱した先覚者板倉武」，『治療学』Vol.40, No.4, 2006。

③ ［日］渡辺武『米寿紀念 渡辺武著作集』，渡辺武著作集出版委員会編輯，2000。

制剂煎出法的研究"内容，第二年又发表了关于"汉药类精油含量的研究"一文，之后还在日本药学会、日本东洋医学会予以公开发表，同类研究均刊登于1952—1954年的《日本东洋医学杂志》。①他曾多次向临床医生呼吁重视新剂型的应用，但未得到太多反响，且自身所在的机构——武田药品株式会社研究所，也没有给予足够的重视，将开发药物的机会拱手相让给了其他公司。

渡边武虽然出身于药学专业，但他常年学习中医学典籍及知识，从1936年开始便在拓殖大学偕行学苑开设的夜间汉方医学讲座学习班学习，聆听了大塚敬节、矢数道明、矢数有道等多位名家的讲座。跟随朝比奈泰彦教授学习期间，他有幸结识了"弃西学中"、被誉为日本汉方一代宗师的汤本求真（1876—1941），往返于其诊所帮助转交处方笺，②从中了解了中医辨证的许多思路，为之后药物学研究和临床治疗应用奠定了非常重要的基础。

渡边武曾经担任武田药品研究所主任、钟纺药品常务理事、汉方研究所所长、神户女子短期大学教授、近畿大学医学部讲师。1947—1962年的15年间，担任日本厚生省第6次、第7次日本药局方制定委员会委员、日本生药学会常任干事选任评议员。1967年退休后，于次年至1974年的8年间，应邀担任厚生省一般汉方制剂承认审查日本制药团体联合会汉方专门委员会委员，并于1977年担任了关西日中医药

---

① ［日］渡辺武，後藤実「漢方方剤の煎出法に関する研究（第1報）麻黄湯について」，『日本東洋医学雑誌』Vol.3, No.1, 1952。［日］渡辺武，後藤実「漢方方剤の煎出法に関する研究（第2報）漢薬類の精油含量について」，『日本東洋医学雑誌』Vol.4, No.2, 1953。［日］渡辺武，後藤実「漢方方剤の煎出法に関する研究（第3報）精油含有生薬を配合する漢方剤について」，『日本東洋医学雑誌』, Vol.4, No.2, 1953。［日］渡邊武，後藤実「漢方方剤の煎出法に関する研究(第4報)—紫雲膏の研究」，『日本東洋医学雑誌』Vol.5, No.4, 1954。

② 日中医薬研究会 初級漢方講座『渡辺武先生について』，2013、https://www.kanpoukouza.net/，2020年2月6日。

研究会会长。①

自1979年以来，渡边武在日本国内向医生、药剂师、销售商、针灸师、厨师、营养师等大力宣传汉方知识，并组织了日中医学研究会，在关东、关西和九州三处开展活动，极大地提高了日本各界对汉方知识和药物的认识水平。他热衷于日中医药学交流，曾经前后22次访问中国，向名老中医请教学习。1982年10月18日，在中华全国中医药学会主办召开的"仲景学说研讨会·第一届全国大会"中，作为日本东洋医学会日中交流访中团副团长，带领20名成员并作大会发言。参会期间，北京中医药大学任应秋先生当场为其赋诗一首：

　　行事赋满赋珍珠，
　　五苦六辛性迥殊，
　　毕竟仙方来海上，
　　人间又见李濒湖。

1992年、1993年，渡边武分别被国内聘任为仲景国医大学、陕西中医学院名誉教授。1995年因向京都府市立图书馆捐赠1500件藏品及著作，受绀绶褒章。2004年2月11日，他以90岁高龄离世。

（三）将颗粒剂于应用临床治疗的细野史郎

将颗粒剂真正应用于临床治疗者是在京都创立圣光园诊疗所的细野史郎（1899—1989）。②

---

① 向日市立図書館『渡辺武氏の略年譜』、2009、https://www.city.muko.kyoto.jp/kurashi/tosyokan/korekusyon/1624552842154.html，2020年2月7日。
② ［日］坂口弘发行『漢方診療五十年』医療法人·聖光園細野診療所の歩み（非卖品），1978。

细野史郎出生于京都府绫部市,出生前后的那段时间里,日本汉方正处于最黑暗的时期。小学2年级时因母病逝,细野开始下决心学医。1927年学成毕业于京都帝国大学医学部,翌年在京都市左京区鹿谷开业,创圣光园诊疗所,同时还在大学松尾内科部门继续从事胆石症研究。工作之余还在1932年获得博士学位。1933年因长子患哮喘病,穷尽西医学之法治疗无效后,细野开始接触汉方,[①]并进入日本汉方医学巨匠、名医浅田宗伯流派门下,随新妻荘五郎之子新妻良辅学习。他与日本著名汉方家大塚敬节、矢数道明交往很多,虽出身为西医,但于1938年开始全面转向汉方医学治疗。

细野史郎具备良好的医学科研思维,他很早就在开业的诊所内购置了全套研究设备,通过动物实验核实药物功效。研究过程中,他重点培养弟子坂口弘(1945年入门,后成为女婿)、内炭精一(1951年入门),要求他们前往西医大学药理室学习实验操作,并安排长子、次子协助喂养动物。1950年,依老师之托,以坂口弘(1921—2003)为主,已经成功研制出将20种汉方颗粒剂,并应用于京都圣光园细野诊疗所临床治疗中。最终在1952年召开的第3届东洋医学会总会中,细野史郎发表了关于通过兔子实验以证明芍药甘草汤药理作用之论文,并在会场中倡议宣传应"开辟汉方颗粒剂开发和应用之路"的想法。

1950年日本东洋医学会成立时,细野史郎与大塚敬节、奥田谦蔵、矢数道明4人,被公认为汉方复兴运动的领袖型人物。1952年,被选为东洋医学会理事长,后于1967年、1974年又两次当选为东洋医学会会长。在细野的主导下,1955年,诊所应用的颗粒剂研究成果全

---

① 2011年6月22日,弟子中田敬吾在广播电台"今日汉方"节目中讲述了《汉方医人列传"细野史郎"》,参见http://medical.radionikkei.jp/tsumura/final/pdf/110622.pdf。

部投入治疗使用，为后来日本汉方界的颗粒剂临床推广奠定了极为重要的基础。多年以来，细野史郎培养了几位著名汉方人才，均在之后的东洋医学会建设发展中发挥了重要作用。1981年因其为振兴东洋医学所做的贡献，获得文部大臣赏。

圣光园原开设有四处诊所，从1928年创立医院起，细野一直担任院长。1960年坂口弘任副院长，1972年出任院长。此机构除在京都建立诊所外，还在日本其他地区建有分支机构，如1950年建立东京诊所，1951年开设大阪诊所，1965年开设名古屋诊所。但近期查看网页，只留下东京、大阪二家。[①]传承人中田敬吾，是细野、坂口二人共同培育的弟子[②]，目前担任医疗法人细野诊疗所理事长、大阪诊疗所负责人。笔者于2021年3月专程到位于大阪中央区中之岛公园附近北浜的清友会馆参观，它位于大阪证券交易所十字路口斜对面，诊所设立在繁华地区一座小楼五层上，规模中等。

三　颗粒剂的市场销售及进入医疗保险

在汉方药的销售历史上，小太郎是首家在市场中销售汉方颗粒剂产品的机构[③]。

（一）小太郎汉方制药公司

小太郎汉方制药公司的名称乍一看有些令人不解，其实公司命名的

---

① 医療法人聖光園細野診療所『細野診療所について』，2013、https：//www.hosonokanpo.com/，2020年2月8日。
② 医療法人聖光園細野診療所『医師の紹介』，2013、https：//www.hosonokanpo.com/about/doctor/，2020年2月8日。
③ 小太郎漢方『小太郎漢方株式会社』，2012、https：//www.kotaro.co.jp/about/，2020年2月1日。

原因，是因首任上田社长家乡地，位于三重县和奈良县交界处，有一处胜景为香落溪，其中的第一景观名小太郎岩。

如前所述，当时生产颗粒剂的想法主要源于上田社长要"生产出奶粉状的生药制品"之思维，但实际操作中仅仅依靠自身的力量是难以实现的。作为公司的经营者，上田与同行业的专业人士亦有很深的交往，经过深思熟虑后，他诚恳邀请这些专家助阵，加深了与京都大学木村康一教授、大阪大学高桥真太郎教授的合作，于1957年4月成功开发出35种汉方颗粒剂，并正式向市场出售。

在制作颗粒剂过程中，管理者和技术人员经常咨询汉方名医大塚敬节、矢数道明的意见，而生产制作过程中的实际操作是由原大阪大学药学部、后被任命为小太郎生药生理化学研究所所长桑野重昭教授承担。在选取开发方剂的种类时，其中一位研究成员山本丰治热衷选用《伤寒论》和《金匮要略》处方，故采纳了他的意见，这很可能也是日本汉方颗粒剂中仲景处方数量较多的原因。

1961年，日本开始实施国民全体医疗保险，厚生省对1927年开始实施达35年的健康保险中加入汉方制剂之原则进行了探讨。1967年6月29日，厚生省终于批准了小太郎公司所生产的葛根汤、当归芍药散、十味败毒汤、五苓散、薏苡仁散5类颗粒剂，以及薏苡仁散片剂共6个品种，这是汉方制剂作为医疗保险用药品首次公开被政府认可，之后一直被国家医疗保险体系——《药价基准》系列收载。

颗粒剂进入保险体制时没有临床实验作为支撑，从启动申请到最终得到批准进入医疗保险系统，其过程非常曲折，客观上并非仅依靠小太郎公司自身的力量。时任日本医学会会长且在医药、政治、社会范围内颇有相当人脉和能力的武见太郎先生发挥了重要作用，他还同时推进了日本著名汉方研究机构——北里东洋医学研究所的成立。

另外需要介绍的是，1976年，津村顺天堂（1893年成立，1988年改名津村）公司开发的颗粒剂亦被《药价基准》收载，当时汉方颗粒剂进入医疗保险的处方为33种[①]；之后汉方制药公司如雨后春笋般出现，政府也逐年增加批准。1986年后，最终医疗保险用汉方颗粒剂为148种（含外用1种）。所有处方选取依据主要为明治、大正、昭和时期为汉方名医著书中的临床用方。目前津村公司占据着日本最大的颗粒剂制造和销售市场。

（二）协助制作颗粒剂的三位重要人物

查看小太郎汉方制药株式会社网站可以发现，1957年，公司还成立了生药生理化学研究所，并邀请桑野重昭担任所长。木村康一、高桥真太郎、桑野重昭三人先后加入了颗粒剂的制作和研发，在其中起了决定性作用。他们三人之间有着非同一般的学术和人际关系，木村是高桥的指导老师，而高桥又是桑野的指导老师，同时木村和桑野还共同署名发表多篇文章。木村与高桥二位在从事药物研究的同时，还有比较繁忙的临床工作，而桑野则专注于药物科研。

木村康一（1901—1989）是一位非常勤奋且长寿的学者，1927年毕业于东京帝国大学（即东京大学前身）药学部。毕业后当年在东京帝大医学部做副手，后派出成为中国上海自然科学研究所所员（日本机构），1937年以《汉药石斛生药学的研究》获得博士学位。1950年就任大阪大学教授，1956年后成为京都大学教授，1965年退休，被聘任为富山医科大学和汉药研究机构负责人，1969年成为名城大学教授，之后又出任东日本园大教授。著有《药用植物学总论》《原色日本药用植物图鉴》《药用植物学各论》等。

高桥真太郎（1909—1970），毕业于京都药业大学（现京都药科大

[①] ［日］津村重舍述『西卷昭記漢方の花—順天堂実記』，津村順天堂出版、1982。

学）。在东京帝国大学接受朝比奈泰彦教授的指导后，入当时大阪大学药学院教授木村康一门下担任副教授，后升任教授。高桥精通药学史，通过钻研本草古籍开始而进入草药领域，特别是他对附子无毒化的技术研究非常出色，作为一种简单、稳定的灭菌方法，设计出高压灭菌器进行热处理，由三和生药获得专利权并向市场出售。至今这一专利技术仍然被日本著名的汉方公司津村，在加工附子过程中应用。此外，高桥还对大黄和苍术进行了研究。

高桥的弟子中有著名的难波恒雄（大阪大学讲师，后任富山大学药学院教授及汉药研究所所长），还有精通医学史的米田该典（大阪大学药学院副教授，后在大阪大学医学史料室任职）。中国药物学研究者曾有多人前往难波处学习，并成为如今的学术核心力量。遗憾的是，如此有才华的高水平技术者，却在任职期间过早地离开了自己热爱的岗位。

桑野重昭（1927— ）其学习经历不详，1957年出任小太郎公司生药生理化学研究所所长；1965年曾作为讲座讲师，连续八年在兵库武库川女子大学教授生药学及生药材料学课程；1972年在大阪大学担当研究生院硕士课程"汉方医学理论"讲座，后升任大阪大学药学部教授[①]。2003年退休后出任武库川女子大学名誉教授。

查看《小太郎五十年史》[②]中的记录，可了解桑野在小太郎公司从事汉方颗粒剂的制作细节，以及开发过程中是如何选择方剂种类的。1957年，小太郎公司在大阪市大淀区建设了中津工厂，开始尝试制作汉方颗粒剂。当时桑野重昭是作为上文高桥真太郎教授的助手被推荐而来的。

---

① ［日］桑野重昭「東洋医学導入の立脚点」,『ファルマシア』Vol.9, No.4, 1973。
② ［日］桑野重昭「漢方エキス剤の開発を回顧」,『小太郎漢方五十年史』, 小太郎漢方製薬株式会社（非公開）, 2002：発刊。

在颗粒剂制作初期，桑野与上田社长、西伊一郎专务三人，共同前往大阪著名的药材一条街——道修町，在此处见到了经营生药批发的药剂师山元丰治（章平），并商定请他一并参与协作。后在与山元氏反复沟通时了解到，他非常执着于仲景《伤寒论》和《金匮》中的方剂，因此决定采纳其思路，在开发颗粒剂时将二书中收载的古方作为主体。与此同时，选处方时还听取了时任横滨市立大学讲师石原明（东洋医学研究著名学者）的建议，并收集了日本各地从事销售工作的专业推销员的意见。其中一些方剂如栀子柏皮汤也采用了桑野本人的想法。当时小太郎公司还设立有直销诊疗所，至今仍然延续者，位于大阪梅田车站附近。在诊疗所出诊的山本严医师，还提出可加工森道伯"一贯堂"中处方，得到采纳。这些综合性的思考，为实际操作中选择汉方颗粒剂制作品种，奠定了良好的基础。

《小太郎五十年史》一书中桑野的文章写于2001年，在全文最后，他十分感慨地总结说，自己为汉方颗粒剂已经奋斗了整整16年。从选择原料到药物分析、加工溶解、干燥提纯、浓缩计算，他的研究贯穿于颗粒剂制作的所有复杂环节。没有他的努力，1957年35种产品上市销售是不可能的。可以说桑野重昭是日本商业销售颗粒剂产品制作成功的最关键人物。

另外，《大阪大学综合学术博物馆年报2008》中收载有一部分文字，谈到大学当年10月至12月为期举办的一次展览，题为"21世纪的药箱·新型医疗文化的形成"，其中编号16至18版块中，主体介绍有"汉方颗粒剂开发史"，文中刊登有高桥真太郎相片，并述研究起始于1954年，在大阪大学副教授高桥（不久升为教授）、京都大学教授木村康一、药剂师山元丰治的指导下，经桑野重昭努力，最终于1957年成功制作了汉方颗粒剂。这一史实使得"奶粉说"的理想变成了现实。

四　汉方颗粒剂与中国医学之渊源

自1986年以来，日本汉方颗粒剂148种一直保持应用于医疗保险中，其中含有外用药一种。处方同一方名在传承过程中，会出现不同书籍共同记载的现象，故会呈现略有差异的统计数据。笔者参考了日本已有的研究①②③，同时遵循同一方剂在中国方书和日本医籍中出现时选取前者的原则，又经对比统计，结果发现：148种颗粒剂处方中出自中国20种医籍的126首，占总体85.14%的高额比例；出于日本本土著作者仅为10种医籍的22首。126种中国医方的原始出处，按照收载原书处方量由多至少的顺序排列如表1：

表1　日本医疗保险所收载的处方数及中国医籍年代、作者

	书名	处方	年代	作者
1	伤寒论	42	汉	张仲景
2	金匮要略	29	汉	张仲景
3	和剂局方	16	宋	陈师文等
4	万病回春	16	明	龚延贤
5	济生方	4	宋	严用和
6	千金要方	2	唐	孙思邈
7	外台秘要	2	唐	王焘
8	兰室秘藏	2	金	李杲
9	外科正宗	2	明	陈实功
10	小儿药证直诀	1	宋	钱乙

---

① ［日］小山诚次「古典に生きるエキス漢方方剤学メ」，『ディカルユーコン』2014。

② ［日］秋葉哲生「医療用漢方製剤の歴史」，『日東医誌』Vol.61, No.7, 2010。

③ ［日］新井一郎「日本の漢方製剤産業の歴史」，『薬史学雑誌』Vol.50, No.1, 2015。

续表

	书名	处方	年代	作者
11	本事方	1	宋	许叔微
12	宣明论方	1	金	刘完素
13	内外伤辨惑论	1	金	李杲
14	脾胃论	1	金	李杲
15	世医得效方	1	元	危亦林
16	寿世保元	1	明	龚延贤
17	保婴撮要	1	明	薛铠、薛己
18	明医指掌	1	明	皇甫中
19	医学六要	1	明	张三锡
20	医学入门	1	明	李梴
合计		126		

按照成书年代统计，显示日本医疗保险系统中收载中国处方的核心为汉、宋、明时期，这与中国医学发展的兴盛特点一致。其中收载医籍的特点是，汉唐时代以综合性方书为主；宋金元明时期既有综合性方书，也有专科著作，如儿科的钱乙、外科的陈实功、脾胃病大家李杲等闻名后世的医家书籍均在其列。

再将日本医疗保险收入的颗粒剂处方数，按中国年代分布统计为表2。

表2　　日本医疗保险用颗粒剂收载的中国处方年代

时代	处方数（首）
汉	71
唐	4
宋	22
金元	6
明	22
合计	126

结合表1、表2内容，可见引用的汉代书籍均出自医圣张仲景，包括《伤寒论》42首，《金匮要略》29首；148首处方中仲景方比例高达48%，成为日本医疗保险用颗粒剂中最广泛应用的内容；其余宋代和明代比例相同，各为14.86%；汉、宋、明三代所构成的医方数量合计为115首，占据了日本医疗保险用汉方77.7%的高值。紧随医圣仲景之后，宋代的国家成药标准《太平惠民和剂局方》，和明代龚延贤所著《万病回春》，受到日方的追捧。

再看148种处方中余下的22种，统计出自日本医籍的基本情况如表3：

表3　日本医疗保险所收载的日籍处方数量及作者年代分布

	书名	处方数（首）	作者	时代
1	本朝经验方	6	不明	不明
2	吉益东洞经验方	4	吉益东洞	江户
3	浅田家方	3	浅田宗伯	江户
4	华冈青洲方	2	华冈青洲	江户
5	一贯堂方	2	森道伯	近代
6	牛山方考	1	香月牛山	江户
7	香川修庵经验方	1	香川修庵	江户
8	原南阳经验方	1	原南阳	江户
9	皇汉医学	1	汤本求真	近代
10	修琴堂方	1	大塚敬节	现代
	合计	22		

上述10种书籍中的22首处方，按照成书年代分析如表4：

表4　日本医疗保险所收载的日本医籍处方时代分布

时代	处方数
江户时期	12

续表

时代	处方数
时代不明	6
近代	3
现代	1
合计	22

分析表3、表4内容，可了解江户时期稳居首位。表4中所言的"时代不明"，是指日本汉方医独自创立的经验方，又记载为"本朝经验方"。这一词语的含意，山田光胤（大塚敬节弟子、汉方界名医、曾任日本东洋医学会会长）明确指出，"本朝经验方"即指江户时期之后名医所创立开发的药方[①]，此处可以理解为广义的江户处方。148首日本汉方颗粒剂处方中，出自日本汉方名家之手者共22首，数量占总数的14.86%，而江户时期合计为18首，占总数比例的12.16%，又占日本方处方的81.81%，这点也客观证实了江户时期日本汉方医学所具有的较高水平。

总之，目前维系着日本医疗保险汉方核心力量的颗粒剂，八成以上出自中国医籍。客观事实表明，中国医学从传入日本后一直在为日本人民的健康贡献力量。根据日本汉方生药制剂协会（1983年成立）汉方药处方状况调查[②]，这些制剂目前在西医生中使用比例亦达到89%。但遗憾的是，目前中青年一代的日本汉方医生，与江户及近代时期的汉方医学名家相比，对中医学古典理论和临床应用的认识有较大差距，将传统颗粒剂当作西药使用的现象仍占有一定市场，今后有必要继续总结两国之间的临床应用差异。

---

① ［日］山田光胤，山田博一等『漢方処方応用の実際』，東京：南山堂、2012。
② 参见日本汉方生药制剂协会网站：https://www.nikkankyo.org/serv/serv1.htm。

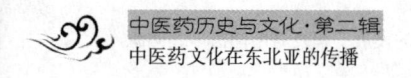

结 论

1.日本明治维新后的文明思想及社会生活方式的改变促成了颗粒剂的制作成功，汉方颗粒剂的开发思维或许与20世纪40年代日本便利咖啡的普及有关。

2.颗粒剂的制作开发主要集中于两位人物，关东东亚治疗研究所首任所长板仓武制成于1944年，关西武田药品株式会社研究所的渡边武公开发表于1947年。在板仓武制作颗粒剂人生中发挥重大辅助作用的是东京大学教授三浦谨之助。

3.颗粒剂应用于临床的开发者是京都的细野史郎团队，1950年时已研发20种颗粒剂用于诊所临床治疗。

4.1957年首先在市场销售颗粒剂的是小太郎汉方制药公司，与药物学专家的良好合作是开发成功的基础；1967年之后5类6种进入日本医疗保险体系，被"药价基准"收载，在汉方发展史上具有划时代的意义。

5.医疗保险用148首汉方颗粒剂中，出自20种中医古籍者126首，占85.14%。处方以汉、宋、明为核心；余下的出自10种日本汉方医籍中22首，江户时代处方占绝对优势。

◾ 中医药文化在东北亚的传播 ◾

文化视野下中日朝三地医学"活套"体例的演变

郑 洪

摘要: 明代前期,一些医著出现了规范化总结朱丹溪学术经验的"丹溪活套",后来又发展出多个医家的"活套",成为当时临床医籍的常见体例。但到了明中后期,这一体例在医书中逐渐减少乃至消失,这与当时朝廷有关科举"正文体"和摒弃"活套"的要求有密切关系。"活套"属于病证结合的基本方加减论治法,对临床知识传承具有积极的意义。日本和朝鲜半岛的传统医学界未受影响,仍在沿用。"活套"体例对当代中医教育仍有一定的借鉴价值。

关键词: 丹溪学说;活套;科举

明代前中期,多种中国医书文本中出现了"活套"体例。其最初形式是见于虞抟《医学正传》的"丹溪活套",后来扩展到其他医书,并出现了用其他医家命名的"活套"。到明中后期,"活套"这种体例名称在中国医书中逐渐消失,但后来却在日本和朝鲜半岛的传统医籍中得到

作者简介: 郑洪,浙江中医药大学浙江中医药文化研究院教授,博士生导师,研究方向:中医学术源流。

基金项目: 国家社科基金冷门"绝学"和国别史等研究专项(2018VJX064)。

发扬。这一现象需要结合三地的文化环境进行考察，有助于了解社会文化对医籍文本的影响。

一 医学"活套"的形成及其特点

"活套"作为中医书籍中的一种体例，首见于明代浙江义乌医家虞抟的《医学正传》（1515），后来在安徽新安医家汪机的《医学原理》（约1519）和浙江海盐医家贺岳的《医经大旨》（1556）有新的发展，继而在吴球《活人心统》（1539）、孙一奎《赤水玄珠》（1573）、《商便奇方》（1590年刊）和《医源经旨》（1606）等明代医书中零散存在，但此后就基本消失了。

（一）从"丹溪活套"发展起来的体例

最早出现的"活套"，名为"丹溪活套"，主要是元代浙江义乌名医朱震亨（号丹溪，世称朱丹溪）的医学经验。它初见于与朱丹溪为同乡的明代医家虞抟著作《医学正传》中。虞抟的曾叔祖虞诚斋曾受学于同邑的朱丹溪，因而虞抟曾间接学习朱丹溪的学术，并极为推崇。他在《医学正传》的"凡例"中说："凡集录诸贤成方，盖为后学设绳墨耳，学者不可固执古方以售今病，故又以'丹溪活套'，备录于各条之后，欲使后学执中之有权耳。"[1]

虞抟并未说明他书中的"丹溪活套"的来源。后来李时珍在《本草纲目》引用诸书表中，将《丹溪活套》与《医学正传》并列，将其视为一本著作；日本学者丹波元坚也曾提到"《正传》引《丹溪活套》"[2]。

---

[1] 虞抟：《医学正传》，人民卫生出版社1965年版，第3页。
[2] ［日］丹波元坚：《杂病广要》，人民卫生出版社1983年版，第737页。

但"丹溪活套"是一本专书吗？它是否丹溪本人所制订的法则？这是有疑问的。明代其他文献并未记录有名为《丹溪活套》的专书。像明代孙一奎的《赤水玄珠》中，也引用了"丹溪治痢活套"等内容，但书前的"采用历代医家书目"中只有《医学正传》，而无《丹溪活套》。

就形式来看，朱丹溪本人的著作如《格致余论》《局方发挥》《金匮钩玄》等书中均没有"活套"的体例，由后人整理的流传广泛的《丹溪心法》《丹溪心法附余》等书也没有。就目前资料看来，"丹溪活套"应当为虞抟首创，是他整理朱丹溪学术经验的一种新形式。

虞抟《医学正传》的体例，是对每种病中设"论""脉法""方法""活套"等条目，有的附医案。其中的"论"是对该病的理论认识，"方法"则是综录各家论治方法，其中往往以丹溪之论为首，如"眩运"节中，先列"丹溪方法凡三条"，继列河间、东垣等法，再后是出自《良方》《严氏方》等方剂。而后附的"丹溪活套"则专收朱丹溪对本病的论治经验，具有深化认识的性质。《医学正传》中共论述72种内、妇、儿、五官等科病证，其中有37种列有"丹溪活套"。稍后成书的汪机《医学原理》，则更进一步，书中每病为一门，几乎每门均有"丹溪治××活套"，共有71则（其中小便不通门、小便不禁门的"活套"存目，注明"俱见淋闭门"），只有"疠风门"没有这一条目。贺岳的《医经大旨》有关"活套"的内容不多，但又自成特色。

三书的"丹溪活套"情况参见表1。

表1　　三种明代著作收录的"丹溪活套"对照表

书名	有丹溪"活套"的病种
《医学正传》	中风、伤寒、瘟疫、湿证、火热、痰饮、咳嗽、疟证、霍乱、泄泻、痢、呕吐、噎膈、呃逆、痞满、肿胀、劳极、眩运、头痛、胃脘痛、腹痛、胁痛、诸气、疝气、血证、目病、口病、汗症、痊病、厥病、癫狂痫证、三消、便浊遗精、月经、胎前、产后

续表

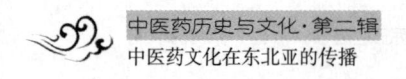

书名	有丹溪"活套"的病种
《医学原理》	中风、伤寒、暑、湿、燥、热、火、气、血、内伤、虚损、痨瘵、咳嗽、痰、泻、痢、痿症、三消、积聚、噎膈反胃、头痛、眩晕、眼目、胁痛、心痛、肚腹、耳症、鼻、牙齿、腰症、口症、脚气、瘟疫、疟、淋闭、小便不通、小便不禁、遗精便浊、秘结、脱肛、痞满、痓、痫、肿胀、郁证、呕吐、哮喘、疝、汗、怔忡惊悸、健忘、邪祟、黄疸、霍乱、厥、痹、吞酸、咳逆、痛风、伤损、破伤风、痈疽诸毒、斑疹、痔、喉痹、月经、带下、胎孕、产后、小儿、急惊风、疳、吐泻、痘疹
《医经大旨》	中风、湿证、呕吐、噎膈、内伤*、眩晕、胁痛、腹痛、疝病、诸气

*此处称为"丹溪加减法",其主方是李东垣的补中益气汤,非朱氏方。

在《医经大旨》中出现了并不属于丹溪的"活套"。后来的医著中这种情况更多,表明这一体例已被推广开来了。如孙一奎《赤水玄珠》中有"王节斋治咳嗽活套""王节斋治疟活套""彭用光治疟活套"。余世用的《医源经旨》中,论内科疾病的体例均有"活套"一节,但只有少部分标明丹溪字样,如中风门有"丹溪活套加减法"[①],其他门则多是只写"活套"二字,具体内容有的提到如王节斋等医家名字,也有的未明写来源,可能是作者本人的经验。或见,"活套"已经成为一种专门的医学著述格式了。

(二)"活套"的体例特点

"丹溪活套"的内容,是朱丹溪对病症的实际论治经验。现以《医学正传》"中风"一节为例进行说明。该节起首的"论"部分,详述了认识源流,对金元时代的刘完素、李东垣、朱丹溪三家的观点均有述评,然后提出作者个人观点。"方法"部分首列"丹溪曰"共5条,然后是各家治中风方剂。方剂的体例包括方名、出处、功效主治、组成、

---

① 余世用:《医源经旨》,中国中医药出版社2015年版,第102页。

服法，基本都按所出之书的内容，包括部分原有加减法者。个别方后有虞抟的按语。到了"丹溪活套"部分，则是对前面列出的丹溪对该病论治思想的扩充，更完整介绍了朱丹溪治中风的经验。例如"方法"一节中提到丹溪的观点是"治法以治痰为先，补养次之"，所列方中也有二陈汤，但没有作具体介绍。到了"丹溪活套"，就详尽地展现了朱丹溪的论治思想。其内容非常严密细致，便于学习应用。

而《医学原理》《医经大旨》中有关中风的内容与虞抟又有不同之处。参见表2。

表2　　三种明代医著收录的治中风"活套"内容比较

证候	《医学正传》	《医学原理》	《医经大旨》
总纲	凡中风证，悉以二陈汤加姜汁、竹沥为主。	同左	无
风痰盛、声如拽锯者	加南星、枳壳、皂角、防风、栝蒌仁。	同左	无
血虚者	加川芎、川归、白芍药、生地黄。	同左	无
有瘀血	加桃仁、红花。	同左	无
如气虚	加人参、白术、黄芪。自汗者，以黄芪为君，少用茯苓、半夏，或佐以附子。	同左	无
如风邪盛、自汗身体痛者	加防风、羌活、薄桂。	同左	无
头目不利或头痛如破	加川芎、白芷、荆芥穗、细辛、蔓荆子。顶痛者，去川芎，加本，或加酒炒片芩。	同左	无
如无汗，身体痛，脉浮缓有力，或浮紧，或浮弦，皆风寒在表之证	本方加羌活、防风、川芎、白芷、苍术、秦艽之类，或只用小续命汤倍麻黄以表之。	同左	无

续表

证候	《医学正传》	《医学原理》	《医经大旨》
如大便秘结不行	四物三化汤以微利之，三、五日一去可也	无	无
心血亏欠，致心神恍惚	本方加黄连、远志、石菖蒲。或心动摇惊悸者，更加酸枣仁、茯神、侧柏叶、竹茹，连前共作一剂煎服	同左	无
如口眼㖞斜，语言不正，口角流涎，半身不遂，或全身不能举动	无	宜以人参、防风、麻黄、羌活、升麻、桔梗、石膏、黄芩、荆芥、天麻、南星、薄荷、葛根、白芍、杏仁、归、芎、白术、细辛、皂角各等分，加姜煎，更入竹沥、姜汁半杯	无
如因寒而中	无	宜姜附汤为主，挟气痰攻刺加白芍、半夏，手足不仁加防风，挟湿者加白术，筋脉牵急者加木瓜，肢节痛不可忍者加桂、姜、枣	无
因七情气郁而致者，多气中	无	宜入味顺气散等药	无
凡中风邪，面加五色，脉浮而恶风寒，拘急不仁，四肢风痹，皆中腑也	无	无	以加减续命汤发其表，调以通圣辛凉之剂
唇缓失音，鼻塞耳聋，眼瞀便秘，九窍不利，此中脏也。	无	无	以加减三化汤通其滞，调以十全、四物之汤。
外无六经之证，内无便溺之阻，手不能举，口不能言，此中经也	无	无	大秦艽汤

从表2可见，汪机可能参考了虞抟的内容，有所增补。而贺岳书中的"丹溪活套分治法"却没有前二人共有的内容，另加了几条前二人所无内容，这些内容在《丹溪手镜》中可以见到。这也进一步说明"丹溪活套"不是一本书，而是不同医家根据所理解的内容整理出来的。

后来据其他医家经验整理而成的"活套"，其特点与"丹溪活套"基本相似。

（三）"活套"体例的性质及其意义

从前述"活套"的格式来看，这是一种具有一定规范性的临床病证论治套路。活、套二字本身是一种正反组合，"套"者，固定套路，示人以规矩；"活"者，注意随证论治，示人以活法。

传统中医向来有"医者意也"的说法，高明的医家向来强调"法无定体，应变而施；药不执方，合宜而用"①。丹溪医学的崛起，就是以反对套用《和剂局方》成方而著称的。他的临床治法灵活，因而被后人称为"心法"。"活套"虽有"活"意，但终究是一种"套"，朱丹溪本人当不会著此种著作。那么虞抟和汪机等人为什么要采用"活套"的形式呢？这一方面有当时时俗影响的因素（详见后文），另一方面，笔者认为也与医学传承的需求有关。

"医者意也"，对于医学传习者来说是相当高的要求。在医学文本中，大多数其实是以定型的"验方"形式传播知识的。历代内科方书中，从晋唐的《小品方》《备急千金要方》《外台秘书》，到宋代的《太平圣惠方》《圣济总录》等，都是在疾病条目下广泛辑集医论和医方，形成以"辑集验方"为主的体例。这类书中所集药方数量虽多，但来源不一，彼此间关系也少有说明，并不容易掌握其用法。所以，古代极为强调跟师

---

① 刘纯：《医经小学》，中国中医药出版社2015年版，第90页。

学习，如果没有老师指引，对于"验方"是很难明了如何变通运用的。

当然，古代也有对方剂运用加以详细论述的范例，最有代表性的就是张仲景的《伤寒论》。该书详述了论治"伤寒"时的各种情况，曲尽用方加减变化之微，故为万世所宗。后人惯于将其中的每个治法立一方名，形成"伤寒113方"之说。其实不少研究者提出，应以"类方"的角度来看待《伤寒论》的方剂，不少方剂可视作某一基础方的加减，如桂枝汤类方、小柴胡类方等。在这种视角下，伤寒方并不是一张张独立的"验方"，而是很好地反映了方剂的加减变化，亦即体现着"辨证论治"精神。

不过，张仲景这种详尽的论述主要见于其偏论外感的《伤寒论》，而在内科性质的《金匮要略》中就没有如此细致。以后的历代名医著述，多以集方为主，若有所发挥也只是略谈要点，少见有细述加减变化的。朱丹溪所著《格致余论》《局方发挥》也是如此。因此，内科杂病如何灵活治疗，一直缺乏范例。幸而在朱丹溪这里，情况有所不同，他本人虽未暇详著经验，但因他医名极盛，从学者众多，其验案验方和平时论述被争相记述和传抄。弟子们从学习的角度，细致地记下了老师在临床中的各种变化，后来又加以系统整理，从而构建起一种以朱丹溪个人经验为主体的内科证治体系。这类著作中较早的是约在1450—1456年间由杨珣刊行的《丹溪心法》，现已佚。后来行世的主要是1482年程充整理本。其体例是在每病之前有朱丹溪对于此病的总体看法和主要方药加减法则，充分体现了朱丹溪临证的灵活机动。

《丹溪心法》的本来面貌或许只有朱丹溪的言论与用方，现行本中则有不少附方，均是前人的成方，按程充所说，这是成化（1465—1487）初年王季㯺所附加的。后来方广编《丹溪心法附余》（1536），又补充了更多其他医家方论，但仍然以丹溪为主体，相比之下，虞抟、汪机等人是以另一种形式整理丹溪之学。他们毕竟不是丹溪亲传弟子，虽然非常推崇丹溪，但又不为所限。他们回到"集方"的旧例，综集各家言论，以显示博采众长。但与其他医家相比,丹溪经验特别丰富,为了突出以及有所区别,他们于是创造出"丹溪活套"这种形式。相比之下,"集方"中各家论点是各不统属的,而"活套"则思路连贯,层次分明。后来,这种方法逐渐推广到其他对某一病证论治有详细经验的医家中,有的著者本人也逐渐依此思路总结论治思路。像贺岳的《医经大旨》中,许多疾病虽然没有列出"活套",但实际的体例基本都是"活套"格式,即先列"主方",然后针对各种情况加减。只是可能因为不是丹溪经验,避用"活套"一词。

由此可见,"活套"可以说是医学临床著作的编集形式的一种新变化,它与"心法"相比其实并无本质区别,都体现着方书著作从简单集方到容纳更多实践经验的发展。不过"心法"更突出个人色彩,"活套"则将个人风格与集方传统进行了整合,具有更广的面向性。这应当是一种进步,但为何这一形式在此后的中国医书中逐渐消失?

二 文化背景下的"活套"溯源及其争议

"活套"一辞,原本并非医家所创。它最早出现于宋元之际的类书中,在明代曾盛行一时。但在明中期掀起了许多争议。

(一)宋元明文化中的"活套"

"活套"是宋元明时期中国社会盛行的一种通俗应用文程式。它的出现与科举和官场写作有关。现存文献中,宋代《四六丛珠》较早在类书中设列"诸式"一门,有"内简换易"一门,已经类似于"活套"[①],该书是为公文的"四六"骈体写作提供辞藻、典故的类书。宋末元初

---

① 侯体健:《士人身份与南宋诗文研究》,复旦大学出版社2018年版,第245页。

时阴时夫所编的《韵府群玉》，以韵字形式归类各种典故，其中正式设置"活套"一栏，目的是"以便初学，或可化腐为奇"①，所列出的都是可用于诗作或韵文常语词组合范例。元代还有《诗学活套押韵大成》等书，严毅认为其体例未善，重编为《诗学集成押韵渊海》，特点是"先活套，次体字事联"②。

其后元明类书中此类形式广泛流行，如元代有《新编事文类要启札青钱》（约1300）、《新编事文类聚翰墨全书》（1324）和《居家必用事类全集》等，均收录生活中的应用文体的格式活套，即应付不同场合的套话格式范文，使用者只要替换填充上相应人名、时间等元素即可成文。以《新编事文类聚翰墨全书》为例，其"活套门"有20个大类，收录各种书札写作活套，如"具礼"条下，又分"卒哭用、僧家用、道家用"的类别等"换易事实"方法，其他还有19个门类内都收有小简活套。③

"活套"对于一般社会应用提供了便利，如有学者指出，明清日用类书所收录的各种契式活套对于促进契约文书在民间的广泛使用有重要作用。④但是在明代科举制的发展中，"活套"这一形式被商业利用，产生了负面的影响。

（二）明代中后期对时文活套的抨击

明成化二十三年（1487），科举正式采用八股文取士。八股文就四

---

① 刘玉才，[日]住吉朋彦主编：《韵府群玉》上册，北京大学出版社2018年版，第18页。

② 严毅：《诗学集成押韵渊海》，《续修四库全书》第1222册，上海古籍出版社2002年版，第165页。

③ 张澜：《中国古代类书的文学观念：〈事文类聚翰墨全书〉与〈古今图书集成〉》，九州出版社2013年版，第110—115页。

④ 尤陈俊：《法律知识的文字传播》，上海人民出版社2013年版，第12页。

书五经取题，论述须用古文语气，对句子长短、字数和声调都有繁琐要求。为了满足应试需要，精明的书商将经籍中的名物、典故分类纂辑，以备举子应用。一时这类书大量流行，许多八股文应试文章徒有辞藻，缺乏内涵，引起许多文人不满。如陆容（1436—1497）指责刊行此类书籍的书商说："利之所在，人心趋之。市井趋利，势故如此，学者趋简便，亦至此哉。"① 正德八年（1513）河南乡试考官秦某批语说："'论'场中，正要于议论中看人识论。理要得理趣，事要得事情，反复委曲，含蓄痛快，乃见胸次，乃见笔力。而近时士子科举之作，承习学究一种活套文字，遇题不问出处，但字面有近似者，辄移其意以入其说，陈俗腐烂，有所不计。"② 表明了衡文取士中反对滥用活套的态度。

这种现象的发展，引起了朝廷的重视。明代中后期，出现了"正文体"的运动。嘉靖朝曾任礼部尚书的张治（1488—1550）批评说："士习举业，类拟应试活套，以徼一捷。不知经史为何物，于身心了无所得。"③ 桂萼（？—1531）在《修明学政疏》也批评诸生业举子"作为科举活套，亦自称绝江网，是甘以市井小人自居，恬不以为耻也"④。顾潜（1471—1534）出任京师指学官时，严格要求："若徒记诵近时刊印时文并讲义、活套等书苟应考校，则其立志不远，取法已卑，验出必行惩责。"⑤ 黄佐在《南雍志》（1543）中指出："定规、模范、拔萃、文髓、文机、文衡、主意之类……青钱、锦囊、存录、活套、选玉、贯义，纷

---

① 陆容：《菽园杂记》卷15，中华书局1985年版，第181页。
② 龚延明主编：《天一阁藏明代科举录选刊·乡试录》第4册，宁波出版社2016年版，第3234页。
③ 焦竑：《献征录》，上海书店出版社1987年版，第586页。
④ 孙旬：《皇明疏钞》卷49，《续修四库全书》史部第464册，上海古籍出版社2002年版，第416页。
⑤ 顾潜：《静观堂集》卷8，《四库全书存目丛书》集部第48册，齐鲁书社1995年版，第531页。

纭杂出",要求有关官员"亲诣书坊,搜得书版尽烧之"①。万历十六年(1588)礼部仍指出:"近年以来,科场文字渐趋奇诡,而坊间所刻及各处士子之所肄习者,更益怪异不经,致误初学。"②

这种批评,一直持续到明末。如艾南英(1582—1646)《答陈人中论文书》说有的士人"止去《左》《国》《史》《汉》句字名物,编类分门,率尔成篇,套格套辞,浮华满纸"③;王夫之(1619—1692)批评读书人"不博极古今四部书,则虽有思致,为俗软活套所淹杀,止可求售于俗吏,而牵带泥水,不堪挹取"④等。

在文学的角度,正如有学者所指出的:"人们创造这个名词的初衷,想来是希望通过对'活'字的强调,来展现文学速成中活学现用的一面。但在真正的文学家和研究者看来,'活套'外衣下隐藏的,却是死气沉沉的伪文学内质。"⑤因而此时复古派、性灵派纷纷兴起,在文学创作中利用"活套"类书的做法也已为文界所不齿。

从以上时代文化特点来看,到了明中后期,虽然民间社会上仍广泛应用"活套"格式,但此词在思想界已经成为一个不光彩的名词。这自然影响着当时以"儒医"为时尚的医界。例如书商所编的时文类书曾有"截江网"之名,意谓搜罗无遗之意,而明代医家陶华(1369—1463)的著作因取了"伤寒证脉截江网"一名,结果一直为学者所讥,称其"鄙俚之名,耄荒溺爱,亦可悲矣"⑥。明末李梴在《医学入门》(1624)

---

① 黄佐:《南雍志》卷4,《续修四库全书》史部第749册,上海古籍出版社2002年版,第170页。

② 王世贞:《弇山堂别集》卷84《科试考四》,中华书局1985年版,第1595—1597页。

③ 艾南英:《天傭子集》上册卷5,台湾艺文印书馆1980年版,第543页。

④ 王夫之:《姜斋诗话笺注》,戴鸿森笺注,上海古籍出版社2012年版,第235页。

⑤ 叶晔:《从书仪到活套:南宋文章文本生成中的近世转型》,《文学遗产》2018年第1期。

⑥ 曹禾:《医学读书志》,中国中医药出版社2015年版,第65页。

中主张临证用药"百般加减由人",他在论补中益气汤时说:"如头痛加芎、芷活套,则不甚录。即头痛太阳川芎、阳明白芷,岂可概加芎、芷哉?"① 也就是始终强调法无定法,灵活机变,而反对"活套"。在此影响下,"活套"的说法逐渐从医学著作中消失。相应地则是"辨证论治"的提法逐渐兴起并定型。②

三 日本与朝鲜半岛医家对"活套"的发扬

与"活套"从中国医书中消失相反,这一形式在18世纪以后的日本和朝鲜半岛有所发展。

(一)"活套"形式对日本汉方医学界的影响

朱丹溪的学术在元明时期深刻地影响了日本汉方医学界。而其向日本传播的方式,据说正是经由虞抟。多种医学史籍均记载,日本"后世派"的创始人田代三喜曾入明学医。一种说法提到他"禅余学医于恒德老人之儿孙"③。"恒德"即虞抟,因其号"花溪恒德老人"。虽然也有日本学者认为田代三喜未曾入明,但目前持旧说者仍占多数。④ 虞抟的《医学正传》在日本也曾多次流行。目前日本保存的孤本明嘉靖十八年(1539)广勤书堂刻本《新编医经正宗》,即为《医学正传》别名,小曾

---

① 李梴:《医学入门》,上海科学技术文献出版社1997年版,第640页。
② 关于"辨证论治"一词,一般认为以明代医家周慎斋所著《慎斋遗书》中的"辨证施治"为较早近代说法,而作为一个完整的词组,最早见于清代医家章虚谷所著的《医门棒喝》。参见童舜华《辨病与辨证论治的历史沿革》,《上海中医药杂志》2002年第6期。
③ [日]田代三喜,原昌克『三喜直指篇』,青藜書房藏板,日本天明乙已(1785),直指篇题言。
④ 参见丁代苗、郑洪《〈类证辨异全九集〉与朱丹溪医著的关系》,《中华医史杂志》2021年第2期。

户洋考证为《医学正传》现存最早刊本。①

从实际内容来看，虞抟对丹溪医学的整理对日本医家确实产生了较大影响。田代三喜曾留下《本方加减秘籍》书稿，前半部是中风、中气、中寒、中暑、中湿、咳嗽、下痢等26个病的基本处方，后半部是各病的加减方，日本学者远藤次郎认为该书完美地诠释了田代三喜用基本方配合加减方的辨证配剂思想。②

田代三喜的弟子、日本汉方医学宗师曲直濑道三（1507—1594）的学术，也接近于此。曲直濑道三的代表作《察证辨治启迪集》所提倡的"察证辨治"，更强调"临机应变，医之意也"③，他"以丹溪为本"，有"日本道三，丹溪之流也"④的说法。远藤次郎指出，道三否定当时颇为流行的熊宗立所编的《医书大全》，"其理由，据其引用内容可作如下推测，即《医书大全》的编纂，仅采用摘录、罗列的浅陋形式，对于病证缺乏深入观察，只是简单地处以既存成方而已。相形之下，道三所信奉的丹溪医学，则强调'察证辨治'"⑤。这一总结准确地说明了丹溪学术与以前集方类著作的区别。

道三的后人一直传承其学术主旨，他的儿子曲直濑玄朔在《医学指南篇》中描述该门的知识体系说："诸证辨治师丹溪，尚从天民。"天民即虞抟的字。这也充分地说明丹溪至虞抟一脉的学术影响。不过，无

---

① ［日］小曽户洋，真柳诚编『和刻汉籍医书集成』第8辑，東京：エンタプライズ株式會社、1990、3頁。

② ［日］远藤次郎「新発見の医書、田代三喜〈本方加減秘集〉に見られ医説——基本方と加減方」，『日本医史學雜誌』2001年第4期。

③ ［日］曲直濑道三「启迪集」，载大塚敬节，矢数道明主编『近世漢方医学書集成』第2卷，東京：名著出版、1979、18頁。

④ ［日］曲直濑道三『診脉口伝集』，内库文库抄本。这一段话仅见于此版本。富士川文库另有《诊脉口伝集》刊本，无此段文字。

⑤ ［日］远藤次郎撰：《〈启迪集〉与日本医学之自立》，郭秀梅译，《中国科技史杂志》2012年第1期。

论是三喜还是道三,并没有采用"活套"这一说法。这或许因为他们更喜欢自由拟方。据研究,晚年的曲直濑道三几乎抛弃了对基本方进行加减的方法,而是单纯按照症状来组方,每种症状列出几味选用药,最后组成一方,并依药物出现的次数决定其分量的大、中、小,他将此法称为"出证配剂"①,这种形式更接近于"心法"。

日本汉方医中再现"活套",则是在被誉为"后世派"的中兴者的香月牛山(1656—1740)处。香月牛山所宗奉的以李东垣为主,兼及朱丹溪等人,著有《牛山方考》(1779)和《牛山活套》(1782)等。《牛山方考》由其门人刊行,刊行者在序中提到了对"活套"的看法:"方宜考而套当活。"②从内容看,这两本书对"活套"的采用分开处理的方式。《牛山活套》与《医学正传》一样,以病为纲,它没有像虞氏的"丹溪活套"那样设单独一节,但实际上整本书就是"活套"。如"感冒"一节,提出轻症通用香苏散,风寒用人参败毒散,汗出热甚用十神汤,恶寒咳嗽用参苏饮,头痛腰强用九味羌活汤等。这些方全部都是前代的成方,此书只是将其应用情况加以有序排列,使之具有整体性。需要指出的是,这并不是一种创造,其实中国明清时期很多医书都已经采用这一方式,只是忌用"活套"一词,而香月牛山对此并无忌讳。

《牛山活套》仅列成方不列加减,方则见于《牛山方考》。《牛山方考》以方为纲,在主方之后细列各种加减法,这也是"活套"。二书"圭判璋合"③,互为补充。

---

① [日]曲直濑道三「出證配剂」,载大塚敬节,矢数道明主编『近世漢方医学書集成』第61卷,東京:名著出版、1979、306頁。

② [日]香月牛山「牛山方考」,载大塚敬节,矢数道明主编『近世漢方医学書集成』第61卷,東京:名著出版、1979、7頁。

③ [日]香月牛山「牛山方考」,载大塚敬节,矢数道明主编『近世漢方医学書集成』第61卷,東京:名著出版、1979、7頁。

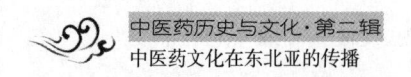

（二）朝鲜半岛的"活套"医籍

朝鲜李朝末年，朝鲜医家黄度渊著成《医宗损益》（1868），博采诸家医论医方，内容较详。后来，他为求切于实用，帮助习医者，于是提取精要，重加编排，著成《医方活套》（1869）。以上、中、下三统分类法排列方491方，上统为补剂；中统为和剂；下统为攻剂，称"集诸方之尤著者，以为活套之万一，其药则随宜增减"[①]，广为流传，影响深远，其子黄泌秀称"书简施博，条理明畅，人一见之，皆可按证而治，虽素所未攻者，无不欲蓄一本"[②]。该书的体例是卷首有针线之部，以病为纲，简述病状、病机，然后列出常用方，方后标名三统编号，示例如下（"增"字头方剂编号为李常和所增）：

"一、中风 中风其人，卒然昏倒，不省人事，口噤，背反张，小续命汤（中一）；右症悉具而不反张者，大秦艽汤（增一）。中风有中腑、中脏、中血脉之殊，又有寒热闭脱之分，宜细加查核。

二、中腑 中腑者，中在表也。外有六经之形症，与伤寒传变之症无异也。有头痛、发热、身痛、脉浮缓、有汗为伤风。中太阳，桂枝汤（增二）；中阳明，葛根汤（中一二）加桂枝；中少阳，小柴胡汤（中二五）加桂枝；通用，疏风汤（中二）；中三阴者，按伤寒门施治，加治风药。"[③]

而在方的部分，则有药物加减的"活套"。三统各举一例见表3。

[①] 崔秀汉：《朝鲜医籍通考》，中国中医药出版社1996年版，第154页。
[②] 延边民族医药研究所整理研究小组整理：《增补辨证方药合编》，延边人民出版社1993年版，第1页。
[③] 延边民族医药研究所整理研究小组整理：《增补辨证方药合编》，延边人民出版社1993年版，第54页。

表3　　　　　　　　三统方加减"活套"示例[①]

统	方名	活套
上统	地黄饮子	虚人及老人倍熟地，加人参；虚火上升加黄连少许为引；空心服
中统	加味大补汤	虚甚，倍加重数
下统	防风通圣散	去滑石、芒硝，并酒炒，名酒制通圣散；瘾疹、瘙痒加金银花、玄参、蝉退

表3中的方剂，也均是前人成方。黄度渊在应用成方的基础上提出个人的加减经验。他的《医方活套》曾与其《损益本草》合刊成《证脉方药合编》，为少见的四层楼本，首层为《损益本草》，下三层分别为上、中、下统。后来朝鲜医家李常和在其基础上增补不少内容，形成《增补证脉方药合编》，又称"李常和活套"。他们也因此被称为朝鲜医学中的"活套"学派[②]。

四　文化比较背景下的思考

日本和朝鲜半岛对于"活套"的态度，没有受到中国明代社会文化的影响，这或许与两国科举发展的特点有关。日本在8至10世纪一度实行类似于中国的贡举制，但后来中止，未再学习中国的科举制度。有学者认为这使日本文化倾向于"对实用知识和实际生活需要的关注"[③]。朝鲜半岛虽一直实行科举制度，但也没有引入八股文。据记载，朝鲜学者对八股文颇有疑问，如清乾隆三十年（1765）朝鲜燕行使洪大容向中国士人周应文询问说："出身后八股文亦有用处乎……疏章亦用八股文

[①] 延边民族医药研究所整理研究小组整理：《增补辨证方药合编》，延边人民出版社1993年版，第117—118页。

[②] 李根培：《中国朝医学（内科学卷）》，延边大学出版社2015年版，第8页。

[③] 李卓：《"儒教国家"日本的实像：社会史视野的文化考察》，北京大学出版社2013年版，第69页。

乎？"而周应文回答说："疏章用汉唐八家文体，八股乃考试士子者。"①这令他十分不解。另据研究，在16、17世纪，朝鲜科文文体在律格等音韵格式的强制性逐渐被弱化，该国有关科文的参考书中，也有历代套、殿策套等类似于"活套"的内容，②但似并没有发生对"活套"的彻底否定情况。

"活套"这种形式在日本和朝鲜半岛的语境下不仅未遭贬弃，反而得到肯定。日本著名儒学家林罗山（1583—1657）曾与朝鲜学者讨论过这一问题："罗山林子问朝鲜国进士汪德夏云：活套之字义如何？汪答云：套者，规矩、格式谓也；活者，活泼不拘滞之义也。言作文者，依此套而活，通变以用也。"日本医者据此指出，活套有"活泼泼地"之义，指医方应病机而权变加减的做法。③所以，两国传统医界对该词的理解都是比较正面的。而且"活套"类著作在普及医学知识方面确实起了良好作用。我国延边地区的朝鲜族医学的早期发展，据记载就主要依靠这类书，"绝大部分民族医主要靠《医方活套》起家，当时约有二百人之多"④。

在中国，丹溪之学带来的临床医籍变化并未因忌言"活套"而中止。变化主要体现在不仅仅集前人之方，而且注意探求方药之理，并将其有机整理成"套路"，当然也强调要灵活应用。就这种用意而言，"活套"本来是合适的词眼。但是，在中国文化语境中，"活套"一词成为忌讳。中国医者始终对临床规范的形成持有戒惧之心，或许科举文化给

---

① [朝] 洪大容：《湛轩燕记》，《燕行录全集》第42卷，东国大学出版社2001年版，第33页。

② [韩] 李祥旭：《中韩科文比较研究试论》，载刘海峰、郑若玲主编：《科举学的系统化与国际化》，华中师范大学出版社2016年版，第718、724页。

③ [日] 冈本一抱『醫學正傳或問諺解』，扶桑帝城書肆、享保十三年（1728）刻本、10頁B。

④ 洪宗国：《中国民族医药思想研究》，湖北科学技术出版社2016年版，第345页。

了他们不好的样例。清代中国医家王邦傅曾说："奈今之医者，不读仲景之书，不采诸贤之论。几句油腔，一味活套，便曰我能治伤寒矣！及乎临证，则茫无所措。"①将"活套"视为低劣的做法。

其实，任何知识体系在最初学习时，都希望有规矩可循，这是人情之常。像清代遵经复古派医家陈修园虽批评"庸浅活套"，但在编写《医学实在易》《医学从众录》等入门书也会用这一说法，如称"时医以二陈汤加藿香、砂仁统治之。虽是庸浅活套，尚不碍理，余亦从之"②，对香苏饮有"解肌活套亦须知"③的说法等。可见这种形式对于医学入门来说确有积极作用。需要强调的是在入门后更学会变通，正如余世用所说："活套者，在人之消息，察虚弱、观新旧治之。"④

朝鲜"活套派"医家李常和也注意到"活套"可能有的弊端。他说："又有最所患者，活套一书，家藏而户备，不究病源而徒阅活套，人人皆医，足以伤人。"⑤他认为要具备变通能力，在于懂得医理。因此他为黄度渊《证脉方药合编》作增补时，补充了不少基本理论知识，以纠正"不知风寒暑湿燥火、阴阳虚实表里之理，而妄随己意辄用古人之方"⑥的情况。这些内容在黄度渊最早的著作《医宗损益》中本已存在。黄度渊著《医方活套》的原因，就是因为学习者不易学习其《医宗损益》，"不敢为之汎应而滋惑焉"，他指出"今夫天下之事，规矩可传而

---

① （清）王邦傅撰；（清）叶子雨参订；张玉萍校注：《脉诀乳海》，中国中医药出版社2017年版，第126页。
② （清）陈修园著；宋白杨校注：《医学从众录》，中国医药科技出版社2019年版，第59页。
③ （清）陈修园：《时方歌括》，福建科学技术出版社1984年版，第34页。
④ 余世用：《医源经旨》，中国中医药出版社2015年版，第315页。
⑤ 延边民族医药研究所整理研究小组整理：《增补辨证方药合编》，延边人民出版社1993年版，第3页。
⑥ 延边民族医药研究所整理研究小组整理：《增补辨证方药合编》，延边人民出版社1993年版，第5页。

其巧难传",不得已始"集诸方之尤著者,以为活套之万一","因是推究,庶其汛应而入门矣"①。只是《医方活套》及《证脉方药合编》一旦编成,就因其简易而风行,而原书反而不行。这也说明,"活套"类著作既有利于初学者的一面,也有其局限性。关键在于如何利用。当代我国朝鲜族医学家金福男近年著有《中医活套》一书,其主旨是"做一个样本,使中医师能够在临证时按照样本选方,再根据病证灵活变通,选择最合适的方剂"②,书中的体例近似于《医方活套》而又有时代特色。

当代中国开设中医院校教育后,新编的临床教材中引入了"辨证分型"体系,实际上就是类似"活套"的形式。这一体系沿用多年,在实践中也有不少批评之声。学界对此有清醒的认识,如曾任《中医内科学》教材主编的张伯臾就谈过其弊端。据载:"尽管张老曾担任《中医内科学》教材的主编,但张老并不完全认同临证完全依辨证分型来治疗。张老认为作为教学提纲挈领可以这样做,但临床治疗不是几个证型就可以解决的。'辨证分型论治'使得中医思维变得僵化和线性化了,中医思路受到限制,因为临证所见病患表现本来就是千变万化的,作为中医临床医生,要有自己的临床思维能力。"③可见中国传统医学一直以更高的标准来要求医者。当然,为初学者建设入门路径仍是有必要的。现代的院校教育体系分化出了基础理论等课程,注意培养学习者掌握基本医理和传统思维,以具备临床应变的能力。但是"辨证分型"这一说法,也确实容易带来定"型"的误解。相比之下,曾经存在的"活套"一词,可能更合理,仍有值得借鉴的必要。

---

① 延边民族医药研究所整理研究小组整理:《增补辨证方药合编》,延边人民出版社1993年版,第2页。
② 金福男:《中医活套》,中国中医药出版社2018年版,第2页。
③ 蒋梅先主编:《愚斋诊余录:张伯臾脉案膏方精选》,上海科学技术出版社2020年版,第373页。

■ 中医药文化在东北亚的传播 ■

宋朝医学方书在朝鲜半岛的传播、应用及影响

韩 毅

摘要：宋代是中国古代医学全面发展的时期，无论是官修医学方书，还是医家撰写的方书著作，均取得辉煌成就。在宋朝官府的重视和雕版印刷术的推动下，官、私医学方书不仅在中国国内得到广泛传播，而且还由中、朝使者及僧人、商人等传播到朝鲜半岛，受到朝鲜官府、医家和士人的高度重视，先后有朝鲜刊本、抄本等流传。在朝鲜高丽王朝、朝鲜王朝时期成书的史书、目录学和医学著作中，详细记载传入朝鲜的宋朝方书卷数、序文、题跋、版本和流传情况。朝鲜医学家撰写的《济众立效方》《御医撮要方》《御修医方类聚》《医林撮要》《东医宝鉴》《医门宝鉴》《广济秘笈》《济众新编》《医宗损益》《谚解痘疮集要》《东医寿世保元》等方书著作中，大量引用宋朝方书中的医学知识，将其广泛应用于诸科疾病诊断与治疗、成药组方配伍与应用、医学教育与考试等，对朝鲜传统医学体系的形成与发展产生积极的影响。同时，朝鲜刊刻的各种宋代医学方书又传播至日本和回流至中国，弥补国内宋代方书

作者简介：韩毅，中国科学院自然科学史研究所研究员，博士生导师，研究方向：医学史。
基金项目：中国科学院自然科学史研究所"十四五"科技规划创新项目（E2291G03ZX）；国家社会科学基金冷门"绝学"和国别史等研究专项（2018VJX064）。

中缺失的内容，在中朝乃至东亚医学文献交流史上发挥重要作用。

关键词：宋朝；医学方书；朝鲜半岛；刊本；抄本

宋代是中国古代方书学发展史上取得重要成就的时期，无论是官修医学方书，还是医家撰写的方书，均取得显著成就。宋代医学方书包括综合方书和专科方书两大类，具有很强的权威性、规范性和实用性，不仅重视方剂学理论的总结与创新，而且也重视疾病分类、药物炮制和临床治疗等。两宋时期，宋朝方书中的绝大多数著作由中、朝使者及僧人、商人等传入朝鲜半岛，受到朝鲜医学界的高度重视。在朝鲜高丽王朝（918—1392）和朝鲜王朝（1392—1910）时期，传入朝鲜半岛的宋朝方书不仅有宋、元、明、清刻本和朝鲜刻本、抄本流传，而且在朝鲜医家撰写的《济众立效方》《御医撮要方》《御修医方类聚》《医林撮要》《东医宝鉴》《医门宝鉴》《广济秘笈》《济众新编》《医宗损益》《谚解痘疮集要》《东医寿世保元》等著作中，大量征引宋朝方书中的各科方论与方剂分类、方剂组成与变化、方剂剂型与主治、中药煎药与服药等内容，广泛应用于疾病治疗和医学教育。可以说，"朝鲜医学的发展，与中国医学有着密切的关系"[①]，其中方书发挥相当重要的作用。近代以来，朝鲜、韩国、日本珍藏的宋刊本和各种其他时期传入的宋朝方书著作及其序文、题跋、后记等又回流至中国，弥补国内宋朝方书著作中缺失的内容，具有相当重要的文献价值和学术价值。

学术界关于宋代医学方书东传朝鲜半岛的研究，尚无专文加以探究。笔者在已出版的《宋代医学方书的形成与传播应用研究》一书中，

[①] 李经纬：《序》，载崔秀汉：《朝鲜医籍通考》，中国中医药出版社1996年版，第1页。

对宋朝方书东传朝鲜半岛的情况进行初步的探究。①近年来随着韩国藏汉籍医书目录的整理和影印出版，对此问题仍有进一步深入探究的必要。本文利用中、朝、韩、日等馆藏医学文献史料，系统地探究宋朝医学方书在朝鲜半岛的传播、应用及影响，揭示宋朝方书在东亚医学发展史上产生的重要作用。

一　宋朝官修医学方书向朝鲜半岛的传入及流传

医学在中国古代作为"仁政"之学，受到宋朝皇帝、官府官吏、医学家和士人的高度重视。宋朝皇帝和官府认为"治病良法，仁政先务"②"救恤之术，莫先方书"③，因而对医学方书的编撰采取鼓励与支持的政策，先后组织医官、朝臣、阁臣、道士、文人等编修《太平圣惠方》《神医普救方》《庆历善救方》《简要济众方》《熙宁太医局方》《政和圣济总录》《太平惠民和剂局方》等官修方书。受国家重视与政府政策的支持，宋代医学家、地方官吏、文人、道士、僧人等兴起编撰医书的热潮，先后撰写约1000余部医学著作，其中综合性方书和专科方书占绝大多数。在雕版印刷术的推动下，这些医学方书不仅成为宋朝官府弘扬仁政思想、规范医学知识和加强统治的新工具，而且被宋朝官府颁赐到全国诸路州府、周边少数民族地区和朝鲜、日本等地，成为东亚地区通用的医学著作。

---

①　韩毅：《宋代医学方书的形成与传播应用研究》，郑金生，汪惟刚，犬卷太一校点，广东人民出版社2019年版，第573—574页。
②　（宋）赵佶敕编：《圣济总录》卷195《符禁门》，郑金生，汪惟刚，犬卷太一校点，人民卫生出版社2013年版，第2240页。
③　（宋）陈承，裴宗元，陈师文：《太平惠民和剂局方进表》，载陈承，裴宗元，陈师文：《增广太平惠民和剂局方》卷首，许洪增广，［日］橘亲显等校正，任廷苏，李云，张镐京等点校，《故宫珍本丛刊》精选整理本丛书，海南出版社2012年版，第3页。

两宋时期，统治朝鲜半岛的是高丽王朝，明清时期则是朝鲜王朝，又称李氏朝鲜或李朝，与中国在医药学方面保持着密切的交流。宋朝官修医学方书《太平圣惠方》《皇祐简要济众方》《太平惠民和剂局方》《政和圣济总录》及其不同时期的刊本、抄本等，先后传入朝鲜半岛。

（一）《太平圣惠方》

1.《太平圣惠方》的编撰情况

太平兴国三年（978），宋太宗下诏翰林医官院医官王怀隐、王光佑、郑彦、陈昭禹等编撰《太平圣惠方》100卷，淳化三年（992）成书。作为宋朝前期官修医学方书的代表性著作，《太平圣惠方》的知识主要来源于皇家秘方、前代医书和地方官吏进呈的验方效方。《太平圣惠方》确立"凡诸论证，并该其中，品药功效，悉载其内，凡候疾之深浅，先辨虚实，次察表里，然后依方用药"①的编撰体例。这种方、论结合的编排模式，不仅突破《诸病源候论》不载方剂的局限，而且也使大量分散的医方统一归属于某一门、论、病之下，再一次凸显中医学理、法、方、药具备的辨证论治思想。《太平圣惠方》刊行后，在宋、辽、夏、金、元乃至明、清时期得到广泛的传播与应用，成为防治各种疾病的权威药典、医学教育的主要教材、各级官府配药的标准和防控巫术的有效工具，在中国方剂学发展史上占有重要地位。

2.《太平圣惠方》传入朝鲜半岛

作为宋朝国家正统文化知识的一部分，《太平圣惠方》刊行后先后被颁赐到朝鲜半岛，对朝鲜传统医学体系的形成与发展产生积极的影

---

① （宋）宋太宗：《御制〈太平圣惠方〉序》，载王怀隐、王光佑、郑彦等编：《太平圣惠方》，郑金生、汪惟刚、董志珍校点，人民卫生出版社2016年版，第9页。

响。大中祥符九年（1016），高丽显宗王询派遣御事民官侍郎郭元向宋朝朝贡，归国时宋真宗下诏赐"诏书七函，袭衣、金带、器币、鞍马及经史、历日、《圣惠方》等"①。《续资治通鉴长编》卷八五也载："明年，辞还，赐其主诏书七函、衣带、器币、鞍马及经史、《圣惠方》、历日等。元又请录《国朝登科记》及赐御诗以归。"②高丽使臣郭元归国时带回的宋朝史籍，包括经史、历日、诏书、《太平圣惠方》《国朝登科记》和御制诗等。这是《太平圣惠方》首次传入朝鲜高丽王朝。

天禧五年（1021），高丽显宗派遣告奏使御事礼部侍郎韩祚等176人向宋朝谢恩，韩祚等上奏"表乞阴阳、地理书、《圣惠方》"，九月甲午，宋真宗下诏"并赐之"。③《文献通考》卷三二五《四裔考二》也载："又表乞阴阳、地理书、《圣惠方》并赐之。"④朝鲜郑麟趾撰《高丽史》卷四亦载高丽显宗十三年（1022）五月丙子，"韩祚还自宋，帝赐《圣惠方》《阴阳二宅书》《乾兴历》《释典》一藏"⑤。高丽使臣韩祚归国时带回的宋朝史籍，包括《太平圣惠方》《阴阳二宅书》《乾兴历》和《释典》等。这是《太平圣惠方》第二次传入高丽王朝。

关于宋真宗年间朝廷两次向高丽王朝颁赐《太平圣惠方》一事，宋人对此多有记载，甚至提出了批评意见。如元祐八年（1093）二月二十六日，端明殿学士兼翰林侍读学士、左朝奉郎、守礼部尚书苏轼对朝廷无偿赏赐高丽医书及其他书籍的情况提出批评："臣近再具札子，奏论高丽买书事。今准敕节文，检会《国朝会要》，淳化四年、大中祥

---

① （元）脱脱：《宋史》，中华书局2007年标点本，第14044页；（元）马端临：《文献通考》，中华书局2011年标点本，第8941—8972页。

② （宋）李焘：《续资治通鉴长编》，中华书局2004年标点本，第1957页。

③ （宋）李焘：《续资治通鉴长编》，中华书局2004年标点本，第2255页；（元）脱脱：《宋史》，中华书局2007年标点本，第14044页。

④ （元）马端临：《文献通考》，中华书局2011年标点本，第8941—8972页。

⑤ ［朝］郑麟趾：《高丽史》卷4《显宗世家一》，云南大学图书馆藏明景泰二年朝鲜木活字本，《四库全书存目丛书·史部》第159册，齐鲁书社1997年版，第65页。

符九年、天禧五年曾赐高丽《九经书》《史记》《两汉书》《三国志》《晋书》、诸子、历日、《圣惠方》《阴阳地理书》等，奉圣旨，依前降指挥。臣前所论奏高丽入贡，为朝廷五害，事理灼然。"①苏轼奏议具有较高的文献学价值，比较完整地记载了淳化四年、大中祥符九年、天禧五年宋朝政府赏赐高丽的书籍目录，其中就包括《太平圣惠方》一书。

可知，宋朝政府于11世纪20年代两次向高丽王朝颁赐《太平圣惠方》，有力地促进该方书在朝鲜半岛的传播，宋真宗赵恒、高丽显宗王询、使臣郭元、韩祚等发挥积极作用。

3.《太平圣惠方》在朝鲜半岛的流传

《太平圣惠方》传入朝鲜半岛后，受到朝鲜政府和医学家的重视，一方面将其刊刻颁行，另一方面又将其广泛应用于诸科疾病治疗。如朝鲜端宗三年（1455）四月，议政府据礼曹呈启："医方《圣惠方》《永类钤方》《得效方》《和剂方》《衍义本草》《补注铜人经》《纂图脉经》外，诸方书皆无版本，请每于赴京使臣之行，就付麻布贸易。"②朝鲜端宗"从之"。可知朝鲜有《太平圣惠方》刊本问世，惜今已亡佚。

朝鲜高丽王朝时期成书的医书中，大量征引《太平圣惠方》中的内容。如高丽仁宗三十四年（1146）至高丽毅宗二十年（1166），金永锡撰《济众立效方》一书，是朝鲜高丽人撰写之高丽医书。《金永锡墓志》载："尝阅大宋、新罗医书，手撰奇要，便于人者，名之曰《济众立效方》传于世。"③由于此书已散佚，《济众立效方》引用《太平圣惠方》

---

① （宋）苏轼：《苏轼文集》卷35《论高丽买书利害札子三首》，孔凡礼点校，中华书局1986年版，第1000页。
② ［朝］春秋馆编：《端宗实录》卷14，《李朝实录》第12册，日本学习院东洋文化研究所1957年刊本，第524页。
③ ［日］朝鲜总督府编：《朝鲜金石总览》3《高丽期·金永锡墓志》，日韩印刷所1919年版，第391页；崔秀汉：《朝鲜医籍通考》，中国中医药出版社1996年版，第2页；李仙竹主编：《北京大学图书馆馆藏古代朝鲜文献解题》，北京大学出版社1997年版，第297页。

中的哪些内容，不得而知。高丽高宗十四年（1226），朝鲜医学家崔宗峻以中国《神农本草经》《备急千金要方》《千金翼方》《黄帝内经素问》《太平圣惠方》《政和圣济总录》为基础，撰写《御医撮要方》13卷。李奎报在《新集御医撮要方序》中指出："是古圣贤所以著《本草》《千金》《斗门》（注：《素问》）、《圣惠》诸方，以营救万生之命者也。"[①]明确提到《太平圣惠方》一书。

朝鲜王朝时期成书的医书中，无论是官修医书，还是医家所撰方书，对《太平圣惠方》均十分重视。如朝鲜世宗十五年（1433），卢重礼、俞孝通、朴允德等敕撰《乡药集成方》85卷，"所引《圣惠方》1240条，为引书之首位"[②]。全书每一门疾病之"论曰"，均引自《太平圣惠方》。如在《风病门》中，治中风失音不语，《太平圣惠方》论曰："夫喉咙者，气之所以上下也。喉厌者，声音之门户也。舌者，声之机。口者，声之扇也。风寒客于喉厌之间，故卒然无音，皆由风邪所伤，故致失音不语也。又醉卧当风，令人失音也。"治疗方剂有《太平圣惠方》竹沥饮子，治中风失音不语，昏沉不识人。[③]治中风口噤不开，《太平圣惠方》论曰："夫中风口噤者，为诸阳经筋，皆在于头，三阳之筋，并结入颔两颊，夹于口也。诸阳为风寒所客，则筋急，故口噤不开也。"《太平圣惠方》独活散，治中风口噤不开，筋脉拘急疼痛。[④]《太平圣惠方》醋石榴饮子，治中风不得语。[⑤]《太平圣

---

① ［朝］李奎报：《〈新集御医撮要方〉序》，载崔秀汉《朝鲜医籍通考》，中国中医药出版社1996年版，第3页。

② 崔秀汉：《朝鲜医籍通考》，中国中医药出版社1996年版，第204页。

③ ［朝］俞孝通：《乡药集成方》卷1《风病门》，郭洪耀、李志庸校注，中国中医药出版社1997年版，第11页。

④ ［朝］俞孝通：《乡药集成方》卷1《风病门》，郭洪耀、李志庸校注，中国中医药出版社1997年版，第12页。

⑤ ［朝］俞孝通：《乡药集成方》卷1《风病门》，郭洪耀、李志庸校注，中国中医药出版社1997年版，第13页。

惠方》治风湿痹，身体手足收摄不遂，肢节疼痛，言语謇涩，用五加皮酒、薏苡仁粥、酸枣仁粥。①《太平圣惠方》治风邪、风恍惚、风头痛，用商陆丸、乌金煎、摩膏、枕头方、葱豉薏苡粥、苍耳叶羹、薯蓣拔粥等。②

朝鲜世宗二十五年（1443），金礼蒙等敕撰《御修医方类聚》365卷（现存266卷），所引《太平圣惠方》228处，共计1560页，"几占《医方类聚》总页数的二十分之一"③，亦为引书之首位。朝鲜光海君二年（1610），许浚等敕撰《东医宝鉴》25卷，辑录大量宋代医书的原文，其中就包括《太平圣惠方》的内容。④

（二）《太平惠民和剂局方》

1.《太平惠民和剂局方》的编撰情况

为了规范成药药品的制造，元丰五年（1082）宋神宗下诏编撰《熙宁太医局方》，作为国家药局太医局熟药所制造成药的法定处方。元丰八年（1085）成书，共3卷。这是宋朝政府编撰的第五部官修医学方书，也是中国历史上首部由政府颁行的标准成药处方集，详细地规定成药常用治法、方剂组成、剂型、煎药法和服药法等。大观三年（1109），宋徽宗下诏医官陈承、裴宗元、陈师文重修《熙宁太医局方》。大观四年（1110）成书，更书名为《校正和剂局方》，共5卷，目

---

① ［朝］俞孝通：《乡药集成方》卷1《风病门》，郭洪耀，李志庸校注，中国中医药出版社1997年版，第16页。

② ［朝］俞孝通：《乡药集成方》卷1《风病门》，郭洪耀，李志庸校注，中国中医药出版社1997年版，第20—21页。

③ ［朝］金礼蒙等编：《医方类聚》卷首《引用诸书》，盛增秀，陈勇毅。王英等校，人民卫生出版社2006年版，第1页；崔秀汉：《朝鲜医籍通考》，中国中医药出版社1996年版，第205页。

④ ［朝］许浚：《东医宝鉴校释》卷1《内景篇·历代医书》，高光震等校释，人民卫生出版社2001年版，第2—4页。

录1卷，21门，载方297首。

南宋绍兴二十一年（1151），宋高宗下诏增补《绍兴续添方》72首，更书名为《增广校正和剂局方》，共5卷，载方369首。宋高宗绍兴末年，直阁吴琠增《诸家名方》，新增126首，总495方。嘉定元年（1208），宋宁宗下诏太医助教前差充四川总领所检察惠民局许洪等增补《续添诸局经验秘方》，续撰《太平惠民和剂局方指南总论》《太平惠民和剂局方诸品药石炮制总论》，增补陈师文《太平和剂图经本草药性总论》，更书名为《增注太平惠民和剂局方》，全书由5卷增为10卷，新增174方，总669方。宋理宗宝庆、淳祐年间（1225—1252），又增加《宝庆新增方》《淳祐新添方》等，书名亦改为《增广太平惠民和剂局方》，共10卷，载方788首。

从宋神宗元丰五年开始辑录到宋理宗淳祐年间（1241—1252）最后增补成书，《太平惠民和剂局方》的修撰前后历时170余年，其间8次增补新方，因而荟萃历代医药方剂精华，被广泛应用于国家药局成药生产和医家临床疾病诊疗。

2.《太平惠民和剂局方》传入朝鲜半岛及其朝鲜刊本、抄本

《太平惠民和剂局方》何时传入朝鲜半岛，是宋刊本还是元刊本？文献记载不详。《太平惠民和剂局方》传入朝鲜后，随即出现朝鲜刻本和抄本，不仅成为高丽王朝和朝鲜王朝配制成药的标准处方，而且被应用于朝鲜医学考试和医官选任。同时，朝鲜版《太平惠民和剂局方》还传入日本，在东亚医学文献交流史上产生积极影响。

（1）朝鲜端宗以前刊本。

据朝鲜王朝春秋馆编《端宗实录》卷一〇记载，端宗二年（1454）二月，咸吉道都节制使启："本道无业医者，又无方书，故人多横罹夭札。今新设诸镇，尤远京都，边将军民等救药无由。请送方书及其道不产乡药与唐药。"下礼曹议之。礼曹报议官府，以启曰："《和剂方》《拯

急遗方》《乡药集成方》各印五件，并药材下送。"①端宗"从之"，同意刊印《太平惠民和剂局方》等方书。朝鲜端宗三年四月，议政府据礼曹呈启："医书《圣惠方》《永类钤方》《得效方》《和剂方》《衍义本草》《补注铜人经》《纂图脉经》外诸方书，皆无板本，请每于赴京使臣之行，就付麻布贸易。"②端宗"从之"。

朝鲜世祖二年（1456）八月癸亥，典医监提调左参赞姜孟卿启奏："医业必须遍观诸方，参考同异，以时温习，所业精熟，用药诊候，不致错误。今方书稀少，习读官十五人，共看数册，读既不能专精，又不能以时温绎。请内医院所藏诸方书，及三医司医书量给习读厅，唐本方书未易多得，本国刊行如《和剂方》《得效方》《永类钤方》《乡药集成方》《衍义本草》《铜人经》《加减十三方》《服药须知》《伤寒指掌图》等册，令所在邑随宜印送，藏之本厅。"③世祖"从之"。

可见，《太平惠民和剂局方》在宋元时期已传入到朝鲜半岛，至迟在端宗时期已有朝鲜版刊本流传。从"本国刊行"可知，15世纪中期朝鲜刻本《太平惠民和剂局方》已在朝鲜诸道广泛流传。

（2）朝鲜甲辰活字刊本。

朝鲜活字本《太平惠民和剂局方》有两种。其一版本是朝鲜成宗甲辰十六年（1484）活字刊本，据元代余志安勤有堂本《增注太平惠民和剂局方》活字刊印，共10卷，附录1卷，6册。崔秀汉《朝鲜医籍通考》考证甚详：

---

① ［朝］春秋馆编：《端宗实录》卷10，《李朝实录》第12册，日本学习院东洋文化研究所1957年刊本，第460页。
② ［朝］春秋馆编：《端宗实录》卷14，《李朝实录》第12册，日本学习院东洋文化研究所1957年刊本，第524页。
③ ［朝］春秋馆编：《世祖实录》卷5，《李朝实录》第7册，日本学习院东洋文化研究所1956年刊本，第78页。

《宋以前医籍考》973p,《太平惠民和剂局方》993p1，朝鲜活字本。《图书寮汉籍善本书目》：增注太平惠民和剂局方十卷，附录一卷，六册，朝鲜覆元本。前有嘉定戊辰许洪进表，尾有大德甲辰勤有堂刊一行。首册至第四册，首有"牙城鱼氏""慕山斋藏"两印记。《续中国医书目》176页：增注太平惠民和剂局方，目录，指南总论二册，十二行，十九字，框横15.3cm，纵20.5cm。宋许洪编注，朝鲜活字本。增注和剂方叙意，许洪，嘉定元年。增注太平惠民和剂局方总目，总目后云，外附。指南总论三卷，增注太平惠民和剂局方目录，进表（后缺）。注：按此本，唯有序目及指南总论三卷。盖是朝鲜铜活印之零本，首册卷首有"清川氏图书记"印记。①

从日本学者冈西为人编撰《宋以前医籍考》《续中国医学书目》和宫内省图书寮编《图书寮汉籍善本书目》等医学书目来看，元成宗大德甲辰八年（1304）勤有堂刊《太平惠民和剂局方》传入朝鲜后，朝鲜成宗甲辰十六年以活字本刊行流传。

另一版本是朝鲜铜活字本《增注太平惠民和剂局方》10卷6册，刊行年代不详，日本聿修堂有藏本，仅存1册。崔秀汉《朝鲜医籍通考》载：

《朝鲜医籍考》124p，增注太平惠民和剂局方，十卷六册，宋许洪注（图书寮尊藏），刊行年代不详（参照铜人经），铜活字印本（与御药院方同版式同活字），上下右缘截断改装，每半叶匡郭纵21cm，横15.5cm，12行19字，纸数序2，目18，本文520枚，本书依据元刊本而摆印者与后述整版《和剂局方》之版式相似，足以

---

① 崔秀汉：《朝鲜医籍通考》，中国中医药出版社1996年版，第205页。

证之。其首卷至卷九第五册，即活字本。而卷十第六册，即以整版本补之。第一册至第四册，每册首有"牙城鱼氏""慕山斋藏"两印记。增注和剂局方叙意。①

朝鲜铜活字本《增注太平惠民和剂局方》，半页12行，行19字，其底本可能为南宋宁宗嘉定元年（1208）许洪刊本。尤为珍贵的是，朝鲜版《太平惠民和剂局方》保存有许洪撰《增注和剂局方叙意》，今韩国高丽大学中央图书馆、韩国国立中央图书馆等有收录。

（3）朝鲜覆刻元大德甲辰整版本。

关于朝鲜覆刻元成宗大德甲辰八年余志安勤有堂刊本《增注太平惠民和剂局方》，重刊年代不详。日本宫内省图书寮编《图书寮汉籍善本书目》载：《增注太平惠民和剂局方》，10卷6册。朝鲜覆元刊本。尾有大德甲辰余志安刊于勤有堂一行。每半叶12行，行19字。每册首有"冈氏家藏之裕记""多纪氏藏书印""江户医学藏书之记""大学东校典籍局之印"，又尾有"与住藏书"印记。日本丹波元胤编《聿修堂书目》也载："《增注太平惠民和剂局方》十卷，□册，朝鲜国重刊本。"②

日本学者三木荣在《朝鲜医籍考》一文中也进行详细考证：《增注太平惠民和剂局方》，10卷6册，宋许洪注（图书寮尊藏）。刊行年代不详，亦不知与活字本孰为先。整版纵27.5cm，横18cm，每半叶匡郭纵20.5cm，横15.5cm，12行，行19字。其版式，与活字本略相似，缺序及目录。故其纸数，止520枚。卷尾有"大德甲辰余志安刊于勤有堂"。是以知其为据元刊本摆印者也。③

---

① 崔秀汉：《朝鲜医籍通考》，中国中医药出版社1996年版，第205页。
② ［日］丹波元胤编：《聿修堂书目·杂病证治方论》，日本国立国会图书馆藏文政庚寅十三年钞本，第36页。
③ ［日］三木荣：《朝鲜医籍考》，载日本医史学会编：《中外医事新报》1934年第1213号，第475页。

（4）朝鲜未详年代刊本。

朝鲜有未详年代的《太平惠民和剂局方》刊本。冈西为人《宋以前医籍考》进行详细考证：

> 《聿修堂藏书目录》:《增注太平惠民和剂局方》十卷，缺一卷、六卷、七卷。朝鲜板。《指南后论》一卷。《跻寿馆医籍备考》:《增注太平惠民和剂局方》十卷，六册。朝鲜国刊本。《宝素堂藏书目录》:《增注太平惠民和剂局方》零本一卷。第九一册。朝鲜国刊本。《元治增补御书籍目录》:《增注太平惠民和剂局方》十卷。韩板。六册。宋许洪撰。《东京帝室博物馆汉书目录》:《增广太平惠民和剂局方》，宋陈师文等奉敕撰。一册，朝鲜本。《帝室和汉图书目录》:《增注太平惠民和剂局方》，宋陈师文等，宋许洪注，朝鲜版，一〇卷。六册。①

这些朝鲜版《太平惠民和剂局方》刊本，何时由何人刊刻，采用的是木刻字、木活字或铜活字印刷，文献记载不详。

（5）《考事撮要》八道册板刊本。

朝鲜宣祖十八年（1585），朝鲜刊刻《考事撮要》八道册板中，有《太平惠民和剂局方》一部，分别为公州、海州、宁越、锦山、善山版。

此外，《增广太平惠民和剂局方指南总论》3卷传入朝鲜后，分别以木活字和铜活字本刊刻行世，如朝鲜成宗甲辰十六年官府刻本以及后来整版甲辰活字本复刻本等。丹波元胤编《聿修堂书目》载："《和剂

---

① ［日］冈西为人:《宋以前医籍考》第11类《诸家方论》，郭秀梅整理，学苑出版社2010年版，第672页。

局方指南总论》三卷,一册,朝鲜梓行,局方附雕。"①

3.《太平惠民和剂局方》在朝鲜半岛的流传

朝鲜高丽、李朝时期成书的医书中,对《太平惠民和剂局方》中的方剂征引颇多。如朝鲜高丽高宗十三年(1226),医学家崔宗峻以中国《神农本草经》《备急千金要方》《千金翼方》《黄帝内经素问》《太平圣惠方》《政和圣济总录》《太平惠民和剂局方》为基础,撰写《御医撮要方》一书,促进朝鲜医学理论体系的形成。朝鲜世宗二十五年(1443),金礼蒙等敕撰《御修医方类聚》辑录《太平惠民和剂局方》原文约为60余条,征引《太平惠民和剂局方指南总论》达36条。② 朝鲜光海君四年(1611),医学家许浚等著《东医宝鉴》23卷、目录2卷,也征引《太平惠民和剂局方》中的成药处方。③

朝鲜高宗二十一年(1884),朝鲜医学家李济马撰《东医寿世保元》4卷,刊刻于高宗三十八年(1901)。书中提出少阴人、少阳人、太阴人、太阳人的病症学说及其治法,其中引用《太平惠民和剂局方》中名方6首。如"十全大补汤",出《太平惠民和剂局方》卷五《治诸虚附骨蒸》,治虚劳。"藿香正气散",出《太平惠民和剂局方》卷二《治伤寒附中暑》,治伤寒。"苏合香元",出《太平惠民和剂局方》卷三《治一切气附脾胃、积聚》,治一切气疾、中气、上气气逆、气郁、气痛。④ "香苏散",治四时瘟疫,《太平惠民和剂局方》卷二载"昔有一

---

① [日]丹波元胤编:《聿修堂书目·杂病证治方论》,日本国立国会图书馆藏文政庚寅十三年(1830年)钞本,第36页。

② [朝]金礼蒙等编:《医方类聚》第12册《索引》,盛增秀、陈勇毅、王英等校,人民卫生出版社2006年版,第311页。

③ [朝]许浚:《东医宝鉴校释》卷1《内景篇·历代医书》,高光震等校释,人民卫生出版社2001年版,第2—4页。

④ 玄哲男主校释:《〈东医寿世保元〉校释》卷2《宋、元、明三代医家著述中,少阴人病经验行用药十三方,巴豆药六方》,延边人民出版社2005年版,第160页。

老人授此方与一人，令其合施，城中大疫，服此皆愈"①。"温白元"，出《太平惠民和剂局方》卷三《治一切气附脾胃、积聚》，治积聚癥癖、黄疸、鼓胀、十种水气、九种心痛、八种痞塞、五种淋疾、远年恶疾。②"凉膈散"，出《太平惠民和剂局方》卷六《治积热》，治积热烦躁，口舌生疮，目赤头昏。连翘二钱，大黄、芒硝、甘草各一钱，薄荷、黄芩、栀子各五分。③

（三）《政和圣济总录》

1.《政和圣济总录》的编撰情况

《政和圣济总录》是宋代官修的第六部医学方书，代表北宋160余年间医学理论、临床医学诸科和方剂学发展的最高成就。元人称赞此书"实医经之会要，学者之指南，生民之司命"④ "近代诸书，独不若《圣济总录》之详且备"⑤。该书于政和元年（1111）由宋徽宗下诏编修，约在政和八年至宣和年间（1118—1125）成书。宋徽宗御制序，赐书名。惜因"靖康之变"，书版为金朝所得，未及颁行全国。

《政和圣济总录》200卷，由目录、宋徽宗御制序和正文组成。正文首载运气、叙例、补遗、治法四则，阐明全书大旨；次列66门病证和治法，包括内科、外科、妇科、儿科、耳科、眼科、口齿咽喉科等诸科疾

---

① 玄哲男主校释：《〈东医寿世保元〉校释》卷2《宋、元、明三代医家著述中，少阴人病经验行用药十三方，巴豆药六方》，延边人民出版社2005年版，第161页。

② 玄哲男主校释：《〈东医寿世保元〉校释》卷2《宋、元、明三代医家著述中，少阴人病经验行用药十三方，巴豆药六方》，延边人民出版社2005年版，第163页。

③ 玄哲男主校释：《〈东医寿世保元〉校释》卷3《元明二代医家著述中少阳人病经验行用要药九方》，延边人民出版社2005年版，第230页。

④（元）焦养直：《〈大德重校圣济总录〉序》，载（宋）赵佶敕编：《圣济总录》附录，郑金生，汪惟刚，犬卷太一校点，人民卫生出版社2013年版，第2342页。

⑤（宋）赵佶敕编：《圣济总录》附录《〈总录〉序后》，郑金生，汪惟刚，犬卷太一校点，人民卫生出版社2013年版，第2343页。

病；最后列有乳石发动、补益、食治、符禁、神仙服饵诸门。《政和圣济总录》在编纂过程中，确立"逐病分门，门各有方，据经立论，论皆有统"的新型知识分类体系，既重视医论，也重视方药，因而使"读之者观论以求病，因方以命药，则世无不识之病，病无妄投之药"。① 在方剂学、文献学、伤寒学、温病学、运气学等方面取得突出的进步、创新和发展，并广泛应用于诸科疾病治疗、药物炮制、医学教育和打击巫术等方面。

2.《政和圣济总录》传入朝鲜半岛

《政和圣济总录》在高丽王朝时期已传入朝鲜半岛，早期传入的究竟是金大定刊本，还是元大德刊本，史书记载不详。据《世宗实录》记载，朝鲜世宗十二年（1430）三月，"详定所启诸学取才经书诸艺数目"②，其中就包括《政和圣济总录》一书。朝鲜世宗二十七年（1445）七月，"谕诸道监司求《圣济总录》"③。从朝鲜史料记载来看，《政和圣济总录》传入朝鲜以后，似未有刻本流传，仅有抄本流传。

3.《政和圣济总录》在朝鲜半岛的流传

朝鲜高丽、李朝时期成书的官私医书中，对《政和圣济总录》中方论、方剂、治法等内容的征引相当广泛。如朝鲜世宗二十五年，朝鲜金礼蒙等敕编《御修医方类聚》是一部引用医书极为丰富的医学类书。该书卷首《引用诸方》载有"《圣济总录》"④一书。许浚《东医宝鉴》卷一《内景篇·历代医方》亦载："《圣济总录》。以上宋（太）〔徽〕宗令

---

① （元）焦养直：《大德重校〈圣济总录〉序》，载（宋）赵佶敕编：《圣济总录》附录，郑金生、汪惟刚、犬卷太一校点，人民卫生出版社2013年版，第2342页。
② 朝鲜科学院、中国科学院编：《世宗实录》卷47，《李朝实录》第10册，科学出版社1959年版，第225页。
③ 朝鲜科学院、中国科学院编：《世宗实录》卷108，《李朝实录》第12册，科学出版社1959年版，第617页。
④ ［朝］金礼蒙等编：《医方类聚》卷首《引用诸书》，盛增秀、陈勇毅、王英等校，人民卫生出版社2006年版，第1—2页。

诸太医撰集。"①据崔秀汉《朝鲜医籍通考》的研究,"《医方类聚》所引《圣济总录》88处,共450页。《乡药集成方》所引《圣济总录》399条。二书均为引用条数的第二位。当时被重视的第一位书是《太平圣惠方》,第二位是《圣济总录》"②。

可见,宋朝官修医学方书《太平圣惠方》《太平惠民和剂局方》《政和圣济总录》等传入高丽王朝和朝鲜王朝后,受到各级官府和医家的高度重视,对朝鲜传统医学的发展产生积极的影响。

二 宋朝医家方书向朝鲜半岛的传入及流传情况

宋代医家方书的作者群体,主要包括医学家、地方官吏、文人、道士和僧人等,尤其是地方官吏和文人的积极参与,以及儒医的兴起,"极大地改变了医家群体的身份和知识结构"③。医家方书包括大方脉科(内科)、小方脉科(儿科)、风科、妇科、产科、眼科、耳科、疮肿科、口齿科、咽喉科、伤折科、金镞科、针灸科和书禁科等临证各科,以及医经、伤寒金匮、诊法、本草、养生、医案、医话、医论和医史等内容。宋代医家方书数量众多,不仅门类齐全,而且得到相当深入的传播,广泛地应用于民间疾病诊疗。其刊行后大多传入朝鲜半岛,受到朝鲜高丽、李朝时期官府、医家和士人的重视。

(一)宋朝医家方书之中国刻本、写本、影印本的传入和流传

宋朝医家方书著作,两宋时期及元代以后曾多次传入朝鲜半岛。如

---

① [朝]许浚:《东医宝鉴校释》卷1《内景篇·历代医书》,高光震等校释,人民卫生出版社2001年版,第3页。
② 崔秀汉:《朝鲜医籍通考》,中国中医药出版社1996年版,第249页。
③ 韩毅:《宋代医学方书的形成与传播应用研究》,广东人民出版社2019年版,第26页。

北宋太医局丞钱乙撰，其子弟阎孝忠编《小儿药证直诀》3卷，成书于宋徽宗宣和元年（1119），提出"小儿在母腹中，乃生骨气，五脏六腑，成而未全。自生之后，即长骨脉、五脏六腑之神智也"①的观点，确立儿科五脏证治纲领，创立许多适合小儿疾病特点和调理脾胃的方剂，奠定中医儿科学的基础，后世誉其为"幼科之鼻祖"②。该书传入朝鲜半岛后，颇受朝鲜医家重视，今韩国高丽大学中央图书馆和成均馆大学中央图书馆收藏有1931年上海千顷堂书局石印本。③宋徽宗大观元年（1107），朝奉郎、直秘阁朱肱撰《伤寒百问》6卷，政和八年（1118）朱肱重新校正为《南阳活人书》20卷，是书"以张仲景《伤寒方论》，各以类聚，为之问答"④，提出"治伤寒先须识经络，不识经络，触途冥行，不知邪气之所在"⑤的重要观点，今首尔大学奎章阁藏有清光绪年间刻本，题《增注类证活人书》21卷4册。

南宋高宗绍兴十六年（1146），医家窦材撰《扁鹊心书》3卷，有多种版本传入朝鲜半岛：一为宋窦材集，上海蜚英书局石印本，今韩国梨花女子大学韩国文化研究院"古书目录"有收录；二为宋窦材集，清胡珏参论，清光绪年间青莲书屋刻本，今韩国成均馆大学中央图书馆"汉籍目录"有收录。南宋孝宗淳熙元年（1174），医家陈言撰《三因极一病证方论》18卷，提出"学医之道，须知五科七事""究明三因，内外

---

① （宋）钱乙：《小儿药证直诀》卷上《脉证治法》，载胡国臣总主编，李志庸主编：《唐宋金元名医全书大成·钱乙刘昉医学全书》，中国中医药出版社2005年版，第13页。

② （清）纪昀、陆锡熊、王嘉会：《小儿药证直诀三卷提要》，周学海辑：《周氏医学丛书初集》第39—40册，清宣统三年（1911年）池阳周氏福慧双修馆刻本，第1页。

③ [韩]全寅初主编：《韩国所藏中国汉籍总目·子部·医家类》，学古房2005年版，第299页。

④ （宋）陈振孙：《直斋书录解题》卷13《医书类》，徐小蛮、顾美华点校，上海古籍出版社2015年版，第390页。

⑤ （宋）朱肱：《南阳活人书》卷1，载胡国臣总主编，田思胜主编：《唐宋金元名医全书大成·朱肱庞安时医学全书》，中国中医药出版社2006年版，第21页。

不滥,参同脉证,尽善尽美"①的重要观点,奠定中医病因学的基本理论体系,今韩国高丽大学中央图书馆藏有1920年上海文瑞楼石印本。②南宋宁宗嘉定九年(1216),医家温大明撰《温氏隐居助道方服药须知》1卷,今韩国国立中央图书馆有藏本。③南宋理宗嘉熙元年(1237),名医陈自明撰《妇人大全良方》24卷,先后有多个版本传入朝鲜地区:一是陈自明撰,名《新编妇人大全良方》,南宋刻本,朝鲜据此本以活字刊刻流传,共1卷,今韩国国立中央图书馆有藏本;二是陈自明原著,明薛己注,闵道政校,书名题《妇人良方全集》,扉页题《妇科良方全集》,正文题《妇人良方》,民国元年(1912)上海江东书局石印本,今韩国高丽大学中央图书馆有藏本。④南宋理宗景定四年(1263),陈自明撰《外科精要》3卷,是宋代有名的外科学专著,今韩国民族美术研究所藏有元代覆刻本。⑤

除刻本外,宋朝医家方书在朝鲜半岛还有写本、影印本流传。关于写本,陈自明撰《新编妇人大全良方》1卷,写本,今韩国国立中央图书馆有藏本。杨士瀛著《新刊仁斋直指方论》《医脉真经》,写本,今延世大学有藏本。关于影印本,南宋淳熙十六年(1189)张杲撰《医说》10卷,己酉岁罗顼《序》,癸酉柳诒徵跋,1933年南京国学图书馆陶风

---

① (宋)陈言:《三因极一病证方论》卷2《五科凡例》,载胡国臣总主编,王象礼主编:《唐宋金元名医全书大成·陈无择医学全书》,中国中医药出版社2006年版,第33页。
② [韩]全寅初主编:《韩国所藏中国汉籍总目·子部·医家类》,学古房2005年版,第294页。
③ [韩]全寅初主编:《韩国所藏中国汉籍总目·子部·医家类》,学古房2005年版,第311页。
④ [韩]全寅初主编:《韩国所藏中国汉籍总目·子部·医家类》,学古房2005年版,第293页。
⑤ [韩]全寅初主编:《韩国所藏中国汉籍总目·子部·医家类》,学古房2005年版,第312页。

楼钵山精舍影印宋刻本，今韩国国立中央图书馆有藏本。①

（二）宋朝医家方书之朝鲜高丽朝、李朝刻本的流传

宋朝医学方书传入朝鲜半岛后，某些方书在高丽朝、李朝时期被刊刻为朝鲜版医书流传。如北宋亡名氏撰《川玉集》1卷，高丽文宗十二年（1058）忠州牧刊本，文宗十三年（1059）二月安西都护府都官员外郎异善贞刊本。刘温舒撰《素问入式运气论奥》3卷，朝鲜世祖乙亥元年（1455）官府活字刊本。陈直撰《寿亲养老书》1卷，朝鲜宣祖乙酉十八年（1585）刊本。

南宋医家方书传入朝鲜半岛后，也有大量朝鲜刻本、活字本问世。如朝鲜世祖二年以前，朝鲜"本国刊行"②的南宋医书有温大明撰《助道方服药须知》1卷、王执中撰《针灸资生经》7卷、朱肱撰《伤寒类要》4卷等。南宋名医陈自明撰《妇人大全良方》24卷传入朝鲜半岛后，受到朝鲜官府和医家的重视，有朝鲜成宗甲辰十六年活字刊本、朝鲜明宗甲辰十一年（1544）《新编妇人大全良方》刻本；陈自明撰《外科精要》3卷，有朝鲜活字本流传，刊行年代不详。③窦材集《扁鹊心书》3卷2册，有朝鲜英祖四十一年（1765）上洋江左书林刻本，今韩国民族美术研究所"涧松文库"有收录。④刘开著《脉诀理玄秘要》1卷，朝鲜明宗二年（1547）刊行，今韩国国立中央图书馆有藏本。南宋张杲撰《医说》10卷，朝鲜有活字刊本流传。南宋理宗宝祐元年（1253），严用和

---

① [韩]全寅初主编：《韩国所藏中国汉籍总目·子部·医家类》，学古房2005年版，第318—339页。
② [朝]春秋馆编：《世祖实录》卷5，《李朝实录》第7册，日本学习院东洋文化研究所1956年刊本，第78页。
③ [韩]全寅初主编：《韩国所藏中国汉籍总目·子部·医家类》，学古房2005年版，第307页。
④ [韩]全寅初主编：《韩国所藏中国汉籍总目·子部·医家类》，学古房2005年版，第332页。

撰《济生方》10卷，明以后散佚，清四库馆臣从《永乐大典》中析出，重新编为8卷，朝鲜安东刻本。南宋理宗景定五年（1264），福建福安环溪书院刊三山名医杨士瀛撰、建安儒医詹洪中校定《新刊仁斋直指方论》26卷、《仁斋伤寒类书活人总括》7卷、《仁斋直指小儿方论》5卷和《医脉真经》1卷，朝鲜有多部版本流传：一为宋詹宏中校定，名《新刊仁斋直指方论》《医脉真经》，朝鲜显宗戊申十年（1668）活字刊本，今韩国国立中央图书馆和精神文化研究院有藏本；二为《增修仁斋直指方论》，有朝鲜世宗辛亥十三年（1431）活字刻本、朝鲜甲辰活字刻本、肃宗四年（1678）戊午活字刻本等。①

（三）宋朝医家方书之影印本、韩文本译著的出版和流传

20世纪以来，宋朝医学方书仍受到韩国学者的重视，突出表现在影印本和韩文本译著的出版。

关于影印本，1987年韩国骊江出版社编辑、出版了《中国医学大系》丛书，其底本来源于景印文渊阁《四库全书》本"医家类"著作，收载了宋朝官、私医学方书《博济方》《苏沈良方》《脚气治法总要》《伤寒总病论》等数十种著作。

关于韩文版译著，出现了原文对译、完译校注本等。如北宋名医钱乙撰《小儿药证直诀》、阎孝忠撰《阎氏小儿方论》、董汲撰《董氏小儿斑疹备急方论》，金达镐译，2002年首尔医圣堂出版社出版；《（原文对译）小儿药证直诀》，安弘植等译，2002年首尔丽江出版社出版。南宋医家窦材撰《扁鹊心书》，李炳国译，1991年韩国现代针灸院出版。陈自明撰《妇人大全良方》，大邱韩医大学卡廷挽译，名《（完译校注）

---

① ［韩］全寅初主编：《韩国所藏中国汉籍总目·子部·医家类》，学古房2005年版，第270—339页。

妇人大全良方》，1987年大邱韩林院出版社出版，2014年首尔法门北斯出版社再版。

可见，宋朝医家方书在两宋时期及元代以后陆续传入朝鲜半岛，受到朝鲜官府、医家和书商的重视，先后有朝鲜木刻本、活字本和抄本流传，在东亚医学发展史上具有十分重要的学术意义和文献学价值。某些宋代方书虽已在国内散佚，但朝鲜刊本却保存整版或部分内容，因而弥足珍贵。这些据宋本或元本刊刻的方书，如温大明撰《助道方服药须知》、陈自明撰《妇人大全良方》、许洪撰《增注和剂局方叙意》等，由于未经后人的删改较为接近宋本医书原貌，对认识宋代医学的发展、成就及医学家的学术思想等具有重要意义。

三　宋朝医学方书在朝鲜半岛的接受及应用情况

宋朝官私医学方书刊行后大多传播到朝鲜半岛，被朝鲜医家广泛加以吸收和应用，对朝鲜医学的形成和发展起到重要的促进作用。主要表现为：一是朝鲜保存大量宋版医书和其他时期刊刻的医学著作；二是宋朝方书传入朝鲜后被翻刻为朝鲜本，以木刻本、铜活字本、抄本流传；三是宋朝方书中的内容被朝鲜医学著作大量吸收和采纳，广泛应用于疾病治疗、药物炮制和医学考试；四是朝鲜本宋代方书传入日本，乃至回流至中国，成为东亚地区通用的医学著作，在东亚医学交流与发展史上占有重要地位。

（一）宋朝医学方书成为朝鲜疾病学、药物学和方书学的重要知识来源

朝鲜高丽、李朝时期，宋朝官修医学方书《太平圣惠方》《皇祐简要济众方》《政和圣济总录》《太平惠民和剂局方》，以及医家方书《伤

寒总病论》《小儿药证直诀》《伤寒类证活人书》《三因极一病证方论》《妇人大全良方》《仁斋直指方论》等传入朝鲜半岛后，受到朝鲜官府、医家和士人的广泛接受与重视。

高丽王朝大体上和中国宋朝、元朝处于同一时期，相互间医学交往频繁。宋朝官、私医学方书，通过陆路和海陆大量传入朝鲜半岛。高丽时期，朝鲜医家积极吸收中国宋代医学文化，"促进了高丽医学的形成与发展"①。如高丽仁宗三十四年至毅宗二十年，金永锡撰《济众立效方》一书，广泛征引"大宋、新罗医书"②。其中"大宋医书"，由于《济众立效方》已散佚，尚不清楚该书征引哪些宋代医书。另外，高丽时期成书的医学方书，除《乡药救急方》等少部分著作留存下来外，其他如《济众立效方》《药方》（又名《医方》）《乡药古方》《御医撮要方》《东人经验方》《三和子乡药方》《乡药惠民经验方》《乡药简易方》等均已散佚，无法管窥高丽时期医学著作征引宋代方书的全貌。③

朝鲜王朝又称李氏朝鲜或李朝，和中国明、清两代处于同一时期。这一时期成书的医学著作中，大量吸收宋代官、私方书中的内容。如朝鲜世宗十五年（1443），余孝通、卢重礼、朴允德等奉命编撰《乡药集成方》85卷，为现存最早的古代朝鲜官修方书，朝鲜世宗十七年（1435）八月刊行。该书以中国医书为经，以朝鲜医书为纬，载方10706首，针灸法1476条。④其中征引宋代方书达68种，官修方书有王怀隐敕撰《太平圣惠方》，贾黄中敕撰《雍熙神医普救方》，周应敕撰《皇祐简要济众方》，宋徽宗敕编《政和圣济总录》，陈承等敕校《太平

---

① 崔海英主编：《中国朝医学·医学史卷》，延边大学出版社2015年版，第6页。
② [日]朝鲜总督府编：《朝鲜金石总览》3《高丽期·金永锡墓志》，日韩印刷所1919年版，第391页。
③ [韩]金斗钟：《韩国医学史》，探究堂1966年版，第155页。
④ [朝]俞孝通：《乡药集成方》卷首《序例》，郭洪耀、李志庸校注，中国中医药出版社1997年版，第1页。

惠民和剂局方》，掌禹锡敕撰《嘉祐补注神农本草》所附单方，苏颂敕撰《嘉祐图经本草》所附单方，许洪编著《太平惠民和剂局方指南总论》等。尤其是《乡药集成方》对《太平圣惠方》极为推崇，书中以"论曰"方式叙述的疾病名称、症状、病原，以及论处方法、论合和法、论服药法和用药例等，均采自《太平圣惠方》，并征引《太平圣惠方》"论曰"和"方剂"达1240余条。此外，宋朝官修《政和圣济总录》也受到《乡药集成方》的重视，征引条数达400余条。宋代医家方书，包括陈尧叟《陈氏集验方》，王衮《王氏博济方》，孙尚《孙尚药方》《孙尚药救急》，孙兆《孙兆方》，沈括《灵苑方》《沈存中方》《梦溪笔谈》，苏轼《苏学士方》，钱惟演《箧中方》，初虞世《古今录验养生必用方》，朱肱《南阳活人书》，钱乙《钱氏小儿方》，谭永德《谭氏小儿方》，陈直《养老奉亲书》，许叔微《普济本事方》，王硕《易简方论》，杨士瀛《活人总括》《仁斋直指方论》，陈言《三因极一病证方论》，陈自明《外科精要》《妇人大全良方》，李师圣、郭嵇中《产育保庆集》，郑端友《全婴方论》，杨倓《杨氏家藏方》，王璆《是斋百一选方》，朱佐《朱氏集验医方》，萧景仁献《海上方》，夏德《卫生十全方》，严用和《严氏济生方》，日华子《日华子本草》附方，寇宗奭《本草衍义》附方，宋慈《洗冤集录》附方，陈元靓编《事林广记》附方，王惟一《新铸铜人针灸图经》，王执中《针灸资生经》，佚名撰《小儿卫生方论》《胜金方》《太平广记》附方等。据崔秀汉《〈东医宝鉴〉引书考》一文的研究，《乡药集成方》引用周代至三国时期医书13种，晋至隋25种，唐39种，宋68种，辽金元35种，明1种。[①] 书中征引宋代医书为全书之首。

朝鲜世宗二十五年，金礼蒙、柳诚源、全循义等敕撰《御修医方类聚》266卷，世宗二十八年（1446）完成，成宗八年（1477）活

---

① 崔秀汉：《〈东医宝鉴〉引书考》，《延边医学院学报》1991年第1期。

字刊行。全书分92门，收方近6万首，征引中国医书达152种。其中征引宋代医书49种，包括官修王怀隐敕撰《太平圣惠方》、周应敕撰《简要济众方》、宋徽宗敕编《政和圣济总录》、陈承等敕编《太平惠民和剂局方》、御药院编《御药院方》、艾晟敕校《大观经史证类备急本草》附方、王惟一敕撰《铜人腧穴针灸图经》等。医家方书，包括刘温舒《素问入式运气论奥》，刘元宾《神巧万全方》《通真子伤寒括要》，陈直《寿亲养老书》，陈言《三因极一病证方论》，杨士瀛《仁斋直指方论》，严用和《严氏济生方》《严氏济生续方》，朱佐《朱氏集验医方》，王璆《是斋百一选方》，温革《琐碎录》，陈自明《管见大全良方》《妇人大全良方》《外科精要》，吴得夫《吴氏集验方》，阎明广《子午流注针灸》，西方子《西方子明堂灸经》，聂绍元《修真秘诀》，王岳《王岳产书》，杨士瀛《仁斋直指小儿方论》《伤寒类书》《直指脉诀》，钱乙《小儿药证直诀》，刘景裕《小儿药证》，黎民寿《黎居士简易方》《断病提纲》《黎居士决脉精要》，陈元靓《事林广记》，王硕《易简方》，夏德《卫生十全方》，朱肱《南阳活人书》，李辰拱《胎产救急方》，钱闻礼《伤寒百问歌》，李知先《伤寒活人书》，王硕《王氏易简方》，许叔微《伤寒百证歌》，陈文中《小儿痘疹方》，王执中《针灸资生经》，佚名撰《简奇方》《川玉集》《急救仙方》等。①据李倩《〈医方类聚〉所引中国古代医籍研究》一文的统计，《御修医方类聚》引用周代至秦代医书2种，汉代3种，晋代3种，隋代2种，唐代13种，宋代49种，金代17种，元代31种，明代15种，年代不详16种。其中征引《太平圣惠方》231条，《太平惠民和剂局方》99条，《政和圣济总录》85条，《御药院方》62条，《三因极一病证方论》

---

① ［朝］金礼蒙等编：《医方类聚》卷首《引用诸书》，盛增秀、陈勇毅、王英等校，人民卫生出版社2006年版，第1—2页。

139条,《仁斋直指方》131条,《严氏济生方》112条,《朱氏集验医方》93条,《是斋医方》91条,《琐碎录》89条,《神巧万全方》76条,《管见大全良方》61条,《妇人大全良方》42条,《吴氏集验方》50条,《寿亲养老书》49条,《急救仙方》49条,《仁斋直指小儿方》48条,《小儿药证直诀》46条,《黎居士简易方》42条,《严氏济生续方》42条。①可见,宋代医学方书在《御修医方类聚》征引医书中居于全书之首,尤其是官修《太平圣惠方》引用最多。

朝鲜宣祖十三年(1579)前后,郑敬先原撰、杨礼寿校正《医林撮要》13卷,刊于显宗十五年(1674)。全书分中风门、伤寒门、瘟疫门、斑疹门、内伤门、暑证门、肿胀门、小儿门等121门,包括内、外、妇、儿、五官等科。该书中引用的宋代医书,包括太医局编《太平惠民和剂局方》、陈自明撰《妇人大全良方》、王怀隐等撰《太平圣惠方》、杨士瀛《仁斋直指方论》和唐慎微撰《经史证类备急本草》等。②

朝鲜光海君二年(1610),御医许浚撰成《东医宝鉴》23卷、目录2卷,光海君五年(1613)正式刊行。全书分内景篇、外形篇、杂病篇、汤液篇和针灸篇,在医学临床和医学文献学上具有较高的价值。书中引用医书约180种,非医书约60种。其中征引的宋代方书,包括官修医学方书王怀隐等敕撰《太平圣惠方》、宋徽宗敕编《政和圣济总录》、太平惠民和剂局编《太平惠民和剂局方》。医家方书引用较多,包括孙兆《孙兆方》、刘元宾《神巧万全方》《脉诀》、朱肱《南阳活人书》、刘温舒《黄帝内经素问遗篇》《素问入式运气论奥》、许叔微《普济本事方》、王硕《易简方》、王璆《是斋百一选方》、黎民寿《简易方论》、钱

---

① 李倩:《〈医方类聚〉所引中国古代医籍研究》,硕士学位论文,北京中医药大学,2006年,第1—3页。
② [朝]郑敬先:《医林撮要》卷首《前言》,[朝]杨礼寿校正,梁永宣等校,科学技术文献出版社2005年版,第5—8页。

乙《伤寒指微论》《小儿药证直诀》《小儿方》、汤民望《婴孩妙诀》、郑端友《全婴方论》、陈文中《活幼新书》、陈言《三因极一病证方论》、杨士瀛《仁斋直指方论》、严用和《严氏济生方》、陈自明《妇人大全良方》《外科精要》、陈直《养老奉亲书》、初虞世《遵生要诀》《养生必用方》、周守中《养生类纂》、唐慎微《经史证类备急本草》附方、庞安时《本草补遗》附方、日华子《日华子本草》附方、寇宗奭《本草衍义》附方、高承德《难经疏》、王惟一《铜人腧穴针灸图经》、王执中《针灸资生经》、许希《神应针经要诀》、张扩《医说》、张杲《医说》，以及陈显《金丹正理大全周易参同契解》、张君房《云笈七笺》、邵雍《皇极经世书》、张伯端《悟真篇》、白玉蟾《海琼集》等道教著作中的方书知识，洪迈《夷坚志》、真德秀《西山读书记》、施德操《北窗炙輠录》等宋人笔记中的方书知识。①据崔秀汉《〈东医宝鉴〉引书考》一文的研究，《东医宝鉴》引用三国以前医书12种，晋至隋16种，唐13种，宋39种，辽金元37种，明31种，征引宋代医书为全书之首。从《东医宝鉴》征引宋代方书条数来看，《太平圣惠方》20条，《太平惠民和剂局方》165条，《南阳活人书》133条，《仁斋直指方论》412条，《外科精要》29条，《铜人腧穴针灸图经》462条，《针灸资生经》163条，钱乙小儿方书135条，陈言《三因极一病证方论》130条，《素问入式运气论奥》18条。②尽管许浚在征引医书时充分考虑了金、元、明"近世医书"，但宋代方书仍旧受到《东医宝鉴》的重视和吸收。

朝鲜景宗四年（1724），周命新撰《医门宝鉴》8卷，高宗时内医李命锡予以校订。全书分中风、内伤、黄疸、臂痛、妇人、小儿、外科附诸伤、药性目录等124门病症，先论病源、病因，载有疗法和方剂

---

① ［朝］许浚：《东医宝鉴校释》卷1《内景篇·历代医书》，高光震等校释，人民卫生出版社2001年版，第2—4页。

② 崔秀汉：《〈东医宝鉴〉引书考》，《延边医学院学报》1991年第1期。

1361条。书中引用宋代方书20余种，包括王怀隐敕撰《太平圣惠方》、宋徽宗敕编《政和圣济总录》、宋徽宗撰《政和圣济经》和官修《太平惠民和剂局方》，以及钱乙《小儿药证直诀方论》、黎民寿《黎居士易简方论》、朱肱《南阳活人书》、陈言《三因极一病证方论》、杨士瀛《仁斋直指方论》、初虞世《养生必用方》、释继洪《澹寮方》、郭坦《十便良方》、陈自明《管见大全良方》《妇人大全良方》《外科精要》、汤衡《婴孩宝鉴》、钱惟演《钱氏箧中方》、陈氏《经验后方》、许叔微《普济本事方》、严用和《严氏济生方》、杨倓《杨氏家藏方》等。①

朝鲜正祖十四年（1790），李景华撰《广济秘笈》4卷，卷一为救急，卷二为杂病，卷三为妇人、小儿，卷四为人参、当归、韭菜、黄柏、大豆、小豆、大黄、皂角等42种单方"治验"药物。其中引用宋代方书和医书达20余种，包括王怀隐敕撰《太平圣惠方》，王惟一敕撰《铜人腧穴针灸图经》，王衮《王氏博济方》，朱肱《南阳活人书》，钱乙《小儿方》，陈言《三因极一病证方论》，杨士瀛《仁斋直指方论》，王硕《易简方》，黎居士《易简方论》，僧继洪《澹寮方》，朱瑞章《卫生家宝方》，张锐《鸡峰普济方》，王贶《全生指迷方》，夏子益《奇疾方》，王璆《是斋百一选方》，王执中《针灸资生经》，唐慎微原撰、曹孝忠等校《经史证类备用本草》，以及周必大撰《阴骘方》、苏轼撰《仇池笔记》、洪迈《夷坚志》等附方，并说"历验者，即浅见，平日所验者也，附诸各门之末"②。

朝鲜正祖二十三年（1799），医学家康命吉撰《济众新编》8卷。全书以《东医宝鉴》为蓝本，广泛征引中国医书而成。其中征引宋朝方

---

① [朝] 李景华原著，李根培主编：《医门宝鉴（校勘注释）》卷首《引用书目》，吉林科学技术出版社2015年版，第7—9页。
② [朝] 李景华原著，李福子主编：《广济秘笈（校勘注释）》卷首《引据诸书》，吉林科学技术出版社2015年版，第5页。

书有唐慎微撰《经史证类备急本草》所附医方,陈承、裴宗元、陈师文等原撰、许洪增广《太平惠民和剂局方》,宋徽宗敕编《政和圣济总录》,钱乙撰《小儿药证直诀》,杨士瀛撰《仁斋直指方论》等。①

朝鲜高宗五年(1868),黄度渊撰《医宗损益》12卷、附录《药性歌》1卷。全书共引用医书105种,论述了气血精液、小便、大便、五官、胸腹、四肢、皮肤等诸疾,以及外感、内伤、虚劳、浮肿、黄疸、诸疮、妇人、小儿等诸病证及其治疗,附录药性歌1篇。其中引用宋代方书13种,包括王怀隐等敕撰《太平圣惠方》,陈承、裴宗元、陈师文等原撰、许洪增广《太平惠民和剂局方》,王惟一敕撰《铜人腧穴针灸图经》,许叔微撰《普济本事方》,佚名撰《十三方》,朱肱撰《南阳活人书》,佚名撰《御药院方》,张杲撰《医说》,钱乙撰《小儿药证直诀》,杨士瀛撰《仁斋直指方论》,陈言撰《三因极一病证方论》,郭稽中撰《产宝》,陈自明撰《妇人大全良方》等。②

此外,朝鲜宣祖三十四年(1601)许浚撰《谚解痘疮集要》2卷,宣祖四十一年(1608)许浚撰《谚解救急方》2卷,正祖二十二年(1798)丁若镛撰《麻科会通》7卷等,也引用宋代方书王怀隐等敕撰《太平圣惠方》、钱乙撰《小儿药证直诀方论》、杨士瀛撰《仁斋直指方论》、陈文中撰《小儿痘疹方论》《小儿病源方论》、刘昉撰《幼幼新书》等内容。

(二)宋朝医学方书成为朝鲜医学教育、医学考试的重要教材

宋朝医学方书传入朝鲜半岛后,先后在朝鲜世宗、端宗、世祖、英

---

① [朝]康命吉:《济众新编》卷首《济众新编引用诸书》,中医古籍出版社2015年版,第11—13页。

② [朝]黄度渊原著,金明玉主编:《医宗损益(校勘注释)》卷首《引用诸书》,吉林科学技术出版社2015年版,第5—10页。

祖、成宗年间被用于医学教育和医科人员考试的教材。如官修《太平惠民和剂局方》，朱肱《伤寒类证活人书》（即《南阳活人书》），杨士瀛《仁斋伤寒类书》（又名《伤寒类书活人总括》，简称《活人总括》）、《仁斋直指方论》《医脉真经》《仁斋直指小儿方论》，王惟一《新刊补注铜人腧穴针灸图经》，许洪《增广太平惠民和剂局方指南总论》，王执中《针灸资生经》，陈自明《妇人大全良方》《外科精要》，被朝鲜官府长期用作医学教材。

朝鲜世宗十二年三月，世宗采纳了详定所启诸学取才经书诸艺数目，规定医学人员考试教材为"《直指脉》《纂图脉》《直指方》《和剂方》《伤寒类书》《和剂指南》《医方集成》《御药院方》《济生方》《济生拔粹方》《双钟处士活人书》《衍义本草》《乡药集成方》《针灸经》《补注铜人经》《难经》《素问括》《政和圣济总录》《危氏得效方》《窦氏全婴》《妇人大全》《瑞竹堂方》《百一选方》《千金翼方》《牛马医方》"[1]。此次规定的医学教材中，宋代医学方书占绝大多数。

朝鲜世祖十年（1464）五月丁卯，世祖采纳礼曹的奏章，规定"医员取才时，《素问》《张子和方》《小儿药证直诀》《疮疹集》《伤寒类书》《外科精要》《妇人大全》《产书》《直指方》《铜人经》《大全本草》临讲，《纂图脉诀》背讲。三十岁以下人，并《铜人经》背讲"[2]。此次规定医学生学习的教材，宋代医书就有王惟一撰《铜人腧穴针灸图经》、钱乙撰《小儿药证直诀》、杨士瀛撰《伤寒类书活人总括》《仁斋直指方论》、张从正撰《儒门事亲》、陈自明撰《外科精要》《妇人大全良方》、王岳撰《产书》、唐慎微原撰《经史证类大全本草》等，其中方书占很大比重。

---

[1]［朝］春秋馆编：《世宗实录》卷47，《李朝实录》第8册，学习院东洋文化研究所1956年版，第14页。

[2]［朝］春秋馆编：《世祖实录》卷33，《李朝实录》第14册，学习院东洋文化研究所1957年版，第625页。

可见,宋朝医学方书传入朝鲜半岛后,受到朝鲜政府、医家和士人的高度重视和容纳接受,成为朝鲜官私医学本草、综合性方书和专科医书的重要知识来源之一,广泛应用于疾病治疗、药物炮制和医学教育之中。

四 宋朝医学方书在朝鲜半岛的重要影响

首先,宋朝方书中的内容,不仅成为朝鲜医学著作的重要知识来源,而且也促进了朝鲜医学体系的发展。如朝鲜高宗二十一年(1884),医学家李济马撰《东医寿世保元》4卷,高宗三十八年(1901)正式刊行。全书分性命论、四端论、扩充论、脏腑论、医源论、广济说、四象人辨证论等内容,新创四象医学,并详细地论述张仲景《伤寒论》中的治疗方法,广泛收集唐、宋、元、明各代医家治疗外感病的行用验方。其中引用宋代医学方书,有官修《太平惠民和剂局方》、朱肱《南阳活人书》、张锐《鸡峰普济方》、许叔微《普济本事方》、李子建《伤寒十劝》等,并引用宋朝医家著述中少阴人病经验行用药方十多首,包括《太平惠民和剂局方》十全大补汤、苏合香丸、藿香正气散,《南阳活人书》茵陈四逆汤、茵陈附子汤、茵陈橘皮汤。[①]治少阳人病方,有《太平惠民和剂局方》凉膈散。[②]治太阴人病方,有《南阳活人书》调中汤、黑奴丸等。[③]即使进入近代社会以后,朝鲜医学界对宋朝方书中的内容仍积极地吸收、采纳和应用。

---

① 玄哲男主校释:《〈东医寿世保元〉校释》卷2《宋、元、明三代医家著述中,少阴人病经验行用药十三方,巴豆药六方》,延边人民出版社2005年版,第159—170页。

② 玄哲男主校释:《〈东医寿世保元〉校释》卷3《元明二代医家著述中,少阳人病经验行用药九方》,延边人民出版社2005年版,第230页。

③ 玄哲男主校释:《〈东医寿世保元〉校释》卷4《唐、宋、明三代医家著述中,太阴人病经验行用药九方》,延边人民出版社2005年版,第271页。

其次，宋朝官、私医学方书传入朝鲜半岛后，促进了朝鲜医学教育的发展和医学人才的培养。如朝鲜成宗二年（1471）五月，礼曹同本署提调每年一度奉审，指出："一、医员，春等，《素问》《本草》《直指方》《纂图脉》《外科精要》《疮疹集》；秋等，《张子和方》《得效方》《妇人大全》《伤寒类书》《资生经》《和剂方》，考讲取才。一、医女考讲，画多三人给料，三朝内不通者，惠民署茶母定体。"①其中宋代医书，包括《仁斋直指方论》《外科精要》《儒门事亲》《伤寒类书活人总括》《针灸资生经》《太平惠民和剂局方》，约占医学考试参考著作的50%。

最后，朝鲜医书中保存大量珍稀宋本方书的内容，在中朝医学交流史上产生积极的影响。1819年日本汉医学家丹波元胤撰《中国医籍考》，收载朝鲜刊本许洪撰《〈注太平惠民和剂局方〉序》，详细介绍南宋医官许洪续添《太平惠民和剂局方》的目的、动机和内容。

　　自序曰：《本草》一编，实医家之根本，肇于黄帝、岐伯，而大备于我宋。若昔圣贤，其于制方之始，虽曰神融心会，与造化合其妙，然药之君臣佐使，寒温良毒，与夫治疗之所主，凡识其性而用之各当其宜者，皆自《本草》中来。后世用方，讵不可于此而究心焉。不然，则纸上之传，有如药之舛讹（谓如以"黄芩"为"黄耆"是也，性之冷热，甚于水火，若此之类，不可缕载，姑举其大略如此），分两之差误（谓如以一钱为一两，以一分为一斤是也。古人处方之意多不口或少不口增，此尤不可不察），往往皆莫敢是正。不知冷热相反，多寡不称，失之毫厘，谬以千里，以此疗疾，无益有伤。虽曰据方炮制，对证投饵，其与"实实虚虚，损不足补

---

① ［朝］春秋馆编：《成宗实录》卷10，《李朝实录》第15册，学习院东洋文化研究所1958年版，第572页。

有余"者何以异。洪袭父祖业三世矣，今古方书，无不历览，就其径而效神者，惟《太平惠民和剂局方》为之最，所恨板行日久，乌马失真。洪于供职暇日，谨证以监本，精加校定，尚虑或者以为出己意之私，于是按诸家《本草》所载，具注药注于逐品之下，将使业医者，朝夕玩味，自然默会前人制方妙处。是书之成，上足以仰赞圣朝惠民之万一，跻天下于寿域，兹实其阶；下足以为良医箧笥之宝，其或诊病有浅深，用药合加减，变而通之，无施不可。非特此尔，卫生君子倘一过目，亦可以释夫未达之疑。仍并将吴直阁《得效名方》，及诸局经验秘方，各随条类，附于本方之左。又编次《和剂指南总论》，以冠帙首，期与并行于时，此区区蝇附骥尾之愿也。洪欲畀之书市，深恐急于财利者漫不加意，复蹈前车之覆，则亦洪之罪也。令敬委积庆名家，以阴骘为念者，锓木以传，庶几志与我同，不至灭裂以误天下。扁鹊、仓公倘复生斯世，必深嘉洪之用心。时嘉定改元岁在戊辰日南长至，敕授太医助教前差充四川总领所检察惠民局许洪谨书。①

这篇著名的序文，日本冈西为人《宋以前医籍考》记载相同，标题作《增注和剂方叙意》，朝鲜刊本。②许洪序文在国内《太平惠民和剂局方》诸刊本中均已散佚，因而具有极高的史料价值，详细记载嘉定元年（1208）许洪主持修撰《增注太平惠民和剂局方》时，校定吴直阁《得效名方》、诸局经验秘方和编次《增广太平惠民和剂局方指南总论》《增广太平惠民和剂局方诸品药石炮制总论》等内容。

---

① [日] 丹波元胤：《中国医籍考》卷46《方论二十四》，人民卫生出版社1956年版，第760页。
② [日] 冈西为人：《宋以前医籍考》，郭秀梅整理，学苑出版社2012年版，第683页。

结　语

宋朝官、私医学方书在两宋时期传入朝鲜半岛后，元、明、清时期又有新的版本传入，受到高丽、李朝时期官府、医家和士人的高度重视，不仅出现朝鲜刊本、抄本等，而且方书中的医学知识受到朝鲜医学界的高度重视，广泛应用于诸科疾病诊断与治疗、成药组方配伍与应用、医学教育与考试等，对朝鲜传统医学的形成与发展产生积极的影响。同时，朝鲜刊刻的各种宋代方书又传播至日本和回流至中国，弥补国内宋代方书中缺失的内容，在中朝乃至东亚医学交流史上发挥了重要作用。

◎中医药文化在东北亚的传播◎

明清时期中朝医药交流窥探
——以"燕行录"为例

崔 为 邱冬梅

摘要： 明清时期是中朝医药交流的重要标志期，形成了具有特色的药物交流内容。明清时期朝鲜来华使臣的记录文本"燕行录"中关于中朝医药交流的记载丰富。文章结合其他史料文献，梳理明清以前中朝药物交流的历史，探讨明清时期中朝医药交流情况及特点。明朝时期中朝医药交流是在官方朝贡关系下进行的，主要以朝鲜使臣来华携带药材尤以人参为主，朝鲜在华广求中国医书、药材等，明朝以赏赐药材、针灸铜人等形式予以交流。清代中朝医药交流改变了明朝时以药材交流为主的形式，注重医药文化向域外传播和交流。对朝鲜后期医学体系的本土化和中国医学的后世发展均有不可估量的价值。

关键词： 明清时期；中朝医药；药材；燕行录

明清时期是中朝医药交流的重要标志期，对中朝药物交流史进行

作者简介： 崔为，长春中医药大学基础医学院医史文献教研室教授，博士生导师，研究方向：中医医史文献；邱冬梅，长春中医药大学图书馆古籍部馆员，研究方向：东北民族医药史。

基金项目： 国家社会科学基金冷门"绝学"和国别史等研究专项（2018VJX064）；吉林省教育科学"十三五"规划项目（GH20157）；2023年吉林省教育厅科学研究项目。

考察，其药物交流的种类、形式、传播者的数量比以往任何一个朝代都更为丰富、频繁。本文根据"燕行录"的记载，以中国与朝鲜的医药交流为研究对象，探索明清时期中朝医药交流的情况及特点，分析明清时期中朝医药交流的现实价值，具有较强的现实意义。对这一问题的深入探讨具有一定学术意义，是中国医药文化史的组成部分，也是朝鲜医药史、东北亚国际关系史不可回避的问题。对此问题给予关注，对发展现今中朝医药文化也不无裨益。中外学者对于这一问题上的研究已经取得了一定成绩。然而，有待发掘或需深入交叉研究的地方仍存在，目前尚未形成中朝医药文化关系史的系列，故需不断深入此研究，以求全面、真实的历史面貌。文章通过"燕行录"中对相关问题的记录，结合其他史料记载，对明清时期前后的中朝医药交流做以简要分析，不足之处不可避免，恳请读者不吝赐教，以推动此问题的探讨和深入研究。

一 "燕行录"：来华使臣的记录文本

研究古代中朝文化交流史，除了根据中国传统史料的记载，学者们日渐关注并挖掘域外汉籍的史料价值。"燕行录"作为研究中国的域外史料进入学界始自20世纪。就此，"燕行录"成为研究中国明清史不可或缺的文献内容。

朝鲜半岛是古代东北亚文化圈的重要组成部分，通过朝贡体系与中国建立了密切联系，并深受儒家文化影响，在历史上有"小中华"之称。自元明清三朝始，朝鲜半岛与中国的联系越发紧密，朝贡年限、使团人数、官职、职务及内容虽不同，但来华目的多以政治外交为主，包括谢恩、进贺、奏请等。根据外使出使中国的时间和朝代的不同，国内学界通常将其使行记录发生在元朝的称为"宾王录"，明朝的称为"朝天录"，清朝称为"燕行录"。为了更好地衔接朝鲜后期及现当代与中国的关系表达,学界将这一类的朝鲜使行记录统称为"燕行录"。本文谈及的"燕行录",即非专指某种书籍,而是对此类朝鲜使行记录文本的总称。

二 溯源:明清以前中朝医药交流

中国作为历史悠久的文明古国,在道地药材的挖掘、使用方面具有源远流长的历史文化和丰富的实践经验。古代中国地广人稀,药物生产极为丰富,这为中国古代药物的对外交流与传播提供了可能性。

秦汉以前,朝鲜半岛处于箕子朝鲜时期,箕子在殷商灭亡后率领遗民迁移至朝鲜并建国受封,成立了箕子朝鲜。此时期的中朝医药交流是源于中国移民而形成的单向流动。继箕子朝鲜之后,朝鲜半岛北部先后建立了卫氏朝鲜、汉四郡时代,朝鲜南部一直处于相对落后的封闭状态。自秦汉时,中朝在人员及物资交流方面已往来频繁。根据《三国志·东夷传》记载,秦末农民起义使"天下叛秦,燕、齐、赵民避地朝鲜数万口"。[1]这个时期受战争影响,中朝间已有人口迁徙。到了汉代,在朝鲜半岛设立四郡,便利了两者间的贸易往来。大批汉代商人到朝鲜半岛进行贸易活动,"(朝鲜)田民饮食以笾豆,都邑颇放效吏及内郡贾人,往往以杯器食"[2],朝鲜向秦汉输出的特产主要有人参、畜牧产品、鱼盐海产等物。[3]可见,秦汉时期中国与古朝鲜间所进行的药物交流是伴随着两国民间人口的自发性流动,尤其经由商人群体,通过商贸活动向中国输送朝鲜道地药材,朝鲜人参作为珍贵药材流向中国。而中

---

[1] 陈寿:《三国志》卷30《东夷传》,中华书局1971年版,第848页。
[2] 班固:《汉书》卷28下《地理志下》,中华书局1962年版,第1658页。
[3] 陈德安:《秦和西汉时期的中朝关系与文化交流》,《延边大学学报》(社会科学版)1990年第1期。

国本土医学体系内的不少重要的中医学著作，如《黄帝内经》《伤寒论》等都是在两汉之时才最终成书的，中医学的理论体系到了东汉时才算真正的建立并完善。①因此，这一时期的中国与朝鲜半岛间尚不具备可以进行大规模医学文化交流的客观条件。

魏晋南北朝时期，正值朝鲜历史上高句丽、百济和新罗三国争霸时期。此时，中朝封贡关系已形成，在医药发展阶段上，中国医药文化已进入了成熟阶段，两国交流以官方贡赐贸易为主，中国向朝鲜半岛输出丝、绢、绫、锦等物资，而朝鲜半岛向中国进献楛矢、石磬、金银饰物、马匹。陶弘景在《名医别录》中就已有对人参的相关记载"形细而软白，气味薄于上党，次于高丽…形大而虚软，不及百济。"这一时期朝鲜半岛主动学习中国医学知识。中国应邀派遣博士、工匠、画师等到达朝鲜半岛的百济国传播阴阳五行理论和药物知识，②中国传统医药文献《本草经》《脉经》《明堂经》等典籍也被携至朝鲜半岛进行传授，促进了这一时期朝鲜医学的发展。可见，中朝医药交流是发生在中朝政治上已形成朝贡关系前提下的官方派遣行为，朝鲜侧重向中国学习中国医学理论、药物知识和医学经典文献，中国非常重视本土医学的对外传播，此时期两国间的药物流动，以朝鲜出产的高丽人参传入中国为主，并深受医家喜爱。

隋唐时期，正值朝鲜半岛处于新罗时代。中朝政治冲突不断，并时而伴有激烈的战争，但并未影响双方药物交往与交流。据史料记载，隋朝时与朝鲜半岛的官方朝贡频次较少：高句丽朝贡七次，百济朝贡六次，新罗朝贡二次。③到了唐代，朝鲜半岛三国仍向中国朝贡，但属新

---

① 蔡垂岳：《明代中朝医药交流研究》，硕士学位论文，暨南大学，2013年，第6页。
② 蔡垂岳：《明代中朝医药交流研究》，硕士学位论文，暨南大学，2013年，第6页。
③ 杨昭全，韩俊光：《中朝关系简史》，辽宁民族出版社1992年版，第92页。

罗向唐"所输物产，为诸藩之最"①，主要有人参、牛黄等药材。唐回赠以金银器、纺织品、茶叶、书籍等物。可见这一时期中朝医药方面的交往仍是在朝贡体制下进行的，较前朝而言，朝贡频次虽受当时客观因素影响而有所减少，但交流物品中，朝鲜以新罗与中国的药物交流最为突出，主要向中国输送了人参、牛黄等道地类药材，中国以书籍等物品予以朝鲜，二者间的医药文化交流尚未中断。

唐代以后，中国朝代更迭，战乱不断，与朝鲜半岛的药物交流基本延续了前朝以来的局面。朝鲜新兴王朝"终五代常来朝贡，其立也，必请命中国"②，官方朝贡物品中，以铜、银为主，后周世宗"遣尚书水部员外郎韩彦卿，以帛数千匹市铜与高丽，以铸铁"。高丽朝光宗王昭"遣使者贡黄铜五万斤"③。此时期，朝鲜一如既往地向中国输入特产与道地药材等物品外，与中国医药文化的交流形式和内容也发生了细微变化，朝鲜医学开始有向更深层次发展的渴望，使其对中国医学文化的学习需求也日渐强烈，其仿学唐朝的医学机构，并引入、吸收开始消化中国的医学知识。因此，高丽王朝时期，中朝间的医学交流为朝鲜后期李朝时代的医学本土化发展奠定了基础。以往中朝药物交流中多以朝鲜道地药材人参流向中国为主要内容，而此时期，传入朝鲜半岛的中医经典文献《黄帝内经》辗转回到了中国，并对中国后世医学的发展做出了重大贡献。相比之下，后者对中医学发展的影响成为中朝医学交流中的主要内容。

到了宋朝，朝鲜半岛正处于高丽王朝时期，双方总体上保持了良好的政治关系。宋朝赏赐物品主要是原料优良、制作精美的各种丝织品、

---

① 王溥：《唐会要》卷95《新罗》，中华书局1955年版，第2077页。
② 欧阳修：《新五代史》卷74《四夷附录第三·高丽》，中华书局1974年版，第1040页。
③ 欧阳修：《新五代史》卷74《四夷附录第三·高丽》，中华书局1974年版，第919页。

药材、书籍、茶叶、金银、漆器、蜡烛、酒等物。高丽的进贡物品，同样种类繁多，有金银器皿、丝绸织品、苎布、人参、松子、香油、大纸、黄毛笔等。其中进献苎布千匹以上，人参、松子千斤以上，香油也在百斤以上，它们是贡赐贸易中的大宗商品。此时期，中朝间仍保持着过往的道地药材等传统物品的交流活动，但朝鲜医学已经开始经历从单纯引入中国医学，到注重朝鲜医学本土化发展的转变，进一步完成了对中国医学知识的学习、吸收和消化。

之后的中国相继经历了三朝少数民族政权时期，即辽金元时期。辽朝继续保持和朝鲜的封贡关系，两国基本处于和平交往状态。以往汉族政权时期，中国会以药材类物品回赠给朝鲜。而此时期，辽朝为契丹游牧民族建立的国家，在医药文化交流上，因受少数民族经济生产方式的影响，赏赐给朝鲜的物品多为草原经济生产方式下的羊、马、弓箭等物品。高丽向辽朝进贡的物品种类也较固定，如粳米、糯米、脑元茶、成形人参等，数量不定，但仍有朝鲜道地药材人参流入中国。到了金朝亦如是，金朝为少数民族女真族建立的国家，"（高丽）每岁奉使如金者，利于懋迁，多赍土物转输之弊，驿吏苦之。"[①] "（高丽）每岁奉使如金，利于贸迁，多赍土物"。元朝为少数民族蒙古族建立的政权，在中朝医药文化的交流内容上变化不大。高丽向元朝臣服纳贡，进献方物种类众多，其中有金鳝、银鳝、耽罗牛肉、耽罗酥油、海菜、干鱼、干脯、米、香菜、水果、木衣、珍珠、玳瑁、人参等。元朝政府回赐以骆驼、羊、鹊、海东青、鹦鹉、米、葡萄酒等物品。除了通过官方朝贡互献药物的方式进行医药文化交流外，私人贸易活动对中朝药物流动的影响也不可忽略。据考证，高丽商人私下贸易频繁，商人顾恺、陆清等来华献土物，主要贩运马匹、苎布、人参，然后从中国购买绞、绢、绵等丝织

---

① 《高丽史》卷20《明宗二》，日本国书刊行会1909年版，第304页。

品和书籍等物品运回高丽谋利。

总之，明清以前的中朝药物交流主要是在官方朝贡关系基础上进行的，私人贸易活动对双方医药文化交流也产生了相应的影响。朝鲜基于对中国政府纳贡称臣的身份，多以献方物的形式，将人参、牛黄等特色药材输送到中国，中国政府多以礼仪邦交的关系，以回赠的形式赐以中国当时特色物品。明清以前中朝医药文化交流，虽受到战争、人口迁徙等客观环境因素的影响，但从未中断过，频次逐渐增多。药材以向中国输入的单向流动为主，中国向朝鲜主要输送医学知识和理论，这为朝鲜后世医学的本土化发展奠定了基础，而输向朝鲜的《黄帝内经》等中国医籍回流中国后，对中国后世医学的发展亦产生深远影响。

三 "燕行录"记载的明清时期中朝医药交流情况

通过前文梳理，明确了明清以前中朝医药交流的历史发展过程，其形式以官方朝贡为主。到了明清时期，中朝医药交流开始呈现出多样化。高丽王朝时，朝鲜半岛全盘接受中国医学，药物交流以高丽人参输入中国为主。朝鲜医学并没有自己独立的理论和创新内容，本土化意识不强。至明朝时，朝鲜半岛开始有意识的强调本土化医学发展，积极吸收金元明医学发展的成果，实现了医学本土化转变，两国药物交流仍十分频繁，并取得了重要成果。到了清代，处于交流的平静期，朝鲜李朝时代的医学已具备了独立的发展理论和成就，《东医宝鉴》等朝鲜医籍的撰成作为标志，朝鲜医学已开启了独立发展的道路。结合"燕行录"记载，明清时期中朝医药文化交流具有如下特色。

（一）明朝初年，中朝医药文化交流侧重以药材交流为主，朝鲜人参仍是朝鲜向中国输送的主要药物之一。药材交流虽是双向流动，但以朝鲜使臣团携来药材为主，官赐带回朝鲜的中国药材主要以行气止痛、行经通络功能的中药材为常见,因明朝使臣因出使朝鲜次数相对较少,所带去的中国药材并不多。

1. 明朝与朝鲜半岛政权较早的确立了宗藩关系,中国与朝鲜的封贡体系便利了双方的药物交流。据史料记载,明朝初年对朝鲜赏赐药材次数较少,通常冠以"药材"记载,没有列出具体药材名称。结合当时中朝两国的政治情况,我们可以分析出,明初正值朝鲜高丽王朝末期,其与明朝的宗藩关系尚不稳定,明朝赏赐朝鲜药材的频次与数量极少,据记载亦仅有两次:

> 恭愍王壬子二十一年(1372),九月壬戌,张子温、吴季南还,帝赐王药材。①
>
> 辛禑十四年(1388)二月,帝以徐质归,言禑有疾,赐药材。②

之后,朝鲜进入了李朝时代,与中国的医药文化交流依附于两国建立的宗藩关系,明朝向朝鲜赏赐的药材频次与数量也发生了变化。

> 太宗辛巳元年(1401),颁赐国王文绮、绢各六匹,药材木香二十斤,丁香三十斤,乳香一十斤,辰砂五斤。③

到了明永乐年以后,中朝关系趋向稳定,两国间的药物交流也逐渐增多,交流形式仍以官方"赐药"为主,根据史料记载,交流的具体药物种类涉及很多:

---

① 吴晗:《朝鲜李朝实录中的中国史料》,中华书局1980年版,第26页。
② 吴晗:《朝鲜李朝实录中的中国史料》,中华书局1980年版,第78页。
③ 吴晗:《朝鲜李朝实录中的中国史料》,中华书局1980年版,第161页。

太宗甲申三年（1403），明成祖派使臣赴朝鲜，赐给朝鲜国王的礼物清单中"象牙二只，犀角二个，《通鉴》《纲目》等各一部……（药材）片脑、沉香、束香、檀香、苏合油、白花蛇、朱砂、麝香、附子、金樱子、肉苁蓉、巴戟、当归、乳香、藿香、零陵香、甘松香等药材十八味，帝喜。① 国王回赠马及黑麻布、白苎布、人参、花席等物。②

太宗甲申四年（1404），十一月乙亥朔，进贺使李至、赵希闵，赍帝赐列女传五百部、药材、礼部咨文，回自京师。③

世宗乙巳七年（1425），十一月壬寅，李顺蒙、睦进恭、赵贲等赐药材敕书而回。为龙脑、苏合油、朱砂、麝香、胆矾、附子、芦荟、川乌、锁阳等药。④

此后，关于朝鲜使臣通过明朝官赐获取中国药物的记载便鲜见于史料。明正统六年（1441），明英宗特赐药材。成化十六年（1480），由于朝鲜求请，明宪宗钦赐苏合油一斤、龙脑一斤。弘治八年（1495），因燕山君"尝患面疮，令医官求药于中朝"⑤，明朝赐雄黄解毒散、善应膏，用而有效。朝鲜官方对药材的重视直接推动了中朝之间药材贸易的扩大和发展，也促使中国与朝鲜药物交流的方式逐渐从贡赐药物向贸易药物的转变。

纵观上述史料记载，这一时期中朝医药交流深受两国政治关系变化的影响，交流内容以药物交流为主，朝鲜常贡方物中的药材主要还是人参，朝鲜使臣受明朝所赐药材种类中，最为常见的是具有行气止痛、行

---

① 《朝鲜王朝太宗实录》卷12，六年十二月丁未，第765—766页。本文所引《朝鲜王朝实录》均为学习院东洋文化研究所昭和28年至42年复印普及版，故引用时不再特别说明。

② 《朝鲜王朝太宗实录》卷5，三年四月，第297页。

③ 吴晗：《朝鲜李朝实录中的中国史料》，中华书局1980年版，第205页。

④ 吴晗：《朝鲜李朝实录中的中国史料》，中华书局1980年版，第328页。

⑤ 《朝鲜燕山君日记》卷2，元年正月，第15页。

经通络功能的木香、乳香、沉香、丁香、麝香等中药材，药物交流形式逐渐从朝贡官赐兼可贸易药物。

2.朝鲜官方渴求中国医书、药材，派遣精于医理的朝鲜使臣出使中国，从中国大量购买医书，广求朝鲜本土没有的药材，十分重视两国间的医药文化交流，尤其体现在对中国针灸铜人的诉求上。

朝鲜自认为"知药而不知针，知针而不知灸，不足为上医。信乎针灸之为重也"[1]。可见，在朝鲜医学理念中，"上医"需要具备的技能中，首先应知灸，其次知针，最后知药。朝鲜深知本土药物稀少，医药发展受少医书、无良医的现实局限，因此特别重视针灸之术。朝鲜太宗十五年（1415），朝鲜向明朝政府索要针灸铜人："医药活人，实惟重事。本国僻居海外，为缘针灸方书鲜少，且无良医，凡有疾病按图针灸，多不见效。如蒙奏闻，给降铜人，取法施行身为便益……十月丁亥，帝赐我铜人图仰伏二轴……十二月丁丑，命刊印针灸铜人图颁布中外。"[2] 针对此时期"给降铜人"和赐"铜人图仰伏二轴"与宋代医家王惟一负责设计及兼制的"宋天圣针灸铜人"和石刻的针灸铜人使用说明书《铜人针灸腧穴图经》又有何关系？在笔者之前撰文中也有做过简单梳理。金军攻打北宋，北宋以交出针灸铜人作为求和条件之一，金和北宋是否交接天圣针灸铜人并无史料可查。据学者推测分析，在宋人南逃途中，针灸铜人有被遗留在襄阳府，于是到了南宋时，元朝向南宋继续索要针灸铜人，并将此铜人修复后连同《铜人针灸腧穴图经》石碑一起移至三皇庙。[3] 到了明朝，明英宗朱祁镇下令以"天圣针灸铜人"和《铜人针灸腧穴图经》为样本，重新制作了针灸铜人和《新铸铜人腧穴针灸图经》

---

[1] 崔秀汉：《朝鲜医籍通考》，中国中医药出版社1996年版，第25页。
[2] 吴晗：《朝鲜李朝实录中的中国史料》，中华书局1980年版，第264页。
[3] 郭碧倩、李玮、田岳凤、翟春涛、李娟：《针灸铜人考证》，《山西中医学院学报》2019年第4期。

石碑，为区别北宋"天圣针灸铜人"而将明朝仿制的铜人称为"正统针灸铜人"或称仿宋铜人，明景帝时北京失守。期间，据史料记载，清乾隆时组织太医院编撰《医宗金鉴》，书成后乾隆帝为奖励参编有功者而特制了一批针灸铜人，①原正统针灸铜人至光绪二十六年（1900）时被入侵北京的俄军所有。②至此，不同历史时期的中国针灸铜人均有被海外仿制。从上述分析可见，明朝仿制北宋天圣针灸铜人，重新制作了正统针灸铜人的时间大概是在明英宗时期，即1435年以后，朝鲜太宗十五年（1415）朝鲜向明朝政府索要针灸铜人和朝鲜遂"谢赐铜人"③之事显然均发生在明英宗仿制北宋针灸铜人之前，那么朝鲜向明朝政府索要的针灸铜人和后面朝鲜"谢赐铜人"，又作何解释呢？有学者认为当时《新铸铜人腧穴针灸图经》一书在朝鲜也有刊本，所以朝鲜仅向明朝政府索要铜人。但可能因《新铸铜人腧穴针灸图经》有失真之处，才导致"凡有疾病按图针灸，多不见效"的状况出现。于是，朝鲜才向明朝求请更为直观准确的针灸铜人。对于朝鲜的请求，明朝政府显然给予了满足，朝鲜"谢赐铜人"并非因为明朝政府直接赐予朝鲜以针灸铜人，而是明朝太医院命人画"铜人图仰伏二轴"交付给了朝鲜使臣，此"图之精密，毫发不差。若目见和扁，而耳承师授，诚活人之指南"④，于是才有了朝鲜"谢赐铜人"的记载。明朝赐予的针灸铜人图传至朝鲜后，获得朝鲜的重视，"命刊印针灸铜人图颁布中外"，并对针灸铜人图进行了刊刻。这使得后世朝鲜针灸技术与治疗水平得到了提升。到清朝

---

① 据史料记载受奖者福海的后人将此铜人保存了下来，几经周折于民国时著名医史学家丁济民、王吉民收藏，现存于上海中医药博物馆。又见袁开惠，刘庆宇，崔为《上海中医药博物馆藏乾隆针灸铜人的宗教意蕴》，《中医药文化》2020年第15卷第4期；秦红：《乾隆针灸铜人始末》，《中医药文化》2012年第6期。

② 邓衍明：《国宝档案钩沉：针灸穴位铜人背后的故事》，《湖北档案》2015年第1期。

③ 《朝鲜王朝太宗实录》卷30，十五年十月，第155页。

④ 崔秀汉：《朝鲜医籍通考》，中国中医药出版社1996年版，第203页。

时,往来中国的朝鲜使臣们如遇到健康问题时,也多采以朝鲜的针灸疗法治之,这在"燕行录"中随处可见。

根据"燕行录"记载,"四月二十四日丁巳,晴。世子在沈阳馆所。引医官入诊,灸气海七壮、天枢右穴五壮,针三阴交左穴……二十五日戊午,晴。世子在沈阳馆所。引医官入诊,灸带脉右穴七壮、枢右穴五壮、气海三壮,针章门右穴……二十六日已未,晴,夕雨。世子在沈阳馆所。引医官入诊,灸带脉右穴七壮、天枢右穴五壮、气海三壮。针中脘穴、中封左穴……二十九日壬戌,雨。世子在沈阳馆所。引医官入诊,灸气冲左右穴五壮、气海天枢右穴带脉右穴各三壮…… 五月初二日甲子,晴。世子在沈阳馆所。引医官入诊,灸气海三壮、天枢右穴三壮、气冲右穴五壮,针右胁下阿是穴、足三里左右穴……初三日乙丑,雨。世子在沈阳馆所。引医官入诊,针太冲、内庭左穴、内关左右穴、小腹右边阿是穴……初四日丙寅,雷雨。世子在沈阳馆所。引医官入诊,灸气海七壮、气冲左右穴二壮,针神门左右穴、足三里左穴。初五日,灸气海七壮、气冲左右穴三壮,针中脘穴。初六日戊辰,小雨。世子在沈阳馆所。引医官入诊,灸气海七壮、气冲五壮。"①散见于"燕行录"各卷中的朝鲜针灸医者诊治昭显世子及其嫔妃的详细记录,记载最多的是常用针灸治疗世子疝症,主要采太冲、大敦和独阴穴,这与中国针灸专著《针灸大成》的取穴和治法大体相同。②综上述,明朝时朝鲜针灸技术的发展与针灸铜人图的传入不无关系,正是因为明朝时期中朝在医药书籍和针灸技术方面的深入交流,为朝鲜医药的发展做出了具体贡献,"燕行录"中所记载的清朝时期朝鲜使臣及昭显世子一行人采用朝鲜针灸医者治疗各类疾病的做法,也充分说明了中朝在针灸方面的交

---

① 佚名:《昭显沈阳日记》,转引自林基中:《燕行录全集》第16卷,首尔东国大学校出版部2001年版,第46页。

② 杨继洲:《针灸大成》,夏魁周校注,中国中医药出版社1997年版,第389页。

流对朝鲜针灸技术发展的重要性。

朝鲜对中国医学文化交流的渴求,已不满足于所求中国医书,获取中国药材和针灸铜人等内容上,朝鲜还专门选派精于医理的使者来华求药。朝鲜太宗十八年(1418)正月,朝鲜使臣赴中国谢恩,回朝鲜后向朝鲜国王进献了在中国购买的缎子、医书和药材等物品。朝鲜国王也曾指示朝鲜使臣:"艺文馆所无书籍,医方、佛书可多购来"①。朝鲜世宗四年(1421)十月,李芳远对赴明王朝副使黄子厚说:"卿已曾朝天,今又遣卿者,以卿精于药理也。本国不产之药,广求以来。"②可见,黄子厚即为朝鲜官方遣华使臣中懂得药理的朝鲜大臣之一,来华除了处理外交事务外,其还兼有在中国广泛寻得朝鲜本地没有的药材的任务。根据朝鲜史料记载,因朝鲜官方需求,朝鲜派往明朝的使团都负有购买药材、书籍等物品的使命。"(朝鲜世宗)本朝乐器、书册、药材等物,须赖中国而备之,贸易不可断绝"。③弘治二年(1489)四月,朝鲜成宗"以蝎切于剂药,欲使繁育于本国,每令入朝医员求得而来"。④九月,医员李孟孙就从明朝携回生蝎百枚。

3.除了作为礼物赠送朝鲜人参等药材之外,根据"燕行录"记载,此时期,朝鲜开始注重派往医者随同出使中国,中国可以白银、布货等实物换购朝鲜人参,成为此时期中朝药物交流的一种新形式。朝鲜国王命令明初使华的朝鲜使臣,"自今每当使臣入朝之时,以医员一人于押物打角夫中差遣,贸易药材。"⑤可见,随行人员中要有一名医员身份的使臣,主要是贸易药材,这种做法有利于鉴别所易药材的真伪。因中国对朝鲜人参的需求量大,对朝鲜人参的获取渠道,一改往日以礼品赠

---

① 《朝鲜王朝世祖惠庄大王实录》卷10,三年十一月,第184页。
② 《朝鲜王朝世宗庄宪大王实录》卷13,三年十月,第210页。
③ 《朝鲜王朝世宗庄宪大王实录》卷56,十四年四月,第174页。
④ 《朝鲜王朝成宗大王实录》卷227,二十年四月,第761页。
⑤ 《朝鲜王朝太宗实录》卷11,六年正月,第631页。

予的形式。据"燕行录"记载:"毛寅来见,礼部左堂刘宇亮送银三十两,要买官参二斤。"①"二十四日,阴复晴。大堂送银三十两,求参二斤。"②"二十九日,阴风,夕晴。提督送银六十两,求参六斤。"③通过官方渠道,采取白银购买人参的贸易形式,促使药材真伪、明朝政府白银外流等社会现象和问题频出。致使在药材贸易中,除了用白银换购人参外,还以布匹换取朝鲜人参。永乐元年四月二十日,朝鲜使臣李贵龄来华贺万寿圣时说:"国王缺少药材,将布匹来换。"明朝统治者给予回应,令礼部"著太医院照他合用的药味,打点见数,封裹得停当,付与差来人将去。布匹从他自卖。"④朝鲜太宗十三年(1413)四月,朝鲜使臣权永均等赴华,"以麻布百五十匹、人参三百斤,付永均买锦缎以来"。⑤待使臣回国后,"进所换祭服、药材"。⑥宣德五年,礼曹奏"今设礼曹药房而无唐药出处,请依议政府例,每入朝贸易,且六曹员吏数多,其药价比政府倍数以送。"⑦朝鲜药材价格昂贵,高出几倍于政府的定价。朝鲜世宗十五年(1433),朝鲜使臣许之惠"进腌松菌二十五坛、大狗十只、海青一连并赍买药麻布一百匹"⑧,其携带麻布一百匹购买中国药材。朝鲜世宗十六年(1434),"赍进献大犬二十只、人参一千斤如京师。"⑨朝鲜世宗十七年(1435),命令礼曹"今后赴京通事及从事官

---

① 金堉:《朝京日录》,转引自林基中:《燕行录全集》第16卷,首尔东国大学校出版部2001年版,第502—503页。
② 金堉:《朝京日录》,转引自林基中:《燕行录全集》第16卷,首尔东国大学校出版部2001年版,第503页。
③ 金堉:《朝京日录》,转引自林基中:《燕行录全集》第16卷,首尔东国大学校出版部2001年版,第504页。
④《朝鲜王朝太宗实录》卷5,三年六月,第316页。
⑤《朝鲜王朝太宗实录》卷25,十三年四月,第386页。
⑥《朝鲜王朝太宗实录》卷24,十二年十月,第314页。
⑦《朝鲜王朝世宗庄宪大王实录》卷49,十二年八月戊寅。
⑧《朝鲜王朝世宗庄宪大王实录》卷61,十五年闰八月,第302页。
⑨《朝鲜王朝世宗庄宪大王实录》卷63,十六年二月,第336页。

内司译院出身者，依已定数私贵布货茶参，以贸药材。虽差从人，若是司译院出身者，依打角夫例。"①同样的情况在"燕行录"中也得到了印证："郑命守率李晚石与通事等，持方物进呈于阙廷，差晚命守来，言行中下人辈多持人参云。"②可见，中朝在药物交流过程中，朝鲜使臣也开始采用布货贸易药材的方式了。

据"燕行录"记载，明万历年间，人参做礼品赠送已有数量上的限制："自前提督礼单，人参不过二三斤，时或有不受者。五六年来加至五斤，上年之行又加十五斤。余以为五斤犹过，况至十五斤乎。五斤则累年已定之规，似难更减。昨年新定十五斤之规，决不可从，以开滥觞无穷之弊。相持未决，尚不得送礼。"③由此可见，朝鲜人参深受明朝青睐，中国对朝鲜人参的需求趋之若鹜。因此，在上述官方药物交流的史料记载中我们发现，朝鲜政府对来华朝鲜使臣把人参作为礼品的数量一再做出调整，朝鲜使者在"燕行录"中对此事的记载，也充分地反映了当时中朝药物交流的现状。

综上所述，明朝初年与朝鲜的药物往来特点继承了以往各时期中朝药物交流的主要特点，即朝贡关系下的官方贸易活动中的药物流动，多以朝鲜道地药材人参为主要内容，且多以朝鲜向中国的药物流动为主流方向，频次和数量少受明朝政府外交政策等影响，以朝鲜使臣来华次数居多。

4.中朝药材通过官方朝贡贸易等形式交流频繁，促使两国民间越境采参采药之事频发。"燕行录"中即有对越境采参之事的多处记载。

---

① 《朝鲜王朝世宗庄宪大王实录》卷67，十七年正月，第401页。
② 成以性：《燕行日记》，转引自林基中：《燕行录全集》第18卷，首尔东国大学校出版部2001年版，第158页。
③ 金堉：《朝京日录》，转引自林基中：《燕行录全集》第16卷，首尔东国大学校出版部2001年版，第490页。

初二日丙申，晴，贵国即为父子之国，岂有子见新物而不思其父先及其子者乎？物既不诚，不退何为？午后龙骨大等三人来见。世子因传至二人于前，曰：采参之事，自前严禁而至今不已，越境采参者百十其群，见拦者特此两人耳。世子令官官详问情委于盖汉，乃拾橡于惠山近处，而清人之采珠于混同江者，望见炊烟，知有人越江来拦者，皮船载去，其实未当越境云。①

天聪五年（1631）闰十一月庚子朔，朝鲜国人每年潜入我境，盗采人参，猎取禽兽，事觉，屡谕使臣各严禁人民，勿令越境，卒不从。②

因朝鲜地域小，高丽参的产量受限，明清两朝中国对朝鲜人参的需求特别高，其稀缺珍贵，价格又高，仅通过官方贸易已很难满足需求。据"燕行录"记载，中朝两国国民在边界私自越境采参之事时有发生，屡禁不止。除了人参药用价值高的原因，官方朝贡贸易频繁，人参长期作为中朝两国药物交流的主要内容，其价格逐渐走高，这促使了中朝边境地区民间私人贸易人参之事时有发生。

5.朝鲜常贡人参用生参，明后期朝鲜传入中国的人参药材形式有所变化。"从前不解把造之法，唯择生参，以备筐筐之献。而生参不能耐久，性味易变。贡路遥远，多经潦暑，虽十裹包护，未免透湿。今则既解其法，把造行用。天朝药用，用此而不用彼。小邦岁贡人参，许令以把参代献，则庶小邦不失壤奠之礼，而天朝亦有实用之益。"③因朝贡路遥远，途径环境潮湿，所带的朝鲜生参到达中国后，多已腐烂，不宜药

---

① 佚名：《昭显沈阳日记》，转引自林基中：《燕行录全集》第26卷，首尔东国大学校出版部2001年版，第375—376页。
② 《朝鲜王朝太宗实录》卷10，五年十一月，第612页。
③ 李廷龟：《月沙先生集卷之二十二·奏·贡献人参乞用把参奏》，韩国文集丛刊70，韩国民族文化推进会，1991年。

用。于是,奏请明朝政府以"把参"代替人参,将以往以生参朝贡的方式改变为"把参"。"把参奏文,例下科官,送于礼部,已为题请准许",由此可见,朝鲜将朝贡所用人参换成"把参"形式的奏文得到了朝鲜国王和明政府的许可,自万历三十九年(1611)起,朝鲜进献的人参均为"把参"。通过这则史料我们不难看出,频繁朝贡人参对朝鲜药材供给带去了不小的压力,变生参朝贡为"把参"朝贡的形式,实则已窥见中朝药物交流过程中所见问题之一二。

(二)"燕行录"中的中朝方药。前文及史料中多处可见关于中朝药材交流的记载,但关于中朝之间方药交流的记载却不多。"燕行录"记载了一些中朝方药方面的往来,尤以清心丸、药果为特色。

1.清心丸。中国民间称其为"高丽丸子",朝鲜清心丸是根据我国宋代《太平惠民合剂局方》中的"牛黄清心丸"和"苏合丸"的配方,加入人参重新配制而成的朝鲜方药,含有人参、牛黄、麝香、黄柏、龙脑等多种名贵药材,具有清心败火、安神生巧等功效,故高价难求。根据"燕行录"记载,有"清心丸歌"一首:有个团药金弹丸,名曰清心出三韩,□人不曾为珍异,中国一辞称神丹。① "清心丸"在明清时曾一度被视为治疗百病的"神药",通过各种途径高价寻求。清心丸在清朝社会的各个行业都受到追捧:"余请其奴引路,当准给雇钱。刘曰:不用雇钱。愿得清心丸,余即出一丸赠之。"② 甚至包括寺庙里的僧人:"有老僧,迎入内炕,求清心丸。余摇头若未解也。诸人随入而求之者,又十数。老僧即书曰:要清心丸。余书曰:无,见在难有之。满堂皆要,

---

① 李肇源:《黄粱吟》,转引自林基中:《燕行录全集》第61卷,首尔东国大学校出版部2001年版,第311—312页。

② 洪大容:《湛轩书外集》卷8"燕记·射虎石",转引自林基中:《燕行录全集》卷49,首尔东国大学校出版部2001年版,第178页。

何以应之？"① 为何清心丸在中国有如此需求市场？根据"燕行录"记载："盖彼人之必以高丽清心丸为贵者，惟其材料中人参、牛黄以高丽所产为佳，且大豆黄卷尤独为高丽之所产故耳。"② 可见，清心丸之所以贵重，因其主要成分有人参、牛黄、大豆黄卷均产自高丽所致。其药效到底如何呢？"燕行录"中有详细的描述："故近年则并与中路考验之例而废之，潜冒之人越添云。此人背行卖物件，不过是扇子、丸药、纸属等物，至于黄金、人参则别无输致者，而清心丸最多焉。古有此汉背以其丸药周行村间，不能如意放卖，则引其同类相与密语曰：吾欲放卖清心丸而无由可卖，汝宜少须便死去了云云。就其中一个汉佯作霍乱，转筋角弓，及张之谲能，昏绝不省。众汉皆佯若恐怯，相扶按摩，故做慌怯之色，以示危蹙闷阨之状。彼人背无数来集，亦皆失色为。一汉取出自己囊中所存清心丸一丸，磨以冷水灌之死人口中。少顷，微有气息，又少顷，顿觉回阳之意，渐次苏醒，无复病气。彼人背立见始末，不觉惊奇，肚里默想：此药真是圣药，莫不有愿买之意，一传再传，转相求买。须便更少顷，众囊俱举，而莫不以高价放卖。以是之故，药名传播于彼境。彼人若逢我人，则必索高丽清心丸。若到请索地，免不得许给一二丸。"③ 通过该则材料可知，"清心丸"可谓具有起死回生之效。其具有神药的功效，在中国得到了传播，普通百姓也不惜想尽一切办法请高丽清心丸一药。据"燕行录"记载，清乾隆三十年（1765），朝鲜燕行使洪大容出使中国，行至中国一普通百姓吴胡家时，其家丁向其索要清心丸一事："家丁仍边译请的清心丸，吴胡闻之，疾声责家丁，下

---

① 洪大容：《湛轩书外集》卷9"燕记·角山寺"，转引自林基中：《燕行录全集》卷49，首尔东国大学校出版部2001年版，第190页。
② 朴齐仁：《燕槎录》，转引自林基中：《燕行录全集》卷76，首尔东国大学校出版部2001年版，第336页。
③ 朴齐仁：《燕槎录》，转引自林基中：《燕行录全集》卷76，首尔东国大学校出版部2001年版，第335页。

椅摇手而走。副使使人扶而还之,以一丸赠之,吴胡羞赧不自胜。"①又因其方便携带,清心丸成为朝鲜使行人员在中国进行交际的最佳选择。"副使以清心一丸与渭。以一墨与同来者。临罢,受墨者请渭以拜谢。渭变色不肯,及辞归。受墨者下炕折腰致谢。渭不顾而去。"②"以雨浑厚馈酒食。不可不答其意,乃以壮纸二束、扇子纸一束、花笺二束、扇子二十把、尾扇二柄、真梳五筒、真墨一同、清心元十丸为别单。下云:邂逅尊颜,过蒙恩接,感服在心,无以为谢,数种土物聊表愚诚。"③可见,在当时表谢意与送别等各种场合中,都赠以"清心丸"为最佳礼品。"乃已故燕行者必以此药随之,彼人亦知此药之有真有假,下人背囊里所卖虽不得不买取,然必以使臣所得为真品。"④因其在中国传播广泛,需求量又大,往往会有以假乱真的现象出现,因此当时都以朝鲜来华的使臣所携带的"清心丸"为尚品,为真品。

2.药果。据记载⑤,同时期日本东都医官丹羽正伯(号良峰)与朝鲜良医赵崇寿(号活庵)等人针对《伤寒论》、赠购《万病回春》、馈赠清心丸、药果、胡瓜等内容进行了笔谈:"活庵曰:'此即弊邦之药果,公试尝之。良峰曰:珍果也,气味尤甘芳,本名方名如何?活庵曰:其名即药果也。良峰曰:用何等之数味调制乎?活庵曰:糯米末、真参末、绿豆末、真荏子末,和蜜,造成者也。良峰曰:好果也,今添一块

---

① 洪大容:《湛轩燕记》,转引自林基中:《燕行录全集》卷49,首尔东国大学校出版部2001年版,第75页。

② 洪大容:《湛轩燕记》,转引自林基中:《燕行录全集》卷49,首尔东国大学校出版部2001年版,第70—71页。

③ 洪大容:《湛轩燕记》,转引自林基中:《燕行录全集》卷49,首尔东国大学校出版部2001年版,第63页。

④ 朴齐仁:《燕槎录》,转引自林基中:《燕行录全集》卷76,首尔东国大学校出版部2001年版,第335页。

⑤《两东笔语》:无中文版,原书共3册6卷,每日笔谈为1卷,为戊辰(1748)六月,东都医官丹羽正伯(号良峰)与朝鲜良医赵崇寿(号活庵)、医员松斋、制述官矩轩等人的笔谈。

被惠,则袖去为家荣.'"①"活庵"即为第十次通信使随行朝鲜良医赵崇寿之号,访谈内容最后形成了《朝鲜笔谈》。②由此可知,药果其成分是由糯米、真参、绿豆、真荏子研成末,和以蜂蜜而成。朝鲜史官"且献药果一,乃水使申景珍所进也,世子以仁及所持来药果小许,分赐陪行诸臣。"③又:"世子送米二石,石牛一头,药果一对,与九王,九王受药果十余个,及米斗等,此则领情还送其余,曰:以供行资云。"④朝鲜史官"初九日戊申晴世子留德渊,患喉平复,世子送牛二头,米二石,药果一对,脯肉一封,烧酒一瓶,枝三一封,与九王,九王受米一石,枝三一封,而还送其余,卢施博士处,亦有所馈,以九王不受,亦辞之,九王以内官金强,后数有往来,赠马一匹。"⑤朝鲜使臣洪大容到其中国车夫王文举家做客时,"以别扇三把,白纸三束,药果五个,清心元三丸,给文举传于其父。"⑥朝鲜世子或朝鲜使臣多以药果相赠他人,数量至多五个,常为一对,少则小许。可见,药果的珍贵和稀缺。

3.苦果。"燕行录"里有对此药的记载:"所谓苦果,其形或圆或长,色黄黑,其大不过一寸"⑦。据查并无具体成分或加工制法的记载,笔者推测,"苦果"可能为天然的成药药材。此观点也能在服用剂量的记载

---

① 李敏:《18世纪日朝笔谈的医学史料研究》,博士学位论文,北京中医药大学,2017年,第196、200页。

② 梁永宣,李敏:《朝鲜通信使交流中的医学笔谈——以日本内阁文库为中心》,王勇主编:《东亚的笔谈研究》,浙江工商大学出版社2015年版,第196页。

③ 佚名:《昭显沈阳日记》,转引自林基中:《燕行录全集》第26卷,首尔东国大学校出版部2001年版,第288页。

④ 佚名:《昭显沈阳日记》,转引自林基中:《燕行录全集》第26卷,首尔东国大学校出版部2001年版,第291页。

⑤ 佚名:《昭显沈阳日记》,转引自林基中:《燕行录全集》第26卷,首尔东国大学校出版部2001年版,第299页。

⑥ 洪大容:《湛轩书外集》卷8"燕记·王文举",转引自林基中:《燕行录全集》卷49,首尔东国大学校出版部2001年版,第128页。

⑦ 李宜显:《壬子燕行杂识》,转引自林基中:《燕行录全集》卷35,首尔东国大学校出版部2001年版,第509页。

上得到证实"此果大者，可作十服，小者可作七八服。"①显而易见，天然之成药，大小不定，遇到"果"大者，就分十次服，遇到"果"小者，就分七八次服。关于它的用法，"燕行录"里记载的也很详细，既有外敷，也有内服，对火证和疮毒类病亦有奇效。"用法则能疗内外之患。一治妇人难产，用清水磨服，即产。一治霍乱吐泻，用清水磨服。一治疟疾，用清水磨服。一治食积，用清水磨服。一治凡诸火证，用清水磨服。一治凡诸疮毒，用干烧酒磨敷，即能止疼痛，徐徐自愈。"②服用方法是用清水"磨服"。由此可推测，此'苦果'定是新鲜时不能直接服用的药材，所谓"磨服"可能是待"苦果"干质以后，磨成类似粉状的药物，再根据之前苦果形体的大小，而决定分几次进服。关于"苦果"的功效还远不止这些，"更有他用，其功不能尽述。"③笔者认为，一颗天然的"苦果"便具备这样多的功效，因其形状小巧，如果推测其为干质药材的话，存储与携带又极为方便，这也正是朝鲜乡药"苦果"为何在中国受到如此追捧和广泛传播的主要原因了。

4.吸毒石。"燕行录"里亦有此药的记载："所谓吸毒石，其形大小如拇指一节而扁长，色青而带黑。其原由则小西洋，有一种毒蛇，其头内生一石，如扁豆仁大，能拔除各种毒气，此生成之吸毒石也。"④可见，此种方药"原由则小西洋"，为从西洋舶来的药品，借由在中国的西方传教士之手传入中国，经由朝鲜燕行使之手又传入朝鲜。"其用法则此石能治蛇蝎、蜈蚣、毒虫伤啮，并治痈疽一切肿毒恶疮。其效甚

---

① 李宜显：《壬子燕行杂识》，转引自林基中：《燕行录全集》卷35，首尔东国大学校出版部2001年版，第509页。

② 李宜显：《壬子燕行杂识》，转引自林基中：《燕行录全集》卷35，首尔东国大学校出版部2001年版，第509页。

③ 李宜显：《壬子燕行杂识》，转引自林基中：《燕行录全集》卷35，首尔东国大学校出版部2001年版，第509页。

④ 李宜显：《壬子燕行杂识》，转引自林基中：《燕行录全集》卷35，首尔东国大学校出版部2001年版，第507页。

速。"① 故此时期，中朝药物交流已受西方外来药物的影响，药物交流内容也随之发生了变化。

5. 其他药材。据学界统计，自崇德二年（1637）到光绪二十年（1894）间，朝鲜从中国进口的药材达117种："黄毛、唐麝香、丁香皮、肉苁蓉、燕茅、锁阳、象毛、常魔香、木香、卢会、穿山甲、孔雀羽、龙脑、白僵蚕、寒水石、蜜陀僧、阳起石、朱红、消脑、白芥子、补骨脂、轻粉、荷叶、槟榔、汉防己、花药石、羚羊角、桃黄、琥珀、吴茱萸、茴香、磁石、三乃子、紫石黄、肉桂、杜仲、龙眼、甘遂、零陵香、二青、桂皮、乌药、荔枝、芫花、甘松香、桂枝、全蝎、白檀香、阿魏、八角香、泥银、乳香、川乌、款冬花、黄丹、鍼锡、砂仁、没药、高良姜、天竺黄、陈皮、益智、附子、片子姜黄、蜜蒙花、酸枣仁、黄连、贝母、葫卢巴、巴戟、唐厚朴、胡黄连、枳壳、山召仁（即酸枣仁）、巴豆、花蛇、唐紫菀、栀子、大腹皮、鹿茸、骨碎补、诃子皮、连翘、蓬术、五灵脂、石钟乳、龙骨、黄茶、犀角、使君子、诃子、腽肭脐、香片茶、石雄黄、珍珠、猪苓、肉豆蔻、赤石脂、白矾、水安息、干安息、红花、沉香、草果、草豆蔻、青礞石、硼砂、朱砂、藿香、白豆蔻、蜈蚣、水银、红花、牛黄、丁香、斑茅、砒霜。"② 相比之下，中国从朝鲜进口的药材仅人参、胡椒、白矾、川椒、干姜几种。③ 在其他药物的流动上，以朝鲜从中国进口药材居多，而中国进口朝鲜本土药材却很少。

（三）清代中朝医药交流改变了明朝时以药材交流为主的形式，注

---

① 李宜显：《壬子燕行杂识》，转引自林基中：《燕行录全集》卷35，首尔东国大学校出版部2001年版，第508页。
② 张存武：《清韩宗藩贸易1637—1894》，"中央研究院"近代史研究所1978年版，第144—145页。
③ 张存武：《清韩宗藩贸易1637—1894》，"中央研究院"近代史研究所1978年版，第115页。

重医药文化的域外传播和交流。首先,"燕行录"中有对两国药材问题探讨的相关记载,朴思浩在《燕蓟纪程》(1828)中记录了中朝民间对朝鲜人参产地、品相、品种、加工方法等问题进行交流讨论,提及中国太行山出产檀参与朝鲜老山参的问题。[①]其次,关于药书的传播交流记录。明朝前,中朝就已经开始了医籍方面的交流。宋代中朝尚未形成宗藩关系,两国通过互派使节、互赠医书的方式进行医药文化的交流活动。据史料记载,宋大中祥符八年(1015)宋真宗赠高丽国《太平圣惠方》、宋徽宗建中靖国元年(1101)赠高丽使者《神医普救方》,之后《图经本草》《和剂局方》也相继传入了朝鲜半岛。[②]朝鲜不仅在中国主动广求中国医籍,而且非常注重版本的收藏,据史料记载,高丽文宗时期进《新雕黄帝八十一难经》《伤寒论》《本草括要》《小儿巢氏病源》《小儿药证病源一十八论》《张仲景五藏论》九十九板,《肘后方》七十三板等。[③]朝鲜对中国传统医学的重视以及对中国经典医籍的保存,使得后世在中国已经散佚的重要医籍,通过在朝鲜找到的全本后再次回流到中国境内的,如高丽宣宗八年,宋朝政府主动向高丽求得的医书《古今录验方》《张仲景方》《黄帝针经》《小品方》等卷数不等,其中《黄帝针经》九卷即《灵枢经》,与《素问》共同组成了中国重要医籍《黄帝内经》,而此书在中国当时已散佚不见全本,至宣宗十年七月高丽遣使来献《黄帝内经》,第二年,宋哲宗昭告天下此书后,《黄帝内经》才得以在中国再现全本。因此,在明之前,中朝在医籍方面的交流是主动的、双向的和互补的。而随着元代开始中朝建立了宗藩关系,此时的中国医学正值宋金元快速发展时期,中朝医学文化的交流进入了新

---

① 朴思浩:《燕蓟纪程》,转引自林基中:《燕行录全集》卷86,首尔东国大学校出版部2001年版,第41页。

② 李春梅:《从中国传入古朝鲜的重要书籍及其对本国的影响》,全国第十一届中医医史文献学术研讨会论文,广西南宁,2008年11月,第123—124页。

③ 原文参见郑麟趾:《高丽史》卷八·文宗二,首尔大学奎章阁藏本,第115页。

时期。明朝时期两国使臣往来更加频繁，为两国医药文化的深度交流提供了便利。药物、医书等贸易频繁，此时期朝鲜本土医学已经有了发展，但仍以吸收和学习从中国获取的医学知识和医籍为主要内容，未有很大创新。这决定了明朝时期在中朝医学文化交流方面，医籍的流动呈现出从明朝单向流入朝鲜的局面。据考证，其中列出的中国版朝鲜古医书中仅有《针灸择日编集》《东医宝鉴》《医学类聚》与《济众新编》四类，除了《济众新编》成书于清代，其余三种成书于明代，但刊本在清代之后才出现的。①

到了清代，据史料记载朝鲜李朝国王景宗体弱多病，康熙帝多次派遣太医为其医治，并向朝鲜使臣赠送《医学正传》《万病回春》《医学入门》等医书。当时在华朝鲜使臣徐有素经历了清代颁行《医宗金鉴》一事，并在"燕行录"中有关于此事的记载："《医宗金鉴》，乾隆敕撰，凡《订正伤寒论注》十七卷，订正《金匮要略注》八卷，《删补名医方论》八卷，《四脉要诀》一卷，《运气要诀》一卷，《诸心法要诀》五十一卷，《正骨心法要旨》四卷，并有图有方有论，并各有歌诀，以便记诵。"②而朝鲜医药书籍《乡药集成方》《医方类聚》《东医寿世宝元》《四象新编》等也相继传入中国。于清康熙六十年（1721）和清乾隆三年（1738），赴朝清使先后向朝鲜求取《东医宝鉴》，朝鲜国王予以赠送。其中，"燕行录"卷五十六在朴趾源的《热河日记之口外异闻》中完整收录了乾隆三十一年（1766）刻的《东医宝鉴》的番禺凌鱼序文，里面统计了《东医宝鉴》中援引中国医书有八十余种，朝鲜医书三种。③同一问题，在"燕行录"中，洪大容的《湛轩燕记》里也有记载："医

---

① 崔秀汉：《朝鲜医籍通考》，中国中医药出版社1996年版，第25页。
② 徐有素：《燕行录》，转引自林基中：《燕行录全集》卷79，首尔东国大学校出版部2001年版，第408页。
③ 朴趾源：《热河日记之口外异闻》，转引自林基中：《燕行录全集》卷54，首尔东国大学校出版部2001年版，第254—255页。

者甚珍《东医宝鉴》,书辅之刊行久矣。"① 除此以外,朝鲜医书中虽"医技以《东医宝鉴》为珍,书肆之刊行久矣,且有《济众新编》云。"②

四 明清时期中朝医药交流的现代价值

明清时期,受特殊历史时期和国情的限制,两国间往来的使节成为中国与朝鲜医药交流与传播的重要群体。明清时期与朝鲜保持着稳定的朝贡贸易关系,朝鲜向中国进贡的方物中,与药物相关的很多。在朝贡过程中,中朝使节感受当地的医药文化,药材的使用等医药知识,并将这种医药文化及药材的培植、使用方法等带入本国。中朝使节得到的回赐礼物中,也有大量与医药相关的物品。尽管明清时期有相当长的时间实施海禁政策,但与朝鲜的海运贸易从未间断,海贸商人成为明清时期中朝药物交流的又一传播者。官商、盗商、民商等海贸商人进行海外贸易的过程中,将中国特有药材贩卖到海外,同时,也将朝鲜的乡药带回中国。而"燕行录"中所记录的中朝医药交流内容多是由从陆路经由中国东北地区进入到中国内地的朝鲜使臣观察所记。结合其他史料,能较为客观地反映出明清时期中朝医药交流的全面,对后世了解中国传统医药在东北亚地区的传播和影响具有重要价值。首先,其不仅仅是中朝两国本土药材的简单流动现象,而是在药物交流的过程中,逐步将中国传统医药等理论知识传播到了朝鲜,实现朝鲜医药本土化的发展过程,是通过中朝医药交流,彼此学习、吸收、进而融合的一种独特的形式。朝鲜在医药方面对后期中国传统医药的发展也产生了深远影响。这对朝鲜

---

① 洪大容:《湛轩燕记》,转引自林基中:《燕行录全集》卷49,首尔东国大学校出版部2001年版,第161页。

② 洪大容:《湛轩燕记》,转引自林基中:《燕行录全集》卷42,首尔东国大学校出版部2001年版,第253页。

后期医学体系的本土化和中国医学的后世发展均有不可估量的价值。其次，医药交流往往伴随着中朝在政治、经济方面的交流同步进行。明清时期的医药交流均是在稳定的中朝政治关系下进行的，或通过官方朝贡，或使臣贸易等路径，将朝鲜本土药材，尤其人参带入中国，也将中国药物、医籍和医药知识等带回朝鲜，双方交流的物品与形式在不同阶段虽有侧重，有时是双向的，有时是单向的，但始终未曾有间断。不难看出，医药物质的流动是需要稳定的政治和社会环境做保障的，明清后期的医药文化交流是以前期的医药物质流动为前提，通过医员、药材、医书、医理、针灸铜人等物质载体的交流，为明清时期中朝医药文化实现进一步交流与发展做了充分的铺垫。纵观明清时期中朝医药交流的史实，对朝鲜后期医学体系的本土化和中国医学的后世发展均有不可估量的价值。

▓ 中医药文化在东北亚的传播 ▓

《承政院日记》疫病类史料探赜

杜凤娟　肖永芝

摘要：《承政院日记》是现存体量最大的李朝国政史料，保留了丰富的疫病类史料。文章在整理、归纳此类史料的基础上，从疫病流行情况、防治措施、具体治疗案例等方面考察分析：其一，以各地方政府上呈的疫情报告公文为研究对象，梳理显宗、肃宗时期疫病流行情况；其二，着眼于各王疫病防治的政令传教、朝议奏疏等记载，概述城外出幕（将病患集中于城外安置点）、自我隔离、遣医赐药、抚穷恤病、分等救济、疫祭禳灾、决放轻囚等防治措施；其三，以正祖十年文孝世子疹疫治疗资料为典型案例，主要从发病背景、病证特点、诊疗过程三方面，分析世子疹证失治原因。

关键词：《承政院日记》；朝鲜；疫病；防治；史料

《承政院日记》(以下简称《日记》)是李氏朝鲜王朝时期，主要以承政院为代表的国家机构，采用日记形式、运用多种文体记录有关国政事务的第一手史料，现存内容为第16代仁祖至末代纯宗时期共计288年的记录。《日记》记录范围广博，涉及社会、政治、经济、文化、军事、

作者简介：杜凤娟，陕西中医药大学讲师，医学博士，研究方向：中外医学文献及交流史；肖永芝，中国中医科学院中国医史文献研究所研究员，博士生导师，研究方向：中外医学文献交流。

外交等诸方面。①

在医学方面，《日记》也保留了内容丰富、记载翔实的珍贵史料。笔者曾以"《承政院日记》的医学史料研究"②为题对此类史料进行初步整理，从临床、药物、方剂、针灸、疫病、医学人物、医事制度、医书8个方面展开探讨。在疫病类史料方面，笔者考察了《日记》中与疫病的病名、预防、诊疗、隔离、政令等有关的记载，并整理了显宗在位15年间各地疫病流行的概况，着重分析了正祖时期"疹疫救疗节目"的颁布经过，以此归纳李朝政府控制疫情、救助病患的各项措施。在此基础上，本文继续拾遗补缺、探赜索微，主要从疫病的流行情况、预防、治疗等方面，探究《日记》所载疫病类史料的内涵和价值。

一 疫病流行情况

经笔者初步统计，《日记》条文中出现、能纳入疫病讨论范畴的名称约有30种，如以"疫""疠""瘟"为名的疠疫、疠疾、疫疾、红疫、瘟气；以"痘""疹"为名的痘疾、痘疫、痘患、疹疫、斑疹、疹症；以"染"为名的染病、染患；以"可疑""拘忌"加以修饰的可疑之疾、可疑之病、拘忌之疾、拘忌之病、拘忌之患等。不同的命名，体现出人们对疫病致病性、危害性的认识。③上述疫病的记载，见于《日记》中有关君臣议政、朝堂政令、地方公文、臣子上疏等记录，是本文疫病类史料的主要来源。

---

① 文中《承政院日记》引文参见韩国国家历史研究所网站（http://sjw.history.go.kr/main.do）公布《日记》的释读文字，不再逐一出注。
② 杜凤娟：《〈承政院日记〉的医学史料研究》，博士论文，中国中医科学院，2020年，第1页。
③ 杜凤娟：《〈承政院日记〉的医学史料研究》，博士论文，中国中医科学院，2020年，第116页。

(一)疫病发生地点及暴发范围

通览《日记》疫病类史料可知,大臣家中、监狱、军中均有疫情相关案例的记载。

在臣子上疏中载有疫病发于一家的情况。如仁祖三年(1625)十一月,校理吴峻上疏称自家有"瘟气",婢仆相互传染,子女先后染病,证势危急;孝宗四年(1653)一月,都承旨郑维城上疏,言家中"自岁前有可疑相染之疾,迄未寝息"。其他如"家有染患,入直未安,乞递本职""家内瘟疫,不敢入直禁中""家有拘忌之疾,决不可出入近密之地"等语,散见于《日记》的各朝记录中。在有司的奏启中记录了疫病在监狱囚人中传染蔓延。如孝宗五年(1654)五月典狱署监狱"染病大炽",33名罪犯中有17人染病,月令医官玩忽职守,无故缺勤,患病犯人得不到及时救治,其中5人不治身亡。其他类似记载,如"狱疠疫大炽""典狱囚人,疠疫相染,卧痛者颇多"等,亦零散可见。也有关于军中疫病的记载。如仁祖十四年(1636)冬,军中冻馁交加之际,又有痘疫暴发,致数人死伤,朝廷下拨取暖衣物及药物粮米,以为救济。

当疫病大规模、多地域暴发流行时,疫情波及京城内外甚至全国各道,患病、死亡人数众多,危害极大,各地方政府会收集涉疫人数、死亡人数等具体数据呈送京中。若对此类信息进行整理汇总,有助于了解某一时间段的疫病流行情况。如显宗十一年(1670),在全年13个月(含闰二月)中,9个月有疫情汇报,除江原道外,疫区广布忠清道、全罗道、咸镜道、平安道、庆尚道、黄海道、京畿道七道,患病人数达30 000余,病死者1600余人;肃宗二十四年(1698)十一月到肃宗二十五年(1699)十二月期间,每月均有疫情汇报,疫区遍及全国八道,京中有3900余人因疫病死亡,京外各道疫病死亡共250 000余人,合家全殁者476户;英祖二十六年(1750)全国各地暴发"振古所无"之疠疫,至五月间死亡人数已不下30万,惨烈程度远超兵乱。

(二)显宗、肃宗时疫病流行情况考察

从疫病高发时期在位国王来看,《日记》记载了仁祖以下12位国王在位期间的史料,其中疫病类史料集中于仁祖、显宗、肃宗、英祖、正祖时期。笔者主要以显宗、肃宗两朝各地上呈承政院的疫情报告为例,汇总疫病流行年份、频次、病患人数、疫区分布等信息,辅以图表,考察疫病流行情况(参见表1、表2)。

表1　　　　　显宗年间疫病流行情况表[①]

时间		次数	流行地域	患者总数	死亡人数
显宗五年	1664	9	庆尚道、京畿道、江原道、忠清道、平安道、咸镜道	11679	393
显宗六年	1665	4	庆尚道、忠清道、平安道、江华岛	4795	290
显宗七年	1666	5	全罗道、忠清道、黄海道、庆尚道、原襄	9633	612
显宗八年	1667	1	原襄	256	12
显宗九年	1668	22	咸镜道、平安道、忠清道、庆尚道、黄海道、全罗道、京畿道、原襄	17789	90
显宗十年	1669	5	平安道、庆尚道、黄海道、忠清道、原襄	3521	428
显宗十一年	1670	34	忠清道、全罗道、咸镜道、平安道、庆尚道、黄海道、京畿道、原襄	31190	1668
显宗十二年	1671	1	京畿道	1893	19
显宗十四年	1673	29	京畿道、咸镜道、忠清道、黄海道、庆尚道、全罗道、平安道、原襄、义城、江华府	16195	1242
显宗十五年	1674	14	京畿道、全罗道、平安道、黄海道、咸镜道、庆尚道、忠清道	7015	757
合计		124		103966	5511

[①] 杜凤娟:《〈承政院日记〉的医学史料研究》,博士论文,中国中医科学院,2020年,第122页。

由上表可知，显宗在位15年，其中11年有疫病流行，全国各地疫病流行多达124次，平均每年11.3次。在这11年中，有4年每年疫病暴发次数达10次以上：显宗十一年34次，显宗十四年29次，显宗九年22次，显宗十五年14次。从疫病波及人口总数上来看，全年超过万人染病的有：显宗五年，染及11 000余人；显宗九年，波及近18 000人；显宗十一年，患者总数达31 000余人；显宗十四年，有16 000余人发病。

表2　　　　　　　　　肃宗年间疫病流行情况表

时间		次数	流行地域	患者总数	死亡人数
肃宗即位	1674	5	平安道、咸镜道、黄海道	1195	63
肃宗元年	1675	3	咸镜道、黄海道	769	53
肃宗二年	1676	2	黄海道、庆尚道	224	3
肃宗三年	1677	1	全罗道	181	17
肃宗十年	1684	1	平安道	191	14
肃宗十二年	1686	1	平安道	272	4
肃宗十三年	1687	3	咸镜道、庆尚道	2756	188
肃宗十四年	1688	5	京畿道、平安道、全罗道	2354	158
肃宗十五年	1689	1	江华府	138	58
肃宗二十二年	1696	3	江原道、平安道、咸镜道	3189	537
肃宗二十三年	1697	3	咸镜道、京畿道	2631	260
肃宗二十四年	1698	6	咸镜道、平安道、京畿道、开城府、忠清道、庆尚道	36972	6920
肃宗二十五年	1699	50	庆尚道、忠清道、江原道、全罗道、黄海道、京畿道、咸镜道、平安道、开城府	350965	69859
肃宗二十六年	1700	2	咸镜道、忠清道	1455	263
肃宗三十年	1704	7	黄海道、京畿道、咸镜道、忠清道、开城府	6623	846
肃宗三十二年	1706	4	咸镜道、平安道、江原道	1513	204
肃宗三十三年	1707	1	庆尚道	495	75
肃宗三十四年	1708	7	庆尚道、咸镜道、京畿道、全罗道	46423	7589

续表

时间		次数	流行地域	患者总数	死亡人数
肃宗三十六年	1710	2	平安道	102	18
肃宗三十七年	1711	1	咸镜道	184	52
肃宗四十四年	1718	6	忠清道、京畿道、江原道、黄海道、江华府	58041	7312
肃宗四十五年	1719	6	黄海道、全罗道、咸镜道、平安道、开城府	29104	3440
合计		120		545777	97933

分析表2可见，肃宗在位46年，其中22年有疫病流行，全国各地上呈疫情报告120次，平均每年5.5次，最严重的是肃宗二十五年，疫病蔓延朝鲜全境，各地上报多达50次，染病人数超过35万人，死亡近7万人。此外，全年超过万人染病的还有：肃宗二十四年，染及约37 000人；肃宗三十四年，波及近46 000人；肃宗四十四年，患者总数达58 000余人；肃宗四十五年，有29 000余人发病。

二 多元化的防治措施

疫病流行之时，百姓遭遇病痛，流离失所，良田荒废，饥馑频发，生产、经济、文化等发展阻滞不前。如何救治百姓、控制疫情，恢复正常的社会秩序，是统治阶层亟待解决的重大难题。《日记》记载的主要是朝政运行及关系国计民生的国家大事，不乏有关疫病防治的政令、公文、奏疏、朝议等。如正祖十年（1786）四月，都城内外疹疫流行，李朝君臣对此极为关注，多次商讨救治疹疫事宜，从遣药派医、病患抄捡、集中安置等不同角度集思广益，于四月二十日制定疹疫"救疗节目"，次日进行修改厘正、誊写颁布，由典医监、惠民署等机构遵照执行。以下从8个方面概括总结李朝的疫病防控救治措施。

（一）开宗明义，确立救助对象

正祖十年的疹疫"救疗节目"，开宗明义，言"自立国以来，朝廷设立典医监、惠民署，旨在疾病诊救，药饵助给，施惠于贫穷，延及天下"，明确典医监、惠民署两医司职责，彰显朝廷施惠于下的政治纲领。惠泽对象为贫士穷民，不区分两班士族、平民及贱民，凡"至贫至穷，药物无以自办者"，均予救济。由此反映朝廷对此次疹疫防控的重视程度和救助百姓的决心。

（二）城外出幕，便于集中管控

当都城大规模疫病流行时，由于城内人口密集，存在疫病传播风险，病患因此常被"邻里所驱迫"。朝廷便将病人集中于郊外安置，即所谓"出幕"，出于城外，集中安置。此项措施实为李朝防治疫病之定例。如仁祖二十一年（1643），饥馑之余，疠疫频发，疫病一改往年春夏炽盛、秋冬寝息的特点，至冬疫情形势仍不见减缓，反而益发加剧，都城病民寒病交加。朝廷令汉城府率东西活人署、缮工监督造病幕，竭力保障所需长木、空石、人力等资源充足，以便"坚固造幕，以蔽风雪"；令赈恤厅向绝粮断顿者提供救济，"计口给粮"。

据《日记》正祖十二年（1788）五月条文载："近来时气乖常，坊曲不净之患，比比有之，分付京兆及五部，阙下近处，续续摘奸，一一出幕，申饬救疗""近来京中疠疫甚炽，出幕者颇多云，诚可悯也"。是月二十二日，正祖召集都内五部官员，询问各部出幕人数，各部官员奏报如下：

中部：自五月望日至二十日，出幕2所，避接2人；

东部：望日以前出幕42所，望日后出幕6所，共48处，合为134人；

西部：出幕60处，计123人；

南部：出幕177处，计260人；

北部：出幕92处，计235人。

五部自五月以来共出幕379处，集中管控人口754人。

南部出幕于外南山，或在水口门（李朝都城城门之一，为丧葬出入之所）；其余四部出幕地点虽未提及，但当与南部类似。各部结幕结实，构造、布局较为合理，幕中病患情况按例每五日一报。正祖又命京兆府严格监督五部着意管控，令赈厅及字内军门优先保障结幕百姓生活之需，对其中不幸病死者，则另为抚恤，专设赈郎1人负责，一有懈怠，必为严处。

（三）自我隔离，注意避免密接

《日记》中常见涉疫臣子的上疏。臣子本人一旦感染疫病，或家中有疫情发生，则不可赴衙入直，"以家内瘟疫，不敢入直禁中""家有痘疫，不得赴衙""家间痘疫方炽，不可出入书筵之列""侄子疑病，药物相通，不敢入直"等记载，屡见不鲜。一旦涉疫，大臣只得辞职、请假、改差，绝对不能出入禁中近秘之处，甚至连他们的上疏也不能呈达君前，所谓"犯染之疏，不敢捧入"云云。

有时连续请假的人数太多，甚至会影响朝堂政务的正常运行。对此，李朝制定了应对措施。如显宗元年（1660）十一月二十日《日记》条文载曰："近侍之人以拘忌之疾陈疏递职，前后相继。若此不已，直宿禁省，出入筵席，将无以备员。今后非其亲子弟所患，勿与之同处一室，移避他所，不许以此为递。"大臣家中有疫，若非本人及直系亲人染病，臣子只需将患者安置别处，或自行出避，如此隔离数日后便可返岗。

以上为官员自主隔离的记载，尚未见民间百姓自主隔离的相关记述。

（四）遣医赐药，专事疫病救疗

疫病暴发时，病人被集中于城外安置点，两医司（即典医监、惠民署）例行指定"一二能医之人"前来诊疾给药，同时会下拨所需药物。至于具体为何药，《日记》记载并无一定之例，有的只言"当剂"，有的统称"药物"，有的则写明具体何方何药。

以腊药（李朝内医院于腊月间制备的专供宫廷的成药）为代表的成药，是防治疫病所需的重要药料。如孝宗四年三月，两医司分别向京畿道、开城府、黄海道、江原道等地输送治疫药料，所送者有1300余副药（组方不详）和200余丸清心丸、苏合香丸。这些药物从医司的角度来看糜费颇多，但输送于各道后，则如同沧海一粟，难以补足实际所需之数。即便如此，我们仍能从中得知，腊药清心丸、苏合香丸是疫病暴发时各方所需的重要药料之一。

正祖十年春夏疹疫流行时，发挥重要治疗作用的成药是安神丸、牛黄膏冷剂之类。"闾巷至穷之民，士夫极贫之类，赖以生活，不啻千百。"除此之外，正祖指出此次疹疫流行的原因在于运气失常，精通运气学说的医家或有治疫良方，因此有必要"诚心广求于中外，得来对症之通行良方，一依《痘疹方》《救荒全书》印颁之古例为之"，以求"普济群生之效"。惠民署提调李福源建议，由朝廷"自庙堂措辞行会于两道道臣，知委列邑，广加搜访，毋论士族乡品与古方新方，如有精通运气，录出方文之人，则使之来呈营邑，转上京司，以为烂加裁择，遍试中外之地"。正祖纳其谏，正式颁布诏令，征集民间治疹疫良方。月余之后，庆尚道、忠清道遣送疹疫方文，朝廷将原方分送两医司，令其试用，并详述医理，上呈君前。有关两医司验证方文的记载虽未得见，但从赵衍德弹劾典医监疹疫方文誊布文字疏忽之过，可以推知庆尚、忠清两道进献的疹疫方应该已经通过两医司的检验，联系《日记》上下文，可大致推测当为治疗热证的"冷剂"之类。

上文所述清心丸、苏合香丸、安神丸皆为李朝常用的腊药，药名中的"丸"字也常写为"元"。检索《日记》医学史料可知，李朝常用的清心丸主要有3种，即牛黄清心丸、九味清心丸和小儿清心丸，苏合丸则根据有无龙脑分为龙脑苏合丸、麝香苏合丸，安神丸又有龙脑安神丸、朱砂安神丸、钱氏安神丸之分。疫病类史料中出现的"清心丸""苏合香丸""安神丸"应为省称，且未明确方药组成，目前尚不能断言李朝下拨用于防治疫病的具体是哪一首方。据考证牛黄清心丸、九味清心丸、苏合丸源出宋代《太平惠民和剂局方》，小儿清心丸出自宋人杨士瀛《仁斋直指小儿方论》，钱氏安神丸源自宋代钱乙《小儿药证直诀》，龙脑安神丸出自明代虞抟《医学正传》，上述诸方传入朝鲜后被许浚《东医宝鉴》（初刊于1613年）收载，随后又为康命吉《济众新编》（成书于1799年）引用，部分又被黄度渊《证脉方药合编》（刊于1885年）收录。①前文提及的牛黄膏为《东医宝鉴》引自明代刘纯续增之《玉机微义》，后亦被《济众新编》收载。

可见，清心丸、苏合香丸、安神丸、牛黄膏皆源出中国医学，李朝医学将其转载、传播，不仅在宫廷医学实践中屡屡运用，还将其作为防治疫病的良药派发民间，这些史实可作为见证中朝医学交流的实例，为进一步研究李朝医学如何将中国方剂学相关知识吸收、内化从而符合本国临床实践提供线索。

（五）抚穷恤病，赈济免税救民

所谓"饥馑疠疫，例多相仍"，当疫病炽盛蔓延之际，疫区百姓迫切所需的不仅是药物，还有粮食米谷。而在某些饥馑之极、疠疫肆虐之时，百姓对粮食的需求远甚于药物，保民成为切急要务。

如仁祖二十一年春，饥馑疠疫导致"人民死亡殆尽"。此时，朝廷

---

① 崔秀汉：《朝鲜腊药考》，《延边医学院学报》1992年第1期。

面临的最大危难已非外患，而是"民天既绝，邦本既蹶，则国何以为国"的危机，急需解决内政民生问题。"传相熏染，十室九痛，死亡无数。其间虽有仅苏之人而呻吟未定，肠肚空虚，匍匐出入，欲采野菜而全无气力，颠仆沟壑"之惨象（像），令闻者落泪。南汉、江都征调来的粮食，被"移纳于宣惠厅"，未曾入"饥民口吻之中"。京畿道内，虽有将米谷分给饥民的，但民多米少，"饥馁之状，少无所减"。所谓"千方百药，不如一溢米"。备边司上疏，建议征江都米4000余石、南汉米2000余石，分给附近各官，用来赈济饥民，"则已死者，虽不可及，煦沫将死之命，庶可救矣"。至秋季收获时节，再"按簿还征"，使朝廷"无失粟之患"，令民生"有再生之德"。至于统计户口多寡，制定赈济举措，则由有司统筹规划和指挥。

灾荒疫病之年，对百姓的赈济抚恤主要由赈恤厅负责。正祖十二年夏，京中五部合计建造病幕727处，容纳病民计1600名。从五月二十日至三十日，凡"旧幕则添补，新幕则造给"，耗费空石4191立、长木2103个、网兀390立，埋葬死者45名，抚恤其家属"各布一疋，钱一两"。至六月十一日，五部病幕数增至758处，病民数增至1653人，从中抄出"无依之类"447人，依壮、弱分别给予粮食救济，体壮者每人每天给米五合，体弱者每人每天给米二合。壮者合358人，弱者有89人，供给米合计10石11斗。可见，建造修缮病幕所需物料，抚恤百姓所需布匹、钱粮等物资，悉由赈恤厅负责。

除赈恤救治之外，朝廷还会酌情蠲免税收。纯祖八年（1808）春夏，疠疫炽行，导致"民食已竭，亢旱虫雹，麦农多失，溃覆之修筑，再耕之代播，粮费浩多，民诉纷纭"。朝廷前后下拨14 000石粮食，以救济百姓。对于疠疫期间全家阖没及无子寡妻，则"还饷身米布，精核荡减"，对于"一室全没之户、四穷切矜之类，抄出启闻，别加蠲恤"，以合"恤民之实惠"。

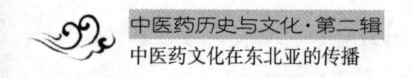

（六）疠疫死亡，或可分等抚恤

纯祖八年八月，公忠监司郑晚锡对"疠疫死亡"进行分等，"于一邑之中，各定三等"。备边司认为"慰恤之政，固当从道启施行，而但疠疫恤典，元无一定之例，当以未葬助给及掩骸等例参互举行"，按三等分别制定救济标准。

1. "一室全殁，置之一等。"对于阖家全殁者，虽然存恤无处可施，可将"生前身还布，并令荡减。而若有还布所无之户，则依掩骸例，令各该邑，另助葬具"，为之厚葬。

2. "鳏寡孤独，置之次等。"逝者已矣，生者尤为可怜，依照未葬助给之例，将当施于死者的钱或布，逐户分给生者。

3. "一户之内，死亡最多者，置之三等。"蠲除当年烟役，以昭示朝廷赈恤之意。

上述分等抚恤标准制成后，"分付道臣，更加查抄，一依抄邑例，分秩施行"。截至目前，笔者暂未在《日记》中检索到其他类似的赈恤政策，今仅将此条作为防治措施之一收录，以待后续相关资料较为丰富后再详加考察。

（七）举行疠祭，祝祷以期禳灾

疠祭为"国家之大祭"，一般不经"卜日"设行，于北郊遣京兆堂上重臣主持，东、西、南三郊派遣经幄之臣主持。别疠祭正日前三天，需要进行城隍发告祭，祭品依常时疠祭例制备。如纯祖三十四年（1834），四郊别疠祭，不卜日而定于五月十九日举行，且在同月十六日先期进行城隍发告祭。

疠祭有京中、京外之别。京中疠祭，一般由朝中重臣主持，设祭于北郊，祭文多由主持祭祀的重臣或礼曹撰写，有时国君会亲制祭文；京外各道疠祭，由朝廷派遣近臣（近侍）主持，设祭于各道中央，祭文由艺文馆撰写，祭祀所需祭品、执事，由各道自行配备。①

朝鲜人坚信，在疫病大规模流行之际，设坛祭祀，虔诚祈祷，能得神明垂怜，所谓"天行疠气，虽非人力所及，然祈禳之方，自古有之，苟能虔诚祈祷，则庶获神佐"。如果国王亲撰祭文，则诚意更足，效果更佳。仁祖二十一年冬季至次年初春，全国疠疫大作，三南尤为严重，"或合家俱死而埋尸无人，惨不忍闻"。仁祖不暇亲制祭文，特令艺文馆撰成，同香祝及药物、谷物等救济物资，一起送往京中疠坛及庆尚、全罗、忠清、江原等道，并分别派遣近臣前往下三道，于名山大川处设行祭祀；其他各道，责令本道监司亲自设行，"以示为民求生之意"。如此祈禳之方与赈救之策双管齐下，安定民心，抚慰病痛，以求减轻疫病所致之害。

（八）狱中疫病，速决以缓传染

监狱犯人生活条件较差，衣食不周，环境恶劣，且人员较为密集，一旦暴发疫病，容易导致迅速扩散。对此，李朝亦有相应措施。

当狱中疫病蔓延时，根据罪行轻重分别处理。对轻罪者，怜其有传染致死之危，一般会加速审问流程，尽快"查覈决放"。而对偷盗、杀人等重罪犯人，则没有此类优抚举措，有时还会提前处决重犯，以避免狱中疫病炽盛蔓延。如仁祖三年十一月，"典狱囚人，疠疫相染，卧痛者颇多"，重囚径毙，不及明正典刑。轻罪犯人积滞狱中，容易转相传染。"罪轻仍囚者""久滞未决者""各司所囚罪名不明者"，当此"严寒疠疫交急之时，累日囚系，尤似未妥"。针对类似情况，徐景雨奏启，建议对非重罪的典狱囚人速为决放。

---

① 杜凤娟：《〈承政院日记〉的医学史料研究》，博士论文，中国中医科学院，2020年，第126页。

狱中仅有个别散发的染病患者时，为避免传染他人，李朝的变通之道为"移置典狱署，待瘥还囚"。如仁祖二十年（1642）四月罪人金忠男"鼻血如泻，热势极重"，义禁府（李朝兼具法院、监狱职能的调查机构）认为其患染病，担心传染其他罪犯，故将其移送典狱署，4个月后金忠男病愈，重被押回义禁府。病情严重、罪行较轻者还有保外就医的机会。如仁祖九年（1631）三月，罪人沈箕发得痘疮，同狱犯人有未经痘者，为避免传染狱中，义禁府特将其转移至典狱署，待其病愈后再带回审问，可惜此人在转移当日即不治身亡；另一位犯人李溎同样感染痘疫，因病情严重，得以保外就医。

综上，疫病流行时，朝廷例有相关应对之策，有司各司其职。如京中各部负责将城中患者抄出，集中安置于城外；活人署、缮工监等负责营造幕处；赈恤厅确保饮食供应；典医监、惠民署派遣医员、下拨药物，负责疾病救疗；朝堂上君臣议政，统筹全局，密切关注事态进展。各方通力合作，共克时艰。即便从今天看来，当时难免有因信息传递不畅、具体执行不利、医疗手段落后等原因导致疫情迁延数月的情况，但李朝时期的防治举措仍有可圈可点之处。

三　文孝世子疹疫救疗案例分析

笔者整理《日记》所载疫病类史料时发现，涉及具体的症状描述和诊治经过的记载极为少见，其中内容相对完整的当属关于文孝世子疹疫救疗的记述。

（一）史料梳理

文孝世子李㬀为正祖长子，生于正祖六年（1782）九月初十，同年十一月被尊为"元子"，两年后被正式立为世子。正祖十年，京中疹疫流行，养在深宫的年幼世子不幸染疫，多方救治无果，于同年五月十一日不治夭折，谥号"文孝"。《日记》对文孝世子疹疫救疗过程有较为详细的记载：

四月，世子有"微感"，曾连续服用木米茶以取汗；至五月二日，肌表"似有斑痕"，发斑"隐映"。

五月三日卯时（早晨五点至七点），正祖传教称"东宫有疹渐"，此时当为世子疹疫发展阶段。正祖令设议药厅，药房三提调（即药房都提调徐命善、提调李文源、副提调李敬养）依例值宿，医官康命吉、李廷楫、李喜仁、尹敬行差备待令。当日世子疹发平顺，议药厅众医官诊察，见"疹颗比朝益透，面部及体上遍发红润，且有汗候，诸节平顺"。至申时（下午三点至五点），世子"遍体透发，一边有消斑之意"。正祖及众臣判断此为"极顺之症"，不必特别用药，只需"略试热退之剂"，进服一贴加味葛根汤，同时配合饮食调理，一日两次间进粥与米饮，正所谓"乳道虽好，谷气并进亦好"。

五月四日，议药厅诊见：世子"疹颗比昨渐益透发，先发处颇有消斑之意，肌肤常带汗气，大小便一向长和"，白粥连为进服，证势平顺。众医皆以为"不必更为发散"，因此处以忍冬茶一贴，以求"微微和解"之意。

五月五日，世子疹候已"渐臻瘥复"。议药厅上报称：世子夜间安睡整晚，目前"神气益胜，身热几乎如常，消斑亦至过半"，可于昨日忍冬茶前方中加入赤茯苓二钱、灯芯草一团进服。朝堂上下对世子的病情持乐观态度，正祖认为"东宫几臻快复"，下令次日"移直自明日撤退，提调一员轮回入直，本院掌务官等退待提调待令处"。

五月六日，世子证候"快复常度""几臻快复"，仅稍有余热，议药厅处以大安神丸半丸，用金银花、乌梅煎水调进。礼曹奏请为"王世子红疹平复告庙颁教陈贺"，以此庆祝世子康复。日官择选吉日，定在五月十二日举行仪式，遵循前例，有司加紧筹备。正祖欣然纳谏，颁下传教：除告祭宗庙、社稷外，还要颁布"赦典文书"；于当年八月份开庆科庭试，拟初试"文取千人，武取二千人"；轻徭减赋，使百姓得享实惠；京中各营军士依常例"遇庆试艺"，比试射术；参与诊疗者上到值宿三提调、待令医官，下到各处待令下人，旁及问安参班各部官员，皆按最高规格赏赐。凡此种种施惠举措，旨在昭示正祖与民共庆世子痊愈之喜。

五月七日，世子仍有余热未除，继续用金银花、乌梅煎水调进半丸大安神丸。

五月八日，世子退热，停服安神丸。

五月九日，世子神气昏沉，膈气时作。

五月十日，世子证势转危，神昏、搐搦，午后至夜间连服独参茶，无效。

五月十一日卯时，众医详细诊察，认为世子之病已至危笃。正祖命设侍药厅，药房重新值宿。诏令方外医会诊，结果诸医皆无计可施。正祖无奈，只得令继续给世子服用独参茶，并派遣大臣前往宗庙社稷祈祷，以期万一之幸。未时（下午一点至三点），世子薨逝于昌庆宫。

世子病逝后，朝中大臣连日上疏，痛悼世子之丧，要求论处药房三提调及议药诸医：药房提举之臣身居保护之重地，却徒信庸医妄论，审查失职，致使"疗治失宜"；医官罪责更重，"若论其罔赦之罪，一则医官，二则医官""医官之罪，断不可容贷""医官可杀"等。正祖虽对世子夭折痛惜万分，但仍保有理智，认为世子治疗期间，随症用药全过程自己都亲自参与、检察，不必归罪于提调、医官。诸臣所奏问罪之辞，正祖均予以驳回。

（二）史料分析

议药厅、侍药厅为李朝宫廷重要人物病重时临时设立的医疗机构，两者名异实同，均旨在汇集高水平医家轮值、会诊，及时根据患者病情进展处方用药，具体流程为"差备医官详审诊候，退与两厅诸医烂商熟议，始有提举启辞而进服"。一般来说，大王及其女性长辈如王大妃、大王大妃设立侍药厅，王妃、世子、世孙等设立议药厅。文孝世子此次患病期间，先设议药厅，后设侍药厅，其规格已超越世子身份，可见正祖对其爱重程度。

李朝自仁祖以后，因痘疹而设药厅者共19次，其中18次设厅患者最终痊愈，唯一一例死亡患者即文孝世子。由《日记》记载可知，李朝宫廷自肃宗朝以来对痘疹类疾病一向重视，疹候时移值设厅已有常例，医官也积累较为丰富的临证经验。文孝世子之疹候为何没能治愈，下文主要从以下三点进行分析：

1.发病背景。文孝世子的疹证并非个别单发病例，而是在全城疹疫流行之际感染所致，所谓"始自闾阎，熏入大内"。正祖十年四、五月间于京城蔓延的疹疫，早在年初就已有散发，然而并未引起李朝重视。如《日记》正月十六日条文载正祖所言："一时之疾，何至大段。"其后未再见到相关记载，直至四月十日君臣议政之时，方将此病作为重要议题，但君臣之间只是讨论其病状、病因以及是否设行"禳疹之祭"，并未就如何防控、治疗疹疫制定策略。此时，疹疫已经发展到"大炽民间""满城皆遍，无处无之"的程度。自四月十四日行都承旨李敬养奏请令典医监、惠民署研究对症药方始，两班大臣纷纷进言献策，围绕疹疫防治各抒己见，从而推动了四月二十日疹疫"救疗节目"的颁布，促使李朝政府的疹疫防治工作进入正轨。可见，如若政府能及时意识到此次疹疫的严重性，及早采取措施严防传染、积极救治，或可在一定程度上减缓其传播蔓延的速度，降低疹疫的危害程度，积累治疗经验，则文孝世子或许根本不会染病，即便不幸感染，医官也有更多的治疗思路可供参考。

2.病证特点。文孝世子此次疹候初为顺症,主要表现为出疹、发热等,用加味葛根汤透疹发斑,以忍冬茶和解,金银花、乌梅煎水调进半丸大安神丸清解余热;疹候平复、斑消热退不久,突见元气内陷,证候危重,连续服用独参茶,结果不治身亡。文孝世子的病程较短,从设议药厅众医会诊,到再设侍药厅诸医束手无策,前后不过九天,由顺证剧变为逆证,病势发展迅速。

3.诊疗过程。文孝世子病逝后,朝中众臣问罪提调、医官,列举诊疗过程中的四大罪状:其一,药房提调未能尽其监督、审察之责,不加辨析,徒听医官妄言。其二,医官不讲究辨证论治,前期怀贪功邀赏之心,消斑太速,导致隐热伏于体内,又多心怀侥幸,明知有余热隐伏,却"瞒称平顺,无意预治";后期世子病情猝变,医官不审慎辨证,"以补以泻,全没商量,乍冷乍热,杂试倾刻",治法不明,用药驳杂。其三,世子年幼,却过早停服乳汁,导致荣卫失养,因而染病后迅速发展为真元内陷。对此,医官负有调养失当之责。其四,医官辈互相引荐,举贤不避亲,"安曒为廷楫之姻族,尹敬行亦喜仁之妹夫"(李廷楫、李喜仁、尹敬行为议药厅差备医官,安曒为议药期间被推荐入宫的方外医),其他民间治疹良医无法参与宫廷医疗。上述问罪之辞,出自朝臣奏疏,多少带有夸张及风闻奏事的特点,即便如此,也能在一定程度上体现出医官既想邀功媚上,又要"不求有功,但求无过"的矛盾心理。

此外,正祖颇通医理,对世子患病期间的用药饮食尤为关注,"无不亲执躬检",医官处何方、用何药都凭其决断。医者身处低位,为求自保,在患者病情危重时常不会给出建设性意见。因此,在世子病危之际,正祖询问众医是否还有可为之道,医官们自认蒙昧,互相推诿,无策可施。正祖只能"付之天命",下令给世子服用独参茶,以期万一之幸。从医患关系的角度来看,正祖对文孝世子失治夭折也有一定责任。

总之,文孝世子之病,源于民间疫病失于防控,以致波及宫内;病后调养失当,初顺后逆,变证迅速,众医治疗无方。世子虽享有当时全国最高水平的医药卫生条件,最终却不治身亡,宫廷医官的治病疗效与民间医家"对症投剂,多获奇效"的情况形成鲜明对比。

余 论

综上所述,《日记》保留了丰富的疫病类史料,主要见于各级政府上报疫病损失情况的公文、臣子汇报个人疾病情况的上疏以及朝堂之上重臣针对疫病防治的进言献策等相关条文。本文对这些与疫病相关的史料进行初步梳理和研究,汇总显宗、肃宗两朝的疫病流行情况,总结李朝政府在疫病防控治疗上的主要措施,分析文孝世子疹疫救疗经过及失治原因,以期在一定程度上反映李朝时期疫病的流行、防治概况,为进一步研究李朝疫病打下基础。

由于篇幅所限,本文尚有若干未尽之处,如除显宗、肃宗两位国王外,其余十位国王在位期间的疫病流行情况有待继续梳理,以便统计大规模疫病流行时波及人数及感染、治愈、死亡人数等数据,成为调研李朝仁祖以后各个历史阶段疫病流行情况的可靠资料来源。《日记》虽然极少记载民间各类疫病的证候表现、治疗过程,但对波及上层社会的红疫、疹疫、痘疫等记载相对较多,尤其是涉及宫廷的相关内容,后期或可就这部分资料深入分析。《日记》中有关于中国医事的记录,其中偶尔可见涉及疫病的记载,如仁祖五年(1627)七月"义州留贼、蒙兵真獞并万余名,粮饷已乏,疠疫方炽,死亡甚多"等,为从异域视野考察中国医学提供了一个窗口,有必要继续收集史料,从而为相关研究提供更多的证据、线索。

不过,由于《日记》并非全帙,加之部头巨大、文字繁多,疫病相关散见于不同时期的日记中,收集整理难免遗漏。再者,《日记》并非医学类文献，其流水账式的记录形式以及公文奏章、君臣问对的文体方式，使其对疫病的记载少有具体症状的描述，缺乏对病因病机的系统总结，亦极少见到具体的处方用药，单纯依靠《日记》的史料很难概括出李朝疫病的诊治特点。仅就所见资料，亦能在一定程度上反映李氏朝鲜王朝中后期的疫病流行情况和防治措施，有助于今人鉴往知来，吸取教训，总结经验，从而为当下及未来的抗疫、防疫提供一些有益的借鉴。

◼ 中医药文化在东北亚的传播 ◼

朝鲜高丽时期与中国的医学交流及其影响

林鹏妹 赵 艳

摘要：高丽时期是朝鲜医学史上的重要时期，中朝医学交流密切，对朝鲜医学产生深远的影响，加之统治者重视医学，在医学上取得重要成就。朝鲜在模仿中国医政制度的基础上，建立了一套较为完善的医政体系。中国医官的聘请及医学考试的创设，极大地推动了朝鲜医学教育的发展。中国医籍及药材资源的输入，为后期本土医学的发展奠定了重要基础。这一时期，本土医学开始崛起，以"乡药"运用为标志，试图摆脱对中国医药资源的依赖，重视医学经验的总结及医学知识体系的构建，旨在建立自给自足的本土医学体系。

关键词：朝鲜；高丽时期；中国；医学交流；"乡药"

由于地理关系，中朝医学交流历史悠久。朝鲜三国时代，高句丽、百济、新罗遣弟子至唐朝学艺。这一时期朝鲜成书的医学著作多已散佚，被日本《医心方》所引之《百济新集方》两首药方[①]及《新罗法师

作者简介：林鹏妹，北京中医药大学中医学院博士研究生，专业方向：中医医史文献；赵艳，北京中医药大学中医学院教授，博士生导师，研究方向：中医医史文献。

① ［日］丹波康赖：《医心方》卷15，人民卫生出版社1955年版，第351页下栏；［日］丹波康赖：《医心方》卷16，人民卫生出版社1955年版，355页下栏。

流观秘密要术方》《新罗法师秘密方》各一首药方①得以保存，其文多为密咒，当与这一时期佛教及印度医学经中国传入朝鲜有关。②《本草经集注》"金屑"条提到生金不炼，服之杀人，高丽炼之成器，可服。③随着《肘后方》《本草经集注》相继传入，朝鲜开始盛行尊奉长生不老思想的"仙道术"，炼丹技术已相当发达。统一新罗时代，孝昭王元年（692）朝鲜仿唐置"医学"，"教授学生，以《本草经》《甲乙经》《素问经》《针经》《脉经》《明堂经》《难经》为之业。博士二人"④。《酉阳杂俎》载："魏时，有句骊客善用针。取寸发，斩为十余段，以针贯取之，言发中虚也。其妙如此。"⑤杨上善在注解《内经》时亦有所言："人毛发中虚，故邪从虚中入也。"⑥此外，《本草经集注》中载有朝鲜所产药材，⑦《广济方》中有以高丽昆布治膀胱结气的记载，⑧《外台秘要》中载有治疗脚气病的高丽老师方，⑨《证类本草》"威灵仙"条有新罗僧发现威灵仙可治疗足疾的记载，⑩表明这些时期朝鲜与中国医学交流频繁。

---

① ［日］丹波康赖：《医心方》卷28，人民卫生出版社1955年版，第655页。

② ［日］三木荣：《朝鲜医学史及疾病史》，韩国京仁教育大学2005年版，第68—69页。

③ （梁）陶弘景编：《本草经集注》卷2《玉石三品·中品》，尚志钧，尚元胜辑校，人民卫生出版社1994年版，第146页。

④ 《三国史记》卷39《杂志》第8《职官中》，吉林大学出版社2015年标点本，第565页。

⑤ 许逸民：《酉阳杂俎校笺》前集卷7《医》，中华书局2015年版，第612—613页。

⑥ （宋）杨上善：《黄帝内经太素》卷27《邪传》，中医古籍出版社2016年版，第464页。

⑦ （梁）陶弘景编：《本草经集注》，尚志钧，尚元胜辑校，人民卫生出版社1994年版，第190、207、220、266、306、318、319、341、355、370页。

⑧ （唐）李隆基：《广济方》卷4《膀胱急妨》，范行准辑佚，梁峻整理，中医古籍出版社2019年版，第173页。

⑨ （唐）王焘：《外台秘要》卷18《脚气冲心烦闷方》，人民卫生出版社1955年版，第509页。

⑩ （宋）唐慎微：《大观本草》卷11《草部下品》，艾晟刊订，尚志钧点校，安徽科学技术出版社2002年版，第376页。

918年至1392年是朝鲜高丽时期。建国之初，太祖王建采取一系列措施加强中央集权，以儒学思想作为治国理念，以佛教为"国教"来安定民心。治病方式依赖宗教、巫觋，尤以佛教影响较大，传染病流行时多以诵经、祈祷及设仪等方式克服。①朝鲜社会文化在11世纪后半期至12世纪初期达到鼎盛，天文学、数学、地理学、医学等方面皆取得不少成就。朝鲜高丽前期的文化是在继承新罗文化及吸收北宋文化的基础上形成的，后期由于蒙古的入侵而导致文化衰退，在维持宋文化的同时又受到元文化的影响。②朝鲜与中国的医学交流，前期与宋为主，后期与金元明为主。③造船技术的发达为朝鲜从中国持续输入医药资源提供了有利条件，印刷术及出版业的快速发展为中国医籍的传播及本土医籍的刊行奠定了重要基础。这一时期朝鲜医政制度较前代更为完善，朝鲜医学在继承新罗医学成果的基础上积极吸收中国医学知识，从高丽中期开始中医学朝鲜化趋势明显。

一 医政制度的仿效

朝鲜高丽时期的医政制度，前期主要在沿袭新罗旧制的基础上模仿唐制，后期则受宋元的影响不断改变革新。

（一）医事管理机构

1.中央医事管理机构

（1）太医监

唐代置太医署，下设令、丞、府、史、医监、医师、医工、医正

---

① ［韩］金秀妍:《高丽时代密教治疗文化的面貌及特征》,《医史学》2021年第67期。
② ［日］三木荣:《朝鲜医学史及疾病史》,韩国京仁教育大学2005年版, 第107页。
③ ［韩］申荣日:《高丽时代的医学考察》,《东新大学校论文集》1995年第7卷。

及主药、药童、药园师、药园生、掌固,太医丞辅佐太医令掌管医疗活动。①宋代在翰林院置医官局,掌管医政事务及医疗活动,设有医官使、副使、直院、尚药奉御、医官等职,②太医局则为医学教育机构。③辽代北面设太医局,总管医政事务;南面仿宋设翰林医官,负责医疗事务。④金代合并宋制翰林医官院与太医局,设太医院,置提点、院使、副使、判官、管勾、正奉上太医等职,掌管医药事务,太医品秩有25阶。⑤元代太医院为最高医事机构,负责掌管医药活动,进奉御用药物。至元二十二年(1285)置提点、院使、副使、判官等职。⑥明太祖初置医学提举司,后改名太医监,吴元年(1367)又改为太医院,设院使、同知、院判及典簿。⑦

朝鲜高丽时期太医监的设置大体上模仿唐制,后期又受到元制的影响。史书中虽无太医监初设于何时的具体记载,然据《高丽史·成宗世家》⑧所载,成宗八年(989),"自今内外文官五品、武官四品以上疾病,并令本司具录以闻,遣侍御医、尚药、直长、太医、医正等赍药往治之"。可知,太医监及尚药局成宗时已设。《高丽史·百官志一》又载:穆宗时太医监设有监、少监、丞、博士、医正。文宗时对太医监人员进行了扩编并设定医官品秩,在监之上又增设判事,秩从三品,医正下增设助教、咒禁博士、咒禁师、咒禁工、医针史、注药、药童。忠烈王三十四年(1308)改太医监为司医署,并仿元置提点,下设令、正、副

---

① (后晋)刘昫等:《旧唐书》,中华书局1975年标点本,第1875—1876页。
② 李经纬,林昭庚主编:《中国医学通史:古代卷》,人民卫生出版社1999年版,第318页。
③ (元)脱脱等:《宋史》,中华书局1985年标点本,第3885—3886页。
④ (元)脱脱等:《辽史》,中华书局1974年标点本,第731、781页。
⑤ (元)脱脱等:《金史》,中华书局1975年标点本,第1260—1261、1225页。
⑥ (明)宋濂等:《元史》,中华书局1976年标点本,第2220—2221页。
⑦ (清)张廷玉等:《明史》,中华书局1974年标点本,第1813页。
⑧ 本文所引《高丽史》的版本为朝鲜光海君覆刻乙亥字本。

正、丞、郎、直长、博士、检药、助教。后又改称典医寺，罢提点，改令为判事，郎为注簿。恭愍王时太医监机构名称及职设反复变更，于恭愍王二十一年（1372）定名为典医寺，下设正、副正。此外，朝鲜高丽时期有艺文馆，显宗时改称翰林院，文宗时设有医官。

（2）尚药局

唐代尚药局设有奉御、直长、侍御医、司医、医佐等职。直长辅佐奉御为帝王诊疗疾病及调剂御药，有时亦为王公大臣及以下的官员诊疗。唐高宗时曾改名为奉医局。此外，唐代尚食局设有奉御、直长、食医等职。唐高宗时曾改名为奉膳局。①宋代除尚药、尚食局外还设有御药院，主管皇帝御用汤药。②辽代除尚食局外，北面设汤药小底，负责皇室用药，南面设汤药局。③金代沿袭宋制，设尚药、尚食局及御药院。④元至元二十年（1283）将尚药局并入尚食局，除御药院外，尚有御药局、行御药局掌管各地行箧药物。另设有御香局，掌管御用香药调制。⑤明初置尚食局，又设御药局及御药房，掌管御药进奉。⑥

朝鲜高丽时期设有尚药局，负责调剂御药。《高丽史·百官志二》记载：穆宗时仿唐设奉御、侍御医、直长、医佐。文宗时增设医针史、药童、书令史、算士，并设定医官品秩，人员体系进一步完备。忠宣王时曾改名掌医署、奉医署，置令、直长、医佐。恭愍王时尚药局机构名称及职设反复变更，后于二十一年定为奉医署，设令。恭让王三年（1391），将奉医署与典医寺合并。此外，朝鲜高丽时期仿唐设尚食局及食医，穆宗时尚食局官设与尚药局相仿，有奉御、直长、食医，文宗时

---

① （宋）欧阳修等：《新唐书》，中华书局1975年标点本，第1218—1219页。
② （元）脱脱等：《宋史》，中华书局1985年标点本，第3880—3881页。
③ （元）脱脱等：《辽史》，中华书局1974年标点本，第706、780、784页。
④ （元）脱脱等：《金史》，中华书局1975年标点本，第1260—1261页。
⑤ （明）宋濂等：《元史》，中华书局1976年标点本，第2221—2222、2203页。
⑥ （清）张廷玉等：《明史》，中华书局1974年标点本，第1813、1828页。

增设书令史、记官、算士、杂路并设定品秩。忠烈王三十四年改称司膳署，与司医署相仿，置提点，下设令、丞、直长、副直长，后又罢提点、丞、副直长，复置食医。恭愍王时机构名称及职设反复变更，后于二十一年定为司膳署，设令。此外，《高丽史·文宗世家一》记载文宗时宫中尚有茶房，负责食用茶及御药的煎煮。

唐代在东宫官中置药藏局，设药藏郎、丞、侍医、书令史、书吏、典药、药童、掌固，尚有典膳局、食官署。① 金代东宫设有侍药、奉药，另有典食令、掌饮令。② 元代东宫置典医监、行典药局、典药局、储膳司。③ 明初东宫典药、典膳局均设有局郎、丞。④《高丽史·百官志二》记载，高丽文宗二十二年（1068）仿唐在东宫官中设药藏郎、药藏丞。

2.地方医事管理机构

唐贞观三年（629）于诸州置医学，三都、都督府、州皆设有医学博士及学生，除下州外皆有助教，负责地方医疗及医学教育，尚有医学生"掌州境巡疗"。⑤ 金代诸路置医学博士，一些路、州设医院，有医正及医工。⑥ 元至元九年（1272）置医学提举司，掌管诸路医学教育、校勘医书及检验药材。至元二十五年（1288）置官医提举司，处理医户的差役及词讼。⑦ 明洪武十七年（1384）在府设医学正科、州设典科、县设训科。⑧

《高丽史·百官志二》记载，朝鲜高丽时期西京留守官下设有医学院，睿宗十一年（1116）改为分司太医监，置判监、知监、参外等职。明宗

---

① （宋）欧阳修等：《新唐书》，中华书局1975年标点本，第1295、1297页。
② （元）脱脱等：《金史》，中华书局1975年标点本，第1300页。
③ （明）宋濂等：《元史》，中华书局1976年标点本，第2245页。
④ （清）张廷玉等：《明史》，中华书局1974年标点本，第1823页。
⑤ （宋）欧阳修等：《新唐书》，中华书局1975年标点本，第1314—1318页。
⑥ （元）脱脱等：《金史》，中华书局1975年标点本，第269、1305页。
⑦ （明）宋濂等：《元史》，中华书局1976年标点本，第2222页。
⑧ （清）张廷玉等：《明史》，中华书局1974年标点本，第1853页。

八年（1178）西京药店定医师1人、记事2人、医生5人。成宗时东京留守官定医师1人，文宗时南京留守官定医师1人。地方官制外职中配置有医师或者医学官员。文宗时仿唐在大都护府、牧、大都督府皆设医师1人，防御镇、州郡皆设医学1人。在下一级行政区域的乡职中设有药店，负责乡药的采集、调剂及贩卖。《高丽史·选举志三》记载，显宗九年（1018）按人口分配药店人数，州府群县千人以上户设药店4人。

3.救济机构

（1）惠民局

宋代设和剂局、惠民局，"掌修合良药，出卖以济民疾"[①]。金代仿宋设惠民局。[②]元代于大都、各路设惠民局，上都设惠民司，增设广济提举司，掌管药物制剂以施贫民。[③]明洪武三年（1370）于两京及各府州县皆设惠民药局，两京由太医院统辖，各府设提领，州县设官医，为军民贫病者提供医药。[④]《高丽史·百官志二》记载，朝鲜仿宋设惠民局，睿宗七年（1112）置判官4人，主要承担平民医疗、药物销售兼及医学教育。忠宣王时惠民局隶属司医署，仿元惠民局隶属太医院。恭让王三年将惠民局改名为惠民典药局，扩充对平民的药材销售和医疗服务。

（2）东西大悲院等

唐代两京及诸州设有悲田养病坊收养贫病之人。[⑤]宋代病坊的设置有更大发展，有福田院、安济坊、居养院收容鳏寡孤独贫病者，尚有漏泽园收葬尸骸，慈幼局收养遗弃婴儿及病囚院等。[⑥]明代社会福利组织

[①]（元）脱脱等：《宋史》，中华书局1985年标点本，第3908页。

[②]（元）脱脱等：《金史》，中华书局1975年标点本，第103页。

[③]（明）宋濂等：《元史》，中华书局1976年标点本，第425、2222、2245页。

[④]（清）张廷玉等：《明史》，中华书局1974年标点本，第1812—1813页。

[⑤]（宋）欧阳修等：《新唐书》，中华书局1975年标点本，第1361页。

[⑥]（元）脱脱等：《宋史》，中华书局1985年标点本，第840、4338—4339、4972页。

有养济院、义冢、漏泽园等。①朝鲜高丽时期于开京设东西大悲院，与唐代悲田院相仿，主要是为贫、病、孤、老、饥者提供治病及赡养服务。具体设置年代不详，《高丽史·食货志三》记载靖宗二年（1036）下令对东大悲院进行修缮，《高丽史·百官志二》又载，文宗时定使、副使、录事、记事及书者。光宗十四年（963）设立济危宝，主要负责贫穷饥饿之人的救济，文宗时定副使、录事各1人，恭让王三年罢。大悲院与济危宝的设立时期和目的并不相同，但时常承担共同的任务。除以上外，高丽时期的平民临时救济机构还有救济都监、赈济都监、赈济色、救急都监、孩儿都监等。

（二）医学教育与考试制度

唐太医署分医、针、按摩、咒禁及药园5科，各科有医学博士负责教学，除理论考试外，尚有医疗实践的考核。②唐代在各府州所设的医学博士除疾病治疗外，兼具医学教育职责。宋太医局始设3科，置教授1人，每年春试分三场进行，考核经典大义、方脉、运气、针灸疮疡及治法等。③元丰改制后设9科。崇宁间医学改隶国子监，吸收儒生习医。④宋代在诸州县皆设有医学。⑤金代医学分为10科，每月针对难点进行考核，三年进行一次太医考试。⑥元代太医院分科最初在宋代的基础上增至13科，在诸路府州县皆置医学，各路设医学教授，每年拟定各

---

① （清）张廷玉等：《明史》，中华书局1974年标点本，第1880页。
② （唐）李林甫等：《唐六典》，中华书局1992年标点本，第409页。
③ （元）脱脱等：《宋史》，中华书局1985年标点本，第3689页。
④ 李经纬，林昭庚主编：《中国医学通史：古代卷》，人民卫生出版社1999年版，第321页。
⑤ （元）脱脱等：《宋史》，中华书局1985年标点本，第394页。
⑥ （元）脱脱等：《金史》，中华书局1975年标点本，第1153页。

科难题对学生进行考核,①后又合并为10科。②明代太医院分13科,在各府州县普遍设有医学。③基础教授科目有《素问》《难经》《脉诀》及各科重要方书,并作为考试出题来源。④

《高丽史·选举志二》记载,朝鲜高丽太祖十三年(930)于西京创立学校,置有医、卜两科。《高丽史·世家成宗》又载,成宗六年(987)为满足地方的医学教育需求,于十二牧置医学博士1人。文宗、肃宗、睿宗时从中国聘请医师到高丽来讲学。仁宗五年(1127)在州设学校,以教授儒学为主,对有意向成为医生的学生兼授基础的医学知识。⑤据《高丽史·选举志二》,至高丽末期,学校多已废圮,恭愍王元年(1352)对学校进行了修葺。《高丽史·百官志二》载,恭让王元年(1389)在典医寺下的医学置医学教授官。《高丽史·选举志一》记载:朝鲜光宗时仿唐实施科举制度,将医、卜、地理、律、书、算等一同作为杂业来考试;文宗二年(1048)扩大医学考试的应试人员范围;仁宗十四年(1136),医业开始作为独立分科进行考试,在太医监进行,考试科目大体参考唐代医学教授科目而设,有《素问经》《甲乙经》《本草经》《明堂经》《脉经》《针经》《难经》《灸经》。此外,咒禁业的考试科目为《脉经》《刘涓子方》《疮疽论》《明堂经》《针经》《本草经》。其中,医业主要承担内科医疗,而咒禁业承担针灸及外科医疗,与长久以来医卜一体的风俗有关。⑥

综上,朝鲜的医政制度在高丽时期得到完善,以成宗、穆宗为开

---

① (明)宋濂等:《元史》,中华书局1976年标点本,第2034页。
② 李经纬,林昭庚主编:《中国医学通史:古代卷》,人民卫生出版社1999年版,第402—403页。
③ (清)张廷玉等:《明史》,中华书局1974年标点本,第1812页。
④ 李经纬,林昭庚主编:《中国医学通史:古代卷》,人民卫生出版社1999年版,第487—488页。
⑤ [日]三木荣:《朝鲜医学史及疾病史》,韩国京仁教育大学2005年版,第143页。
⑥ [日]三木荣:《朝鲜医学史及疾病史》,韩国京仁教育大学2005年版,第145页。

端，文宗时达到鼎盛，进入毅宗时开始衰退，忠烈王、忠宣王时重振，恭愍王、恭让王时衰败。文宗对医政制度的整顿是广而深的，涉及医疗、教育、救济各方面，上至中央，下至地方，细至官职及品秩的设定。仁宗则在医学教育方面的创设贡献更大。朝鲜高丽时期的医政制度前期大体是在模仿唐制及学习宋制的基础上完成的，后期重振主要是受元制的影响，但未从根本上改善。《高丽史·百官志二》记载，至忠肃王十二年（1325）惠民局、济危宝、东西大悲院皆已废弛。恭愍王时仅对机构名称及职设进行反复变更，至恭让王三年对医事管理机构的合并、罢免及官吏的裁员，呈现衰败之势。东西大悲院、济危宝等救济机构与组织，承担着对包含疾病在内的自然社会灾害的救恤，成为高丽时期国家为安定民心实施的一系列存恤政策之一，故至动荡的高丽末期，相比于常设性的医事管理机构，政府更多是运营临时性的救济组织。①

二 遣使中的医药活动

高丽时期，中朝两国在对外交流方面皆采取积极态度。据统计，两宋时期朝鲜遣使至中国达68次，中国遣使至朝鲜达40次，②笔者在此基础上进一步梳理高丽时期中朝两国遣使中的医药活动，如下表。

时间	遣方	人员	目的	出处
宋太宗太平兴国七年（成宗元年，982）	朝	金全（侍郎金昱）	告嗣位，奉金银线罽锦袍褥、金银饰刀剑弓矢、名马、香药	《宋史·高丽传》《高丽史·成宗世家》

---

① ［韩］李京禄、申东焕：《高丽时期的医疗制度与性格》，《医史学》2001年第19期。
② 陈慧：《论高丽对宋的朝贡贸易》，硕士学位论文，延边大学，2002年，第18—27页。

续表

时间	遣方	人员	目的	出处
宋真宗大中祥符九年（显宗七年，1016）	朝	正月，御事民官侍郎郭元	辞还，宋赐询诏书七函、袭衣、金带、器币、鞍马及经史、历日、《圣惠方》等	《宋史·高丽传》《高丽史·显宗世家一》
辽圣宗开泰九年（显宗十一年，1020）	朝	二月，太医监金得宏	留契丹	《高丽史·显宗世家一》
宋真宗天禧五年（显宗十二年，1021）	朝	六月，告奏使御事礼部侍郎韩祚等一百七十九人	谢恩，言与契丹修好，乞阴阳地理书、《圣惠方》，并赐之。	《宋史·高丽传》《高丽史·显宗世家一》
宋仁宗天圣八年（显宗二十一年，1030）	朝	御事民官侍郎元颖等二百九十三人	贡金器、银镯刀剑、鞍勒马、香油、人参、细布、铜器、硫磺、青鼠皮等	《宋史·高丽传》
宋神宗熙宁元年（文宗二十二年，1068）	中	八月，进士慎修、陈潜古、储元宾等（慎修精于医）	召试诗赋于玉烛亭	《高丽史·文宗世家二》
宋神宗熙宁五年（文宗二十六年，1072）	中	六月，医官王愉、徐先		《高丽史·文宗世家三》
宋神宗熙宁六年（文宗二十七年，1073）	朝	八月，太仆卿金良鉴，中书舍人卢旦	谢恩，求医药、书塑之工以教国人（宋医王愉、徐先等还）	《宋史·高丽传》《高丽史·文宗世家三》（《宋史》为熙宁七年）
宋神宗熙宁七年（文宗二十八年，1074）	中	六月，扬州医助教马世安等八人		《高丽史·文宗世家三》
宋神宗元丰二年（文宗三十三年，1079）	中	七月，王舜封挟翰林医官邢慥、朱道能、沈绅、邵化及等八十八人，赐药一百品	为文宗治疗风痹	《高丽史·文宗世家三》
宋神宗元丰三年（文宗三十四年，1080）	朝	三月，户部尚书柳洪、礼部侍郎朴寅亮	谢赐药材，献方物	《宋史·高丽传》《高丽史·文宗世家三》
	中	七月，医官马世安		《高丽史·文宗世家三》
宋哲宗元祐七年（宣宗九年，1092）	朝	七月，兵部尚书黄宗悫、工部侍郎柳伸	献《黄帝针经》	《宋史·高丽传》《高丽史·宣宗世家》（《高丽史》为宣宗十年）
宋徽宗建中靖国元年（肃宗六年，1101）	朝	五月，任懿、王嘏	吊贺，还，帝赐《神医普救方》	《高丽史·肃宗世家一》《宋史·高丽传》

续表

时间	遣方	人员	目的	出处
宋徽宗崇宁二年（肃宗八年，1103）	中	六月，户部侍郎刘逵、给事中吴拭，医官牟介、吕昞、陈尔猷、范之才	赐王衣带、匹段、金玉器、弓矢、鞍马等物，并遣医官	《高丽史·肃宗世家二》《宋史·高丽传》
宋徽宗政和八年（睿宗十三年，1118）	中	七月，秉义郎阁门祗候曹谊、翰林医官太医局教授赐紫杨宗立、翰林医谕太医局教授赐紫杜舜举、翰林医候太医局教学成湘、迪功郎试太医学录陈宗仁、蓝茁	王子王某书乞借差大方脉、疮肿科等共三四许人，使存心医疗，式广教习事	《高丽史·睿宗世家三》
宋徽宗宣和四年（仁宗元年，1122）	朝		俣卒，告哀。俣在位时求医于朝，诏使二医往，留二年而归	《宋史·高丽传》
宋高宗绍兴二年（仁宗十年，1132）	朝	四月，礼部员外郎崔惟清、阁门祗候沈起	贡金百两、银千两、绫罗二百匹、人参五百斤，惟清所献亦三分之一	《宋史·高丽传》《高丽史·仁宗世家二》
宋孝宗隆兴元年（毅宗十七年，1163）	中	七月，都纲徐德荣等	传宋密旨，献孔雀及珍玩之物、金银盒二副盛以沉香	《高丽史·毅宗世家二》
元世祖至元三年（元宗七年，1266）	朝	十月，高丽使还	王禃病，诏和药赐之	《元史·世祖三》
元世祖至元四年（元宗八年，1267）	中	九月，必阇赤廉孛鲁迷失海牙等九人	世祖患脚肿，寻阿吉儿合蒙合皮	《高丽史·元宗世家二》
		十月，廉孛鲁等还	献阿吉儿合蒙合皮十七领	
元世祖至元十二年（忠烈王元年，1275）	朝	八月，将军高天伯	公主病，请医	《高丽史·忠烈王世家一》
元世祖至元十四年（忠烈王三年，1277）	朝	七月，密直副使朴恒	贺圣节，请罢铸剑、采金，贡参	《高丽史·忠烈王世家一》
元世祖至元十六年（忠烈王五年，1279）	朝	五月，将军卢英	公主有疾，请医	《高丽史·忠烈王世家二》
	中	六月，卢英与医二人	还自元	
	朝	十月，中郎将郑福均	献人参	

续表

时间	遣方	人员	目的	出处
元世祖至元十九年（忠烈王八年，1282）	朝	七月，散员高世	公主有疾，请医、巫	《高丽史·忠烈王世家二》
	朝	八月，高世	还自元，帝赐药物	
元世祖至元二十二年（忠烈王十一年，1285）	朝	三月，尚药侍医薛景成	元求良医	《高丽史·忠烈王世家三》
元世祖至元二十九年（忠烈王十八年，1292）	朝	十一月，将军高世	王疾，请医	《高丽史·忠烈王世家三》
	中	十二月，太医姚生	王疾，请医	
元世祖至元三十年（忠烈王十九年，1293）	朝	十月，大将军洪诜	献人参	《高丽史·忠烈王世家三》
元成宗大德元年（忠烈王二十三年，1297）	朝	五月，中郎将秦良弼	公主不豫，请医	《高丽史·忠烈王世家四》
	中	六月，太医王得中、郭耕。	公主薨	
元成宗大德三年（忠烈王二十五年，1299）	朝	十二月，将军李白超	献人参、鹄肉	《高丽史·忠烈王世家四》
元成宗大德四年（忠烈王二十六年，1300）	朝	十一月，大将军李白超	献人参、牛肉	《高丽史·忠烈王世家四》
元成宗大德五年（忠烈王二十七年，1301）	朝	十二月，上护军李白超	进人参	《高丽史·忠烈王世家五》
元文宗至顺元年（忠惠王即位年，1330）	朝	四月，张沆	请太医	《高丽史·忠惠王世家》
元惠宗至正十八年（恭愍王七年，1358）	朝	十二月，判太常寺事洪淳	献人参	《高丽史·恭愍王世家二》
元惠宗至正二十年（恭愍王九年，1360）	中	七月，江浙省李右丞遣张国珍	献沉香、匹段、玉带、弓剑	《高丽史·恭愍王世家二》
元惠宗至正二十一年（恭愍王十年，1361）	中	三月，张士诚遣人	献彩段、玉斝、沉香、弓矢	《高丽史·恭愍王世家二》
	中	三月，淮南省右丞王晟遣使	献彩帛、沉香	
元惠宗至正二十四年（恭愍王十三年，1364）	中	六月，明州司徒方国珍遣照磨胡若海偕田禄生	献沉香、弓矢及《玉海》《通志》等书	《高丽史·恭愍王世家三》

续表

时间	遣方	人员	目的	出处
明太祖洪武二年（恭愍王十八年，1369）	中	五月，偰斯	还，宰枢赠人参、药物，不受	《高丽史·恭愍王世家四》
明太祖洪武五年（恭愍王二十一年，1372）	中	九月，张子温、吴季南	还，帝赐王药材	《高丽史·恭愍王世家六》
	朝	十一月，判密直司事卢稹	谢赐药材、药方	

高丽时期中朝两国遣使中的医药活动主要涉及疾病治疗、医学教育、药材及书籍交流。前期主要是朝鲜邀请宋医为王室治疗疾病，以及对本国医生进行医学教育，双方往来密切。相比之下，后期朝鲜与金元明的往来密度下降，主要涉及帝王与皇室人员的疾病治疗以及人参、沉香为主的药材交流，学术层面的医学交流较少，这也与本土医学的崛起有关系。①

《宣和奉使高丽图经》载："高丽旧俗，民病不服药，唯知事鬼神呪诅厌胜为事。"②据《高丽史·文宗世家三》，从文宗因风痹向宋朝求医，感慨"国医寡术而功迟，药不灵而力薄"。《高丽史·忠烈王世家二》记载，至忠烈王八年（1282）因公主有疾，遣散员高世至元朝请医、巫，而帝曰"病非巫所能已。医则前已遣炼德新，何必他医？惟赐药物"，可见这一时期中朝间医疗水平存在一定差距。《高丽史·睿宗世家三》记载，睿宗时王子为改善医疗条件及提高医学教育，向宋朝乞借医官。宋徽宗应允派遣秉义郎阁门祇候曹谊带领翰林医官太医局教授赐紫杨宗立等七人前往朝鲜，对当地医生进行教习。自此以后，朝鲜通医者渐多，于是建立药局，设太医、医学、局生三等医官，推行宋朝的基础医

---

① [韩]申荣日：《高丽时期的医学考察》，《东新大学校论文集》1995年第7卷。
② 《宣和奉使高丽图经》卷16《药局》，清抄本。

学教育。①这使原本局限于太医监的教学规模得到扩张,朝鲜的医学教育亦实现一大飞跃。

这一时期朝鲜从中国引进并刊行了《太平圣惠方》《神医普救方》等医书,其中两次向宋朝请赐《圣惠方》。中国医籍的流入推动了朝鲜医学的发展,同时朝鲜也保存了不少中国已经散佚的珍贵古医籍,为中国医籍的回流做出了贡献。《高丽史·文宗世家二》记载,1058至1059年高丽地方官员进献国王的新雕医书,有《黄帝八十一难经》《川玉集》《伤寒论》《本草括要》《小儿巢氏病源》《张仲景五脏论》《肘后方》等。又据《高丽史·宣宗世家》,因大量医书失传,1091年北宋朝廷向高丽王朝开出求书目录,"帝闻我国书籍多好本……虽有卷第不足者,亦须传写附来",其中就包含《古今录验方》《张仲景方》《深师方》《黄帝针经》《九墟经》《小品方》《陶隐居效验方》等医书。《黄帝针经》隋唐时期已在中国佚失,至宋哲宗元祐七年(1092)高丽献《黄帝针经》,②宋朝以为底本重新刊行,此即后世《灵枢》各种版本的祖本。

三 乡药学的发展

在《太平圣惠方》《图经本草》《证类本草》等医药巨著传入朝鲜之前,朝鲜的本草学研究主要围绕《神农本草经》进行,③这些医书的传入极大地推动了朝鲜本草学的发展。由于中朝地域各异,加之朝鲜"自古医学疏废,采取不时,忽其近而求之远,人病则必索中国难得之药"④的风俗,导致朝鲜本土药材资源开发不足,中国医书处方中所用

---

① 《宣和奉使高丽图经》卷16《药局》,清抄本。
② (元)脱脱等:《宋史》,中华书局1985年标点本,第14048页。
③ [日]三木荣:《朝鲜医学史及疾病史》,韩国京仁教育大学2005年版,第146页。
④ 《乡药集成方序》,载[李朝]俞孝通:《乡药集成方》,郭洪耀、李志庸校注,中国中医药出版社1997年版。

的药材大多为朝鲜所缺乏。据《高丽史·文宗世家三》，宋神宗遣医官为文宗治疗风痹时即带去了百种药材，有琼州沉香、东京铅霜、阶州雄黄、怀州牛膝、蜀州大黄等。中朝两国药材贸易的种类及数量空前，虽然中国从朝鲜进口大量的人参、白附子等，但主要呈现为朝鲜对中国的单向性依赖。为缓解大量药材从中国输入而造成的财政负担、漫长的运输周期造成的药品质量下降以及药材供不应求的临床医疗现状，朝鲜官府主张开发本土药材资源，倡导使用"乡药"。

所谓"乡药"，即与来自中国的药材"唐材"相区别，在朝鲜半岛上经本民族长期实践积累所得的国产药材。①虽然历史上不同时期都有大量中国药材流入朝鲜，然而局限于统治阶层使用。普通大众只能就地取材，依赖土生土长的草药，因此"乡药"具有群众基础。"乡"既代表民族性，又代表道地性，由此发展起来的乡药学强调环境的重要性。"盖百里不同俗，千里不同风，草木之生，各有所宜。人之食饮嗜欲，亦有所习。此古昔圣人尝百草之味、顺四方之性而治之者也。"②即认为不同环境养育出来的生命必然具备不同的特性，因此离开了自身成长的环境必然会发生异常或死亡，如人会出现水土不服的现象。药物亦是如此，产地不同，疗效必然存在差异。因此，当人出现疾病时，必须使用经前人实践确实有效的道地药材，否则无法得到有效的治疗。"唯民间故老，能以一草疗一病，其效甚神者，岂非宜土之性，药与病值而然也。"③朝鲜医学界以唐宋方书为基础，临床上仍按照中国的理法方药治病，但是必须使用"乡药"，这种做法成为中医学向朝鲜本土医学过渡

---

① [韩] 申荣日：《高丽时期的医学考察》，《东新大学校论文集》1995年第7卷。
② 《乡药集成方序》，载 [李朝] 俞孝通：《乡药集成方》，郭洪耀，李志庸校注，中国中医药出版社1997年版。
③ 《乡药集成方序》，载 [李朝] 俞孝通：《乡药集成方》，郭洪耀，李志庸校注，中国中医药出版社1997年版。

时期的特点。①

这一时期，朝鲜在积极输入中国药材的同时，努力鉴别乡药与中药的异同，同时在全国开展乡药资源普查，提倡进行药材种植。随着对新药物的认识，乡药学得到快速发展。高丽中后期陆续出版了《乡药古方》《乡药救急方》《东人经验方》《乡药惠民经验方》《三和子乡药方》《乡药简易方》等②以"乡药""东人"命名的方书，书中所载处方使用的大多是朝鲜本土药材，其中《乡药惠民经验方》还曾作为李朝的官方医学教科书。③以上方书大多已佚，但是这些方书为《乡药集成方》成书奠定了重要基础，如其引用《三和子乡药方》处方就达246个。④《乡药救急方》是朝鲜现存最古老的医书，全书3卷，著者不详，初刊年在1236至1251年间，现存版本为1417年李朝重刊本，藏于日本宫内厅书陵部。⑤书中序跋言："所载诸药，皆东人易知易得之物，而合药服法亦所尝经验者也。"⑥此书收录了大量朝鲜土产药材和适合朝鲜人体质的经验方约550余首，⑦引用朝鲜本土医籍主要有《备预百药方》，而引用中国医籍则有《素问》《琐碎录》《千金要方》《肘后备急方》《烟霞圣效方》《急救仙方》等共计21种。书中所载药方以单味药的多种用法常见。朝鲜本土传统医疗实践长久以来追求简明实用，有"以一草疗一病"的风俗，通过炮制方式的多元化使单味药发挥不同的功效从而达到

---

① [韩] 申荣日：《〈乡药救急方〉的研究》，博士学位论文，庆熙大学校大学院，1994年，第348页。

② 崔秀汉：《朝鲜医籍通考》，中国中医药出版社1996年版，第1—9页。

③《朝鲜王朝实录·太祖实录》卷3，太白山史库本。

④ [韩] 李京禄：《高丽后期医学知识的系谱——〈备预百要方〉和〈三和子乡药方〉的先后关系再论》，《东方学志》2014年第166辑。

⑤ 崔秀汉：《朝鲜医籍通考》，中国中医药出版社1996年版，第4页。

⑥ [韩] 申荣日：《〈乡药救急方〉的研究》，博士学位论文，庆熙大学校大学院，1994年，第335页。

⑦ [韩] 李奇馥，金尚贤，吴在根等：《中世纪东亚生命身体物质文化探求——以高丽〈乡药救急方〉为中心》，《医史学》2019年第61期。

单味药效用的最大化。早期编撰的方书亦以单方或通治方多见。①考虑到穷乡僻壤医药难求，仓促之际无暇翻书，故医家从中国医学方书中所择取的药方大多药味廉价易得，炮制方法简单。此外，该书对医学理论的叙述较少，编撰体例大体为病名、病状、方药用法。这种追求简明实用的原则一直延续到《东医宝鉴》，许浚引用《证类本草》等中国医籍，并非直接摘取原文，而是避开冗长的考证，择取药物功用、入药部位、生长采收、炮制加工等实用性信息。②

开发朝鲜本土药材资源的活动持续了约300余年，至《乡药集成方》成书，完成了中国药材的本土化，书中收录的药物基本都能在朝鲜本土获取。从国家政策导向与本土传统医学主旨一致来看，朝鲜乡药学在高丽时期的迅速发展是必然的，且在这一趋势下本土医学知识体系的构建又是顺势而为的。

四 本土医学知识体系的初步构建

高丽时期的朝鲜医者对中国唐宋医学方书深入研究，加之统治者对医学的重视，朝鲜医学的临床医疗水平大幅提高，在诊脉、针灸、外科方面的研究皆有成果。相关成书有《诊脉图诀》1卷，为郑道传撰于恭让王元年（1389）。书中对宋元以来的诸家脉法以图像及口诀的形式进行注解，以便初学者理解和记忆，惜已佚。③目前已知高丽时期最早的医书为金永锡所撰《济众立效方》，约成书于1154至1166年间，在阅览新罗及宋朝医书的基础上著成，惜该书已佚，仅存1个药方"交效散"

---

① ［韩］李京禄:《高丽时代中国医学知识的传入及演变——以神效决明散为中心》，《泰东古典研究》2021年第46辑。

② 肖永芝，党志政:《〈东医宝鉴〉引录"本草"探源》，《中华医史杂志》2014年第4期。

③ 崔秀汉:《朝鲜医籍通考》，中国中医药出版社1996年版，第8页。

为《备预百药方》《乡药救急方》《乡药集成方》《医林撮要》《医方类聚》《救急单方》所引。①该方内容为"治偏风,手足不遂、疼痛。松叶五斗许,盐二升。右蒸熟盛袋中,熨之,冷则更蒸,以差为度"②。方中所用的松叶和盐皆为日常生活中百姓易得之物。此外,从书名"立效"来看,与后世的救急类乡药方书可以说是一脉相承的。高丽时期朝鲜医学在吸收中国医学知识的同时,注重本土传统医学的继承发展。医家从中国方书中择取方药,除考虑经济及效用外,还需顾及当下本土民众的接受度与信任度。《济众立效方》中"交效散"以松叶及盐治疗中风,或来源于《千金方》以松叶及酒治疗中风,③又在适应本土治疗的过程中发生了改变。

自高丽前期将《内经》《甲乙经》《难经》《明堂经》《脉经》等中医学经典著作作为医学考试科目以来,促进了朝鲜医家对中医学基础理论的研究,然而乡药学的发展使朝鲜的医学主流趋向于以药物进行对症治疗,④对医学基本理论的研究较为缺乏。《乡药救急方》既是韩国现存最早的医书,又是现存唯一的一本高丽时期的医书。书中药方引用最多的医籍为《千金要方》《外台秘要》《证类本草》等,所述医理多引《内经》及孙思邈之言。虽然该书很大程度上是参考中国医籍编撰而成的,但从其对于资料的择取与编排亦能反映这一时期朝鲜医学知识体系的特点。

与一般方书以风寒等六淫致病作为卷首的做法不同,《乡药救急方》将中毒置于卷首,分食毒、肉毒、菌毒、百药毒、螫咬毒5篇进行

---

① [韩]李德凤,金洪均,安相佑:《〈济众立效方〉的医史学考察——以交效散为中心》,《韩国医史学会志》2008第2期。
② [李朝]俞孝通:《乡药集成方》卷3《风病门》,郭洪耀,李志庸校注,中国中医药出版社1997年版,第35页。
③ (明)李时珍:《本草纲目·木部》卷34《木之一》,山西科学技术出版社2014年版,第873页。
④ 朱承宰:《韩国医学史简介》,《世界科学技术》1997年第4期。

论述，书中亦见"喉中卒被毒气攻痛""肿势焮热，毒气盛""毒气入内杀人"①等以毒气作为病因的描述。人们对于未知的有害物质统称为毒，而正是由于未知故而更为危急，因此《乡药救急方》将中毒置于卷首，体现了该书的主旨即救急之用。这种编排方式无独有偶，中国早期的备急类方书如《肘后备急方》亦将"卒中恶死"②"卒客忤死"③等原因未明的危急病证置于卷首，而《备急千金要方》《急救仙方》将妇产科疾病置于卷首则体现了不一样的医学理念。此外，从《乡药救急方》将"中风"作为单独篇章，并论及风邪所致之病"大风（疠风）""缠喉风""头风掣痛""眼风赤涩痒""风瘙瘾疹""风丹""三十六种风结疮""肠风下血"，又论及要注意避免风邪入侵，"大暖则腠理开，易于中风，便昏冒""凡醉不得安卧，必须使人摇转，特忌当风"，尚论及热邪致病"痈疽热毒""热疮浸淫"，火邪致病"小儿骨火丹"，寒邪致病"寒气卒客五脏六腑中则心痛胸痹""中寒，心腹痛""凡丁肿，是寒毒久结作此疾也"等来看，④著者并非缺乏对六淫的认识，只是相较于中医学"风为百病之长"的疾病观，侧重强调"病从口入"以及更为具体可见的虫蛇类外来毒物侵害人体而致病，这与该书所针对的对象为生活在僻远山村的百姓有关。

书中涉及病因、病机、治法等理论的叙述较少，但仍能从中发现辨证论治的思想。一是辨疾病性质，辨阴阳，如癫狂，"凡阳盛则狂，狂

---

① 转引自［韩］申荣日：《〈乡药救急方〉的研究》，博士学位论文，庆熙大学校大学院，1994年，第66、92页。

② （晋）葛洪：《肘后备急方》卷1《救卒中恶死方第一》，汪剑，邹运国，罗思航整理，中国中医药出版社2016年版，第1页。

③ （晋）葛洪：《肘后备急方》卷1《救卒客忤死方第三》，汪剑，邹运国，罗思航整理，中国中医药出版社2016年版，第4页。

④ 转引自［韩］申荣日：《〈乡药救急方〉的研究》，博士学位论文，庆熙大学校大学院，1994年，第20、44、62、84、108、110、116、118、130、136、140、180、204、228、236页。

者欲奔走叫呼；阴盛者癫，癫者眩倒不省"；辨寒热，"凡痢色青者为冷痢，赤黄者为热痢""病非冷非热""冷热一切疮肿"。二是辨疾病部位，"妇人脏躁，悲伤欲哭，数欠，无故悲哀不止"；痢下血，"先见血后见便，此为近血，先见便后见血，此为远血"。① 书中涉及治法的条文达600余条，尤以外治法为多。此外，书中注重根据病人体质采取相宜的治法，认为小儿血肉柔脆，易于感染疾病，加之小儿五变九蒸，病情多变，并非仅靠单方就能全然应付，故书中只略记易行易用之方。该书中动物类药材如乌鸡、蟹、白鱼等，以"恶伤（物）命，今不具注"标记，与当时医学受佛学思想的影响有密切关系。书中尚载有咒禁类药方，所列病案中亦可见僧人、道人、祝的踪影，与这一时期人们普遍依赖宗教、巫觋治病的社会风气有关。书中不乏以各种排泄物进行治疗的记载，如"凡六畜肉中毒方，取所食畜干屎末水和服之，佳"，体现了以毒攻毒的原始医学理念。② 正如书中序言，所载药方皆为"所尝经验者"，书中著者未尝试之方则标示"未试"，体现了著者注重临床实践的严谨医学态度。同一本书中展现出如此多元的医学面貌，体现了这一时期的医学逐步摆脱经验医学走向理论化。

小 结

高丽时期是朝鲜医学史上的重要时期，这一时期取得的医学成就与统治者对医学的重视、中朝医学交流的密切及其影响、医学内部的发展有重要关系。高丽前期的医学成就以统治者为主导，在中朝医学交流

---

① 转引自［韩］申荣日：《〈乡药救急方〉的研究》，博士学位论文，庆熙大学校大学院，1994年，第86、146、148、206、232、250页。

② ［韩］李奇馥，金尚贤，吴在根等：《中世纪东亚生命身体物质文化探求——以高丽〈乡药救急方〉为中心》，《医史学》2019年第61期。

下，实现医政制度的完善、医学教育的推动以及医药资源的输入。医政制度方面以文宗的贡献较为突出，此时虽与宋来往密切，但在文化上受盛唐遗风的影响则更为明显。宋医官的聘请以及医学考试的设立，推动了医学理论的研究，为摆脱原始的经验医学提供了条件。医籍、药材等医药资源的输入为后期实现外来医学的内化奠定了基础。朝鲜高丽王朝后期本土医学开始崛起，以运用"乡药"为原则，以摆脱对外依赖为目的，在整合本土医学经验及中国医学理论的基础上，尝试医学体系的自立，为李朝时期三大东医名著——《乡药集成方》《医方类聚》《东医宝鉴》的成书奠定了重要基础。

◧ 中医药文化在东北亚的传播 ◨

21世纪俄罗斯中医药研究进程、热点及趋势

杨 波 王 萌

摘要：俄罗斯是中国新时代全面战略协作伙伴，推动中医药在俄罗斯传播对加深中俄民众相互认知，夯实中俄关系民意基础，推动新时代中俄关系向前发展具有现实意义。文章运用语料库分析与定量研究的方法，以俄罗斯电子期刊数据库elibrary为语料来源，筛选2000—2020年间发表的中医药研究学术文本，用AntConc软件自建俄罗斯中医药研究学术文本语料库，检索出频次大于等于200的高频词，从高频词的搭配规律、文本渗透度、所属分支学科三个维度探析21世纪俄罗斯中医药研究的新变化、新动向，包括研究特点与侧重，热点与趋势。研究旨在为制定中医药在俄罗斯宣传策略提供数据参考，为优化中医药在俄罗斯传播策略提出政策建议。

关键词：中医药；俄罗斯；语料库；词频分析法；中医典籍；中医疗法

作者简介：杨波，上海外国语大学俄罗斯东欧中亚学院教授，博士生导师，上海外国语大学俄罗斯研究中心副主任，俄罗斯教育部哲学博士，研究方向：俄罗斯中亚研究；王萌，北京海外学人中心，硕士研究生学历，研究方向：俄罗斯中亚研究。

基金项目：国家社会科学基金项目（18BYY058）；上海外国语大学校级重大课题"'一带一路'视域下大国在中亚的软实力比较研究"。

国务院新闻办发布的《中国的中医药》白皮书指出，中医药是最具代表性的中国元素，中医药的发展和传播是中国传统文化复兴的重要体现。习近平主席在澳大利亚出席皇家墨尔本理工大学中医孔子学院授牌仪式时高度赞扬中医药，称"中医药学凝聚着深邃的哲学智慧和中华民族几千年的健康养生理念及其实践经验，是中国古代科学的瑰宝，也是打开中华文明宝库的钥匙。深入研究和科学总结中医药学对丰富世界医学事业、推进生命科学研究具有积极意义"[①]。在共建"一带一路"的背景下中医药"走出去"步入快车道、迈出新步伐，取得系列显著成果。据国家中医药管理局消息，党的十八大以来，中医药已传播至196个国家和地区，我国与40余个外国政府、地区主管机构和国际组织签订了专门的中医药合作协议，开展了30个较高质量的中医药海外中心、75个中医药国际合作基地、31个国家中医药服务出口基地建设工作[②]。我国与俄罗斯、塔吉克斯坦、吉尔吉斯斯坦、乌克兰、巴林、马来西亚、卡塔尔等"一带一路"沿线国家的中医药多边交流合作机制日趋完善。

俄罗斯中医药的译介历史始于19世纪50年代沙俄东正教驻华传教士团对中国文化的研究和推广。第八届布道团大司祭索夫罗尼·格里鲍夫斯基（Софроний Грибовский）1861年出版了专著《中国（即今清帝国）概况》（Известие о Китайском, ныне Манджуро-Китайском государстве），书中介绍了多种中药植物。俄罗斯著名汉学家埃米尔·布雷特施奈德（Эмилий Васильевич Бретшнейдер，汉名贝勒）利用东正教北京传道团图书馆提供的优越条件，潜心研究中世纪中国古典中外交通史文献和中国古代药草和植物学文献，于1881年出版了《早期

[①]《习近平：中医孔子学院将有助于澳民众了解中国文化》（http://www.gov.cn/ldhd/2010-06/20/content_1631961.htm?isappinstalled=0）。

[②]《国家卫生健康委：中医药已传播至196个国家和地区》（https://www.cn-healthcare.com/article/20220923/content-573327.html）。

欧洲人对中国花卉的研究》(Early European Researches into the Flora of China)，系统地概述了中国古代药草的种类和价值意义。进入20世纪，随着中俄两国交流的日益密切，俄罗斯的中医药译介也逐渐体系化、系统化、专业化，译介主体逐渐由早期的传教士转变为两国互派的交流人员，译介范围逐步扩大，涉及中医药的方方面面。

进入21世纪以来，俄罗斯对中医药研究的广度和深度有所加强，俄罗斯学界对中医药研究的重视程度和接受程度继续提升，研究内容从早期的科普介绍逐渐拓展到药理科学和中西医融合的探索分析。以俄罗斯电子期刊数据库elibrary为例，截至2022年4月7日，以"医学（медицина）"为关键词进行检索，共检索到32428篇医学研究论文，主题涵盖生物医学、军事医学、传统医学、医学融合等；以"中医药（традиционная китайская медицина）"为关键词进行检索，共检索到10192篇学术论文，占elibrary数据库医学研究成果的三分之一，可见俄罗斯对中医药研究的重视程度。

中医药国际传播是具有重要理论和现实价值的学术课题，国内学界主要从传播对象、传播平台、传播媒介等维度展开研究。

传播对象方面，研究视角包括古丝绸之路与"一带一路"沿线国家中医传播交流的古今对比[1]；"一带一路"沿线国家中医研究中心建设的现状、特征、模式特色和存在的问题[2]；中医药在"一带一路"沿线国家传播的困难和挑战[3]等。成果多从我国的国家战略出发，分析中医药国际合作交流机制，主张以学术交流、文化产业、留学教育等作为载

---

[1] 张明文：《"一带一路"背景下中医药对外交流问题与对策研究》，硕士学位论文，河南中医药大学，2017年，第3页。
[2] 高静，郑晓红，孙志广：《基于中医药海外中心建设的现状论中医药国际传播与文化认同》，《中医杂志》2019年第10期。
[3] 王潇：《浅析"一带一路"背景下中医药文化国际传播的机遇、挑战及对策》，《全国流通经济》2017年第16期。

体,大力宣传中医药文化,就提升传播效果提出建议,中医药国别传播研究见于部分成果,专题成果尚不丰富。

传播平台方面,主要关注中医孔子学院的建设与促进中医药国际传播交流的关系。主要观点包括:中医孔子学院有利于促进中医药文化与外国医学文化之间的交流和融合[1];针对孔子学院传播中医药文化存在的问题和挑战,主张因地制宜加强孔子学院师资队伍建设[2];提升中医国际文化传播活动的创新能力[3]。总体来看,此类研究数量多,覆盖面广,涉及中医药文化依托孔子学院的传播现状、传播目的、传播意义、面临的挑战和对应的策略等。

传播媒介方面,学界多从对外传播的角度探讨中医药典籍翻译和其中蕴含的文化要素。主张译者在翻译过程中遵循实用性、民族性、接受性三大原则[4];或以针灸术语的国际标准翻译为例,强调树立文化自信的重要性[5];有学者致力于解构西方媒体的话语霸权和对中医药文化的污名行为[6];或者探索中医典籍译介的新模式和中医药文化国际传播的新路径[7]。学界将对中医药文化翻译的研究提升到文化自信和国家形象层面,并提出应对策略。

---

[1] 张洪雷,张艳萍:《中医孔子学院与中医药文化软实力建设研究》,《中医学报》2011年第11期。

[2] 周延松:《基于孔子学院的中医文化海外传播》,《世界中西医结合杂志》2014年第5期。

[3] 陆颖,赵丹,李小青:《海外中医孔子学院的发展状况初探》,《中医药文化》2016年第3期。

[4] 邹爽:《从对外传播角度看中医药文化翻译》,《湖北第二师范学院学报》2012年第11期。

[5] 邵英俊,陈姗姗:《浅谈中医药国际传播中的文化自信——以针灸腧穴术语英译为例》,《教育教学论坛》2018年第17期。

[6] 张翼真:《中医药国际翻译传播丝绸之路历史经验借鉴》,《光明中医》2017年第14期。

[7] 王银泉,徐鹏浩:《中医典籍译介与中医药文化国际传播模式新探》,《外国语文研究》2020年第3期。

上述成果为深入探析中医药国际传播问题奠定了坚实的理论基础。然而，复杂多变的国际环境对中医药国际传播提出了新挑战、新任务，要求学界跟踪发展动态，探究中医药国际传播的新维度、新方法。

国内学界对俄罗斯中医推广发展的研究主要集中在俄罗斯中医产业发展、俄罗斯中医药的医学作用、中医药文化在俄罗斯的传播等方面。认为俄罗斯中医药产业的蓬勃发展有利于加强中俄经贸合作，实现共赢目标[1]；结合俄罗斯医疗卫生特点及中医药现状，提出开发俄罗斯中医药市场的思路[2]；探索中医药作为传统医药与俄罗斯历史上沿用的生物医药体系的差异，强调中医药在俄罗斯的医学价值[3]；另有不少学者关注中医药文化在俄罗斯的传播特点及在传播过程中存在的问题[4]。

总体上，国内学者对俄罗斯中医药文化研究存在两方面不足：一方面，中医药传播史研究居多，鲜有学者关注新千年以来中医药研究在俄罗斯的新发展、新动态；另一方面，现有的俄罗斯中医药研究以定性研究居多，缺乏定量研究方法的运用，资料和数据相对分散。

针对以上不足，本研究关注21世纪俄罗斯中医药研究的最新动向，选取2000年1月1日—2020年12月31日间发表的俄罗斯中医药学术文

---

[1] 胡丽玲：《国际化进程中的中医药与俄罗斯》，《西伯利亚研究》2011年第3期。

[2] 洪蕾：《开发俄罗斯中医药市场的思路及对策》，《国外医学（中医中药分册）》1997年第3期。

[3] 付玮：《简述中医针灸在俄罗斯历史及现状》，载兰州大学第一医院东岗院区、北京中针埋线医学研究院、甘肃省针灸学会穴位埋线专业委员会编：《第三届全国穴位埋线疗法经验交流会暨甘肃省针灸学会2015年度学术年会暨中国针灸学会穴位埋线专业委员会申报筹备工作协调会、新世纪全国高等中医药院校创新教材〈穴位埋线疗法〉评议会暨第十三届全国穴位埋线技术培训班针灸推拿传统与创新手法培训班论文集》，2015年，第355—356页。

[4] 王硕、宋欣阳、韦进深、王琳、刘雅悦：《"一带一路"倡议下俄罗斯中医药发展前景分析》，《中国医药导报》2018年第27期；王丽莉、刘婧姝：《"一带一路"战略下俄罗斯中医药教育发展路径探析》，《中国医药指南》2017年第26期；李民：《本世纪之前中医药在俄罗斯传播的特点》，《中医药文化》2019年第1期。

本建立语料库，应用文献计量学和词频分析法，归纳当前俄罗斯中医药研究进程的特点、热点及趋势，为有效推动中医药走进俄罗斯、扎根俄罗斯提供更具针对性的建议。

一 研究路径

截至2022年1月，尚未有学者创建以"俄罗斯中医药研究"为主题的语料库，而自建语料库可以根据研究者的具体研究目的选取语料，既可以离线分析数据也可以保证语料的充分利用，较为方便[①]。因此，本研究选取自建语料库的方法，并将其命名为"2000—2020年俄罗斯中医药研究"语料库。

考虑到学术资源库在文献收录上的学科和主题偏好，本研究对俄罗斯最权威的四大电子图书馆elibrary、КиберЛенинка、Электронная библиотека Максима Мошкова、Журнальный зал 进行了考察和比较：分别以"中医药"为主题进行搜索[②]，得到的文本数量及主题丰富程度显示，俄罗斯科学电子图书馆elibrary中关于中医药的文献数量最多，共有18530篇检索结果，КиберЛенинка共有8093篇检索结果，Электронная библиотека Максима Мошкова和Журнальный зал都只有几十篇检索结果。此外，elibrary关于中医药的文献涉及经贸、时政、文化、医学、翻译等多个领域，而另外三个学术资源库收录的中医药学术文本则主要集中在医学和文化上，领域较为局限。因此，本研究将elibrary确定为自建语料库的源数据库。

---

① 王霞、姜孟：《基于Antconc对近十年残联听力障碍相关政策文件的特征分析》，《北京联合大学学报》2020年第2期。

② "中医药"在俄语中有两种通用译法"китайская традиционная медицина（中国传统医学）"和"традиционная китайская медицина（传统中国医学）"，本研究用两种表述分别检索，合并检索结果。

elibrary是俄罗斯科学、技术、医学和教育领域最大的文献门户网站，收录5600多种俄罗斯科技期刊，其中4800多种可开放获取，共2600多万篇学术论文和专著的摘要和全文。本研究在elibrary检索中医药研究主题论文，进行数据清洗并自建语料库，应用AntConc_64bit软件检索功能检索并导出高频词；对所得高频词进行二次筛选，剔除对研究无实际意义的功能词、乱码词和中文引文，整理出73个高频词和107篇学术文本，结合高频词出现的词丛、语句、语境，分析俄罗斯中医药研究现状和发展趋势，探讨中医药国际传播的新思路和新方法。

基于AntConc_64bit软件的检索特点、语料库对象文本的发表时间、俄语的词汇和语法特点，本研究遵循如下步骤自建语料库：

首先，在elibrary电子数据库中对俄罗斯的中医研究状况进行整体检索，具体的检索方法为：打开elibrary首页，点击检索，以"中医药"为主题进行检索，共得到18530篇相关的检索结果。

其次，从18530篇检索结果中选取发表时间在2000年1月1日—2020年12月31日之间的学术文本。由于AntConc_64bit对俄语文本无法使用时间筛选工具进行自动筛选，我们手动剔除不符合发表时间段的文本。

再次，应用三步法筛出主题及体裁符合研究目的的有效文本。第一步，删除同名重复论文和不同名重复论文；第二步，删除新闻报道、药剂专利申请、药品资格认定证书等非学术文本，只保留学术期刊论文和论文集论文；第三步，删除主题不相关论文。从18530篇文本中筛选出以俄罗斯中医药研究为主题的有效学术文本107篇。

最后，用107篇筛选出的文本形成"2000—2020年俄罗斯中医药研究"自建语料库。其中多数文本都可以以pdf形式直接下载，少数无法直接下载的文本通过其他学术网站访问，复制粘贴至自建语料库，107篇文本均用英文命名。

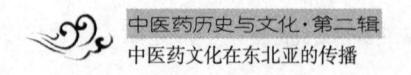

二　高频词及主题分布

词频分析法广泛应用于医药学、图书情报学、教育学等多个领域的定量研究，可为本研究提供研究思路和实证支撑。我们根据自建语料库中单词出现的频次筛选出73个高频词，结合高频词所在的词丛、语句、语境具体分析关键词的搭配，将高频词归纳为四个重点研究领域，分析每个重点领域关注的热点，发现现有研究的不足，探究俄罗斯中医药研究的特点和趋势。

语料库单词频次分析的具体步骤为：在AntConc软件中导入自建语料库中的全部txt文件（包含107篇俄罗斯中医药学术文本），上传自建俄语词形还原对应表作为lemma list（约包含33200个俄语词汇），在软件wordlist一栏下，设置不区分大小写，开始数据挖掘和词频检索。共检索到46287个词，初始结果中各频次的词汇数量和词汇占比见图1和图2。检索结果中最高频次为10081（连词и），最低频次为1（单词较多）；其中频次在1~10（不包含10）的词汇有43330个，频次在10~50（不包含50）的词汇2299个，频次在50~100（不包含100）的词汇303个，频次在100~200（不包含200）的词汇183个，频次不小于200的词汇172个。这些数据为未经过清洗的初始结果。

由图1和图2可知，在本次检索过程中频率大于等于200的高频词汇只有172个，占词汇总数的0.37%，约94%的词汇仅在相关学术文本中出现过几次，不具备研究价值和分析意义。只有高频词汇才能体现俄罗斯中医药研究的热点和重点，是本研究应用词频分析法概括俄罗斯中医药研究现状的研究依据，因此我们在数据清洗时，将"单词出现频率不小于200"作为语料库高频词筛选的主要标准。

21世纪俄罗斯中医药研究进程、热点及趋势

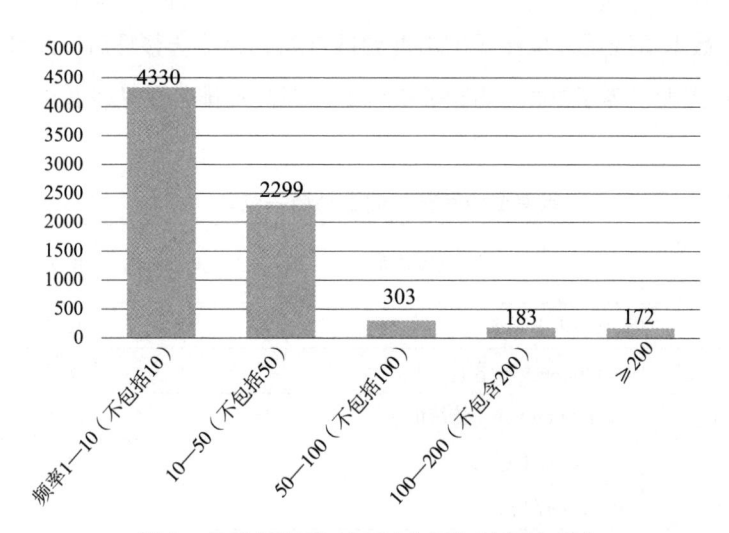

图1 自建语料库46287个词汇的频次分布

数据来源：作者自制

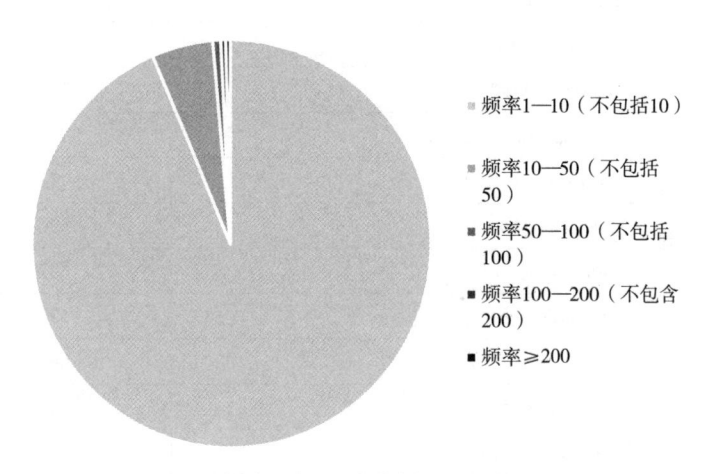

图2 自建语料库不同频次词汇的占比

数据来源：作者自制

为了增强本研究的专业性和针对性，更加科学地掌握俄罗斯中医药的研究重点和发展趋势，我们对初次检索筛出的词频大于等于200的172个高频词进行进一步清洗，手动剔除所有虚词、系动词、中文术

语①。数据清洗后，按照频次由高到低排列，经筛选整理后，总计获得73个频次大于等于200的高频关键词汇，频次及排名详见表1。

表1　俄罗斯中医药研究高频词一览表

排名\频次	高频词汇	频次
1	Китай（中国）	4212
2	медицина（医学）	3822
3	традиционный（传统的）	1620
4	лекарство（药物）	1418
5	метод（疗法）	1079
6	Россия（俄罗斯）	1031
7	заболевание（疾病）	944
8	наука（科学）	823
9	лечение（治疗）	783
10	основа（基础）	737
11	применение（运用）	716
12	влияние（影响）	713
13	врач（医生）	696
14	вид（类型）	632
15	больной（病人）	570
16	растение（植物）	564
17	ткм（中医药）	541
18	препарат（药剂）	526
19	ци（气）	515
20	практика（实践）	512
21	изучение（研究）	511

---

① 俄罗斯中医药学术论文常用中文原文备注术语，这部分中文词汇被AntConc识别捕捉。

续表

排名	高频词汇	频次
22	здоровье（健康）	509
23	рефлексотерапия（针灸）	502
24	запад（西方）	477
25	современный（现代）	472
26	университет（大学）	470
27	ян（阳）	464
28	чм（奇经八脉）	460
29	жизнь（生活）	412
30	кровь（血）	394
31	организм（有机体）	388
32	первый（第一个）	376
33	орган（器官）	369
34	инь（阴）	364
35	культура（文化）	363
36	язык（语言）	363
37	средство（资金/药）	356
38	час（小时）	346
39	страна（国家）	335
40	точка（点/符号）	335
41	теория（理论）	331
42	развитие（发展）	330
43	книга（书籍）	329
44	тело（身体）	323
45	проблема（问题）	310
46	новый（新的）	303
47	клиника（医院）	295
48	народ（人民）	288
49	модель（模式）	287

续表

频次排名	高频词汇	频次
50	специалист（专家）	279
51	большой（病人）	277
52	терапия（疗法/内科）	277
53	философия（哲学）	273
54	образ（方式）	268
55	цзин（精/经）	267
56	древний（古时）	265
57	состояние（状态）	265
58	доза（药量）	262
59	контроль（检查）	254
60	термин（术语）	253
61	пища（食物）	228
62	знание（知识）	227
63	общество（社会）	227
64	внутренний（内部的）	224
65	Европа（欧洲）	223
66	дух（魂/灵）	220
67	уровень（水平）	218
68	анализ（分析）	212
69	перевод（翻译）	210
70	фармакология（药理学）	208
71	трава（草药）	206
72	код（符号）	204
73	сила（力量）	200

数据来源：作者自制

图3是以检索结果为基础，运用可视化软件tableau制作的俄罗斯中医药高频词汇词云图，所有高频词汇用不同的颜色标记，单词字体

大小与其在语料库中出现的频次呈正相关，与中医药研究高频词一览表的频次分布对应，排名前5的高频词分别为："中国（Китай）""医学（медицина）""传统的（традиционный）""药物（лекарство）"和"疗法（метод）"。

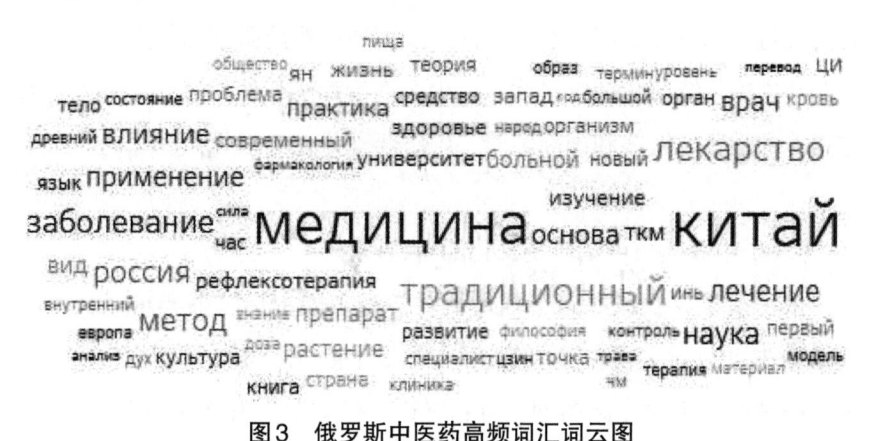

图3 俄罗斯中医药高频词汇词云图

数据来源：作者自制

俄罗斯中医药研究高频词一览表和中医药高频词汇词云图显示，俄罗斯中医药研究的主题广泛，关注理论基础、人才教育、中西医融合、病症治疗、草药应用、针灸食疗等多个方面，从医学药理、传播教育、融合发展等多个维度探讨中医药的内涵应用和发展前景。

三 俄罗斯中医药研究的重点与热点

中医药文化内涵丰富，不仅具有复杂的理论体系，蕴含着丰富的医理、药理知识，还涉及文化习俗、认知方式、健康习惯等多方面。俄罗斯学界从多维度出发，深入研究中医药内涵、传播及影响。总体来看，俄罗斯学界对中医药持肯定态度，107篇文本中均未对中医药的药效提出质疑，也未涉及对中医药的负面评价，自建语料库中超过半数的学术文本对中西医结合和中俄医学合作的前景持乐观态度，并积极建言展望。

基于本研究对俄罗斯中医药学术文本语料库的检索结果，我们根据高频词词汇含义、语句搭配，及其分布的词丛、语句、语境对73个高频词进行主题分类，归纳概括出四个俄罗斯中医药研究的热点主题：中医药与中国传统文化的有机联系、中医内治疗法与外治疗法、中医药人才培养的俄罗斯实践和国际经验、中医药现代化与国际化。

（一）中医药与中国传统文化的有机联系

俄罗斯学界积极探索中国传统哲学和中国古代医书典籍，从中深度挖掘中医药的文化内涵。俄国学界认同精气学说和阴阳学说是中医理论的基础，语料库高频词汇有："气（频次515，排名19）""阳（频次464，排名27）""阴（频次364，排名34）""精/经（频次267，排名55）"，以此解释中医体现的中国古代朴素唯物论和辩证法思想，以及中医药文化中蕴含的中国哲学内涵、中国哲学对中医药方法及思维的影响。

高频词"哲学（频次273，排名53）"均匀地分布于107篇对象文本的42篇文本，辐射范围约占语料库的39.2%，而且在多个文本中频繁出现，具有较高的研究意义。这表明俄罗斯学界普遍关注哲学，重视中医药文化与哲学之间的关系。相关的高频词组有："中国哲学（频次31）""道家哲学（频次10）"，展现了俄罗斯学者对中国传统哲学的理论研究热点。阴阳学说和精气学说根植于中国文化，对异质文化的俄罗斯来说比较艰深，因此，俄罗斯学者多以介绍阐释阴阳学说等中国古代哲学的理念为主，探索中国古代哲学与中医药文化之间深度关联方面存在较大的研究空白。

在中医典籍方面，《易经》（频次130，见于12篇文本）、《黄帝内经》

(频次87，见于20篇文本)、《道德经》(频次19，见于3篇文本)等典籍出现的频次最高，文本分布较均匀，是俄罗斯学者进行中医药研究的主要文献。俄罗斯学界从中国历史出发，用联系的眼光研究中国古医书和古典籍，用辩证统一的方法分析其中蕴含的道理和影响。但是，中国古代医学和哲学典籍经由不同的翻译版本传入俄罗斯，造成了对中医典籍的理解差异和矛盾分歧，一定程度上限制了中医药文化在俄罗斯的传播。

此外，"东正教传教士团（频次30）"一词的出现频率较高，均匀地分布在6篇文本中，均用作标注信息来源及参考文献，证明俄国18世纪初在北京设立东正教传教团在中医药进入俄罗斯的过程中发挥了关键作用。俄国东正传教使团中都有随团医生，他们调研中国传统医学，俄国人由此开始认识中医药，并将大量中医药典籍和药材品种传入俄国，为俄罗斯学者研究中医药文化奠定了基础。

（二）中医内治疗法和外治疗法

中医的内治疗法和外治疗法蕴含丰富的医学原理，是中医价值的主要体现，以其为主题展开的研究对俄罗斯医学发展具有现实意义。俄罗斯学界对中医治疗方法、中药的医学作用和药理价值尤为感兴趣，聚焦中医药在俄罗斯的实用价值、中医科学在俄罗斯医学中的运用、中医疗法与西方现代医学疗法的结合等。

俄罗斯对中医内治疗法的研究主要围绕中草药疗法和食物疗法展开，"药品（频次1418，排名4）""植物（频次564，排名564）""草药（频次206，排名71）"等术语的频繁出现体现了俄罗斯学界对中医内治疗法的重视，研究内容包括每一种药物的特性和中草药种植、传播、入药等全环节。在中草药中，高良姜、生姜、大黄、莽草、益母草、血竭等中药品名出现的频率较高。中草药植物园也有提及，有学者积极探索中国的中草药园发展模式、中草药园的国际合作机制以及中草药园在旅游业等第三产业发展中的重要地位①。

除中草药疗法外,食物疗法(食补)也是内治疗法的研究热点之一。高频词"食物(频次228,排名61)"较为均匀地分布在44篇文章中,辐射范围约占语料库的40%,其最低频率为1,最高频率为25。辐射范围大、频次分布平均体现了俄罗斯学者高度肯定食物在中医药研究中的地位。"食物"一词的高频词丛主要有"健康食品(频次21)""食物定量(频次14)""不合理饮食(频次12)""中医节食(频次6)""热食(频次5)"等,健康食品的种类、合理膳食的标准、中国食补、中医减肥等也是俄罗斯学者关注的话题。

总体来说,俄罗斯的中医内治疗法研究较为全面,涵盖中草药品种、中草药种植、中草药药性和入药药方等多方面,并就中俄中草药合作提出了一些建议和方案。但是,由于中俄气候、土壤等自然条件存在差异性,中俄两个民族的体质和健康状况并不相同,俄罗斯研究的中草药具有一定的偏向性,全面性研究不足。

针灸作为中医的重要组成部分,已经率先走入国际,目前在193个国家和地区得到应用,成为世界上应用最为广泛的传统医学②。本研究显示,俄罗斯学界对中医外治疗法的关注度整体高于对内治疗法的关注度,"针灸(词频502,排名23)""经络(词频460,排名28)""血(词频394,排名30)"在73个高频词中均排名前30,印证了俄罗斯学界对针灸疗法、经络知识的高度兴趣。此外,"针灸"一词辐射语料库56%的文本,是辐射范围最广的高频词之一,可以说,俄罗斯学界对中医药

---

① Батищева, Г.А., Жданова, О.А., Бережнова, Т.А. Препаратытрадиционнойкитайскоймедицины в России[J]. *Научно-медицинский вестник Центрального Черноземья*. 2017, 67: 3-9.

② 《中医药:推动中外文化交流的桥梁》(http://www.chinatoday.com.cn/zw2018/bktg/202208/t20220810_800303386.html)。

研究的最大兴趣点就是针灸。

针灸疗法是一套复杂的中医体系，"针灸"一词的高频词丛包括"针灸穴位（频次40）""针灸方法（频次34）""针灸学校（频次17）""针灸要点（频次17）"，显示俄罗斯学者关注针灸理论、针灸教学、针灸著作、针灸国际传播等问题；高频词"密码（频次208，排名72）"显示，学界重视挖掘奇经八脉、经络密码的含义，以提高针灸疗法的治疗效果。俄罗斯学者对针灸穴位的研究十分深入，不仅包括穴位的名称和定位，还包括其背后蕴含的人体知识、经络体系等。除基础理论知识外，俄罗斯学者还关注针灸学的经典著作和现代针灸学的学术专著，积极学习世界各国开办针灸学校培养本土针灸人才的经验。

中医推拿按摩、正骨疗法、敷贴疗法、熏洗疗法、体育疗法、音乐疗法、药物外治法等外治疗法也具有良好的药效，在俄罗斯中医药学术文本中却鲜有提及，这体现了俄罗斯中医外治疗法研究中的客体局限性，也为我们构建中医药国际传播新模式提供了思路。

（三）中医药人才培养的俄罗斯实践和国际经验

俄罗斯学界一方面关注俄罗斯本国医学院校开设中医专业和课程的现状，分析中医药教育的前景和发展潜力；另一方面密切关注中医药在中国和其他国家的教育发展史、人才培养模式、教材译本等问题，为本国中医药人才培养提供借鉴。

中医药在俄教学研究与人才培养是保持中医药在俄发展活力的重要前提。语料库高频词检索结果显示，"实践（频次512，排名20）""研究（批次511，排名21）""大学（频次470，排名26）""第一（频次376，排名32）""理论（频次331，排名41）""分析（频次212，排名68）"等高频词及其搭配反映了中医药在俄罗斯的教育现状和人才培养重点。俄罗斯学界以中医药教学史、中医药教育模式、中医药专业教材译本、中医药人才培养体系、高校合作机制模式等为切入点，分析俄罗斯、中国、欧洲及世界其他地区中医药教育机构的发展史，探讨中医药专业在俄罗斯的人才培养实施方案。

高频词"第一"的关联词丛中"莫斯科谢切诺夫国立第一医科大学"出现了9次，显示该校在俄罗斯中医人才培养体系中具有特殊地位。莫斯科谢切诺夫国立第一医科大学成立于1798年，前身是莫斯科大学医学系，该校开设中医药研究教研室，积极参加中俄医药创新活动。2018年，该校同中国医学科学院药用植物研究所、长春中医药大学、莫斯科物理技术学院、图瓦州立大学、俄罗斯（莫斯科）中国传统医学实践发展中心以及全俄中医师协会等共同发起成立了中医药中俄创新合作联盟①。此外，高频词"第一"的词丛搭配还有"中国第一所中医学院""欧洲第一个中医药教研室""圣彼得堡第一医学院"（现圣彼得堡巴甫洛夫国立医科大学）、"俄罗斯第一届中医药专题学术会议"，可见，中医药教育的俄罗斯实践和国际经验是俄罗斯学界关注的热点话题，俄罗斯学者从中吸取经验，指导本国中医药教学研究和中医药专业人才培养。

高频词"大学"相对均匀地出现在55篇文本中，语料库文本覆盖率51.4%，在全部73个高频词中名列第二。"大学"的词丛搭配中提及众多海内外的知名院校，包括北京大学、俄罗斯远东联邦大学、兰州大学、俄罗斯国立医科大学、哈萨克斯坦国立大学、澳大利亚阿德莱德大学、保加利亚大学、俄罗斯国立社会大学、圣彼得堡国立大学等。研究成果以各国医学院校中医药教育模式、中医药专业教材译本、中医药人才培养体系、深化校际合作模式等为切入点，探讨中医药专业在俄罗斯

---

① 《中医药中俄创新合作联盟正式成立》（http：//www.gov.cn/xinwen/2018-11/24/content_5343078.htm）。

的人才培养实施方案。

俄罗斯医学院校以中国中医药大学的成功经验为先导，依托中俄传统医药教育合作项目，积极开展中医药在俄教育，强化中医药专业师资力量，为培育俄罗斯的医学专业医师量身打造了教学方案。在理论与实践相结合的基础上开展研究与分析是俄罗斯中医药教学研究的重点，也是中医药人才必备的能力。俄罗斯医学院校积极引进并翻译中国的中医教程，为中医药专业的学生提供可靠的理论保障；同时，俄罗斯医学院校积极实施与中方中医药大学联合培养的项目，为最优秀的学生提供赴华从事中医药临床实践和实习的机会。

与此同时，俄罗斯学界普遍认为，俄罗斯的中医药教育体系仍存在许多问题，并围绕教育资源、教育媒介、教育要求等主题展开交流和对话，但至今为止，尚未摸索出一套行之有效的俄罗斯中医药教育体系。

（四）中医药的现代化与国际化

俄罗斯在接受中医药走进俄罗斯的同时，始终在思考如何将中医和西医相结合，推动中医药在俄罗斯的传播和发展，因此，中医药的现代化与国际化是俄罗斯中医药研究中的一个重要话题。

本研究的检索结果中，七个高频词与中医药的现代化与国际化相关，分别是："俄罗斯（频次1031，排名6）""西方（频次477，排名24）""欧洲（频次223，排名65）""现代（频次472，排名25）""语言（频次363，排名36）""术语（频次253，排名60）""翻译（频次210，排名69）"，"语言""术语""翻译"三个高频词则凸显了语言和翻译在中医药现代化和国际化进程中的重要作用。

高频词"俄罗斯"共出现在87篇文本中，辐射范围占语料库的81.3%，在同一个文本中，该单词的最低频率为1，最高频率为259；这说明俄罗斯学者在研究中医药时，时刻联系俄罗斯的国情和医药发展现状,以求发挥中医药在俄罗斯的最大效用。包含高频词"俄罗斯"的词丛有"俄语(频次43)""俄罗斯大学(频次39)""俄罗斯医生(频次39)""俄罗斯卫生部(频次17)"等,显示俄罗斯学界对于本土中医药发展的关切主要集中在中医药著作的对俄译介、俄罗斯的中医药教育和人才培养、中西医的合作和交流以及俄罗斯卫生主管部门的管理政策等方面。

在俄语语境中,"西方"和"欧洲"指涉的地理范围基本一致,因此我们对这两个高频词合并成一个对象地区进行分析。高频词"西方"辐射范围包括72篇文本,占语料库的75.7%,在同一篇文本中最低频率为1,最高频率为46;"欧洲"见于51篇文本,在同一个文本中,最低频率为1,最高频率为25,这意味着,超过四分之三的中医药学术文本中出现了"西方"或"欧洲",这种高频词分布显示,俄罗斯在对中医药的研究中关注中医专业的融合发展和国际化[①],对比中医和西医的发展历史,研究中西医结合的成功案例,论证中西医结合的医学方法和可操作性,展望未来中西医的合作前景。

高频词"语言""翻译""术语"则体现了俄罗斯学者对中医典籍和中医著作对外翻译的关注。"翻译"一词见于29篇文本,在同一文本中,最低频率为1,最高频率为56,体现了较多学者的研究兴趣。从译介语种来看,出现的210次"翻译"均指由汉语译出到俄语或其他目标语言的单向翻译。"语言"一词共出现363次,其中"中文"共出现105次,"俄语"46次,"英语"32次,"欧洲语言"18次;可见,中医典籍的英文译本和俄文译本是俄罗斯学者的主要研究对象,也是受众较广的外译版本。

---

① Ху Яньли, Арташкина,Т.А.Китайская традиционная медицина в контексте социокультурной глобализации[J]. *Вопросы теории и практики*. 2015,9-1 (59): 184-189.

从翻译内容来看"术语翻译"和"典籍翻译"是中医药文化对外翻译的两大难题。而俄罗斯学界的中医术语翻译主要包括医学术语和文化术语。医学术语主要包括：髓、脏、三焦、风湿、肾气、鼻水肿等人体器官和病症名称；而文化术语主要包括：五行、风、精、营气、卫气、小月等中国哲学词汇。中医药是在中国古代文化和哲学的土壤中孕育的，与中国传统文化息息相关，如何准确翻译这些在俄语中无等价词汇的术语，是中医药在俄传播的一项挑战①。除物质类名词外，带有中国文化属性的中医药术语多采用音译辅之以解释性说明的译介方法。"典籍翻译"涉及《难经》《灵枢经》《伤寒论》《易经》《周易》《中医药发展史》《针灸大成》等传统文化古籍和中医药典籍。

中医药的现代化，包括中医药在新冠肺炎疫情防控和治疗中的效果同样吸引了俄罗斯学界的关注。高频词"现代化"见于7篇文本，词频为8，显示俄罗斯学界已关注到中医药的现代化进程问题，但仍处于研究的起步阶段，成果数量和深度还非常有限。此外，自建语料库中有一篇论文《中药在综合治疗感染新冠病毒患者中的应用》系统论述了中医药在抗击Covid-19中的应用，详细介绍了藿香正气水、金花清感颗粒、板蓝根、连花清瘟胶囊等用于防止新冠肺炎的中成药的名称、图片、组成成分、药理分析和对新冠病毒的治疗效果，文章指出："中国已先后发布7版新型冠状病毒肺炎治疗方案，包括中西医结合治疗方案。根据中华人民共和国国家卫生委员会的数据，中药治疗的有效性达到92%。"②

---

① Шабельская Н.К. Особенности перевода инструкций к препаратам китайской медицины[C]. Материалы МСНК «Студенческий научный форум 2020». – 2020. –№ 6 – C. 55-58.

② Ишутина Ю.А., Стефаненкова В.Н. К вопросу об использовании лекарственных средств китайской традиционной медицины в комплексной терапии пациентов с COVID-19[J]. *Polish Journal of Science*. 2021. № 39-1 (39). C. 20-24.

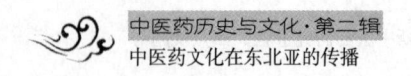

四 俄罗斯中医药研究的短板与不足

俄罗斯学界积极探索中国传统哲学和中国古代医书典籍，深度挖掘中医药文化的内涵；研究中医的内治疗法和外治疗法，丰富和发展本国医学实践；关切中医药本土人才培养以保持中医药在俄发展的活力；从中医典籍的对外翻译和中西医结合发展两个视角探析中医药现代化和国际化发展；从文化、医学、教育及发展等不同维度探究中医的重要作用及其在俄罗斯发展面临的迫切问题，为加强中俄中医药各领域合作建言献策。在厘清俄罗斯中医药研究热点的同时，本研究对107篇学术文本的分析也发现了俄罗斯中医药研究的一些不足和短板，主要体现在以下四个方面：

第一，难以准确把握中医药与中国传统文化的相互关系。中国传统文化与中医药的关系虽是俄罗斯学界的重点议题，却从未达成统一意见；无论是中国传统哲学对中医药文化的影响，还是中国古医书、古典籍的具体内涵，都仍有较大的研究空间。俄罗斯中医药研究基本上以介绍阐释中国古代哲学理念为主，在探索中国古代哲学与中医药文化之间的关系上不够深入。《易经》《黄帝内经》《道德经》等中国古典籍在传入俄罗斯的过程中出现了不同的翻译版本，使得俄罗斯学界对这些书籍的理解存在较大分歧与争议。对于中国古典籍的不同理解造成俄罗斯学者在阐释中医医书古籍精髓时，出现较大矛盾，难以令人信服。

第二，对中医内治疗法和外治疗法的研究相对局限。在内治疗法研究中，俄罗斯学界关注中草药疗法和食物疗法，但由于中俄气候、土壤等自然条件存在差异性，中俄两个民族的体质客观不同，俄罗斯中草药研究选取的中草药具有一定的偏向性，中草药全面性研究不足。在外治疗法研究中，俄罗斯学界高度关注针灸疗法，超过一半的学术本文都提及中医的针灸疗法，但却甚少提及其他外治疗法，如推拿按摩、正骨疗法、敷贴疗法、熏洗疗法、体育疗法、音乐疗法、药物外治法等。俄罗斯学界对中医疗法的研究局限性既体现了俄罗斯学界对中医药了解的整体性不足，也凸显出学界对中医疗法实用性的优先关注。

第三，俄罗斯本土中医药人才培养体系亟需完善。首先，俄罗斯中医药院校"引进来"的过程中，本土师资极为短缺，也缺乏衡量教师专业技术水平的标准或资质体系。其次，中俄高校合作人才培养模式中，以网课为媒介的理论课偏多，实操课较少，不利于俄罗斯中医药人才实践能力的培养。再次，缺少针对俄罗斯进修人员的特色教学模式。中俄医学人才培养体系存在差异，我国高校中医专业本科生和研究生的培养模式在俄罗斯遭遇水土不服。此外，新冠疫情导致的国际旅行限制客观上制约了中俄两国中医药专家和师生的互换，延缓了俄罗斯中医药教育体系的发展完善。

第四，俄罗斯对中医药的现代化研究尚嫌薄弱。俄罗斯现有研究成果多以传统中医药及中医药发展历史为主，对中医药当代发展问题的关注寥寥，少数几篇论文仅介绍了针对新冠病毒的中成药及成分。客观上，由于缺少公开的疗效评价指标体系和药材与方剂的药效评价机制，中医药的现代发展面临挑战；而在中俄中医药合作中，全方位、多层次合作机制的缺失是影响合作成效的制度性因素。在中医药国际化进程和对俄罗斯的传播中，术语翻译和典籍翻译是需要攻克的难题，中医药在俄传播途径少、传播范围局限等难题也亟待解决，这些都需要两国医疗卫生主管部门加强顶层设计和执行协调。

五 加强中医药对俄罗斯传播的建议

基于前文对俄罗斯中医药研究的热点话题和短板不足的分析，本研究就有针对性地推进中医药对俄传播，完善中医药在俄传播模式提出以下建议：

第一，进一步重视中医与中国哲学、文化的融合传播。结合全球新冠疫情对公共卫生带来的挑战联合举办中俄"卫生健康年"，综合运用新媒体、人工智能、虚拟现实等新技术，推动中医药在俄罗斯的多元化传播，帮助俄罗斯官方与民众了解中医、认同中医，将中医推广与中华文化传播有机结合起来，互相支撑，互相促进。

第二，持续讲好新时代中医药文化故事。开展形式多样的中医药文化体验活动，邀请俄罗斯医学同行、青年代表、主流媒体等，走进有代表性的中医药产业基地和文化体验馆，真实感受中医药工艺流程；拍摄配套微纪录片，在俄罗斯主流媒体平台进行立体化传播，增进俄国民众对中医药和中华文化的了解与认可，不断推动中医药深入俄罗斯。

第三，在宣传中医的内治疗法和外治疗法时，在继续促进针灸疗法等为俄国民众熟知的治疗方法的同时，结合民众不断增长的对"大健康"的需求，推动中医食疗、中医减肥等内治疗法，以及中医推拿、正骨疗法、敷贴疗法、熏洗疗法等更多外治疗法走进俄罗斯，在联合培养机制框架内设立中医外治疗法专业，推动俄罗斯学界深入挖掘丰富多样、疗效显著的中医疗法。

第四，促进俄罗斯本土中医药人才培养，既要推进孔子学院中医药文化传播进程，也要落实中俄合作医学中心等中医药传播新举措。疫情期间可以开设对俄中医课程及远程教育，后疫情时代则应加强联合培养力度，增设实操课程，完善中医药专业课程体系和教学方法。扩大对俄罗斯中医药人才培养的支持力度，提供更多来华接受中医药学历教育的奖学金名额。

第五，系统挖掘整理、翻译、出版、再版重要中医药文化典籍中俄文版，或中英俄三语版。统一中医药术语俄语翻译行业标准，提高中医药术语俄语翻译质量，推动中医药文化对俄罗斯的传播。加快中医著作俄译体系建设，在"丝路书香"等国家级外译项目下设立中医典籍俄译专题，编写出版中医药俄译的术语字典，解决中医药典籍和成果俄译的难题。

▣ 中医药文化在东北亚的传播 ▣

中医学与俄罗斯医学：认识论的比较分析

В. Д. 格沃兹杰维奇　　Г. Н 沙波什尼科夫　著

张广翔等译

摘要：文章分析了中医学、西方医学与俄罗斯医学理论的异同，特别探讨了两种不同文明的认知方法和基本认知原则。文章充分肯定了中医学在医治理论、治疗方法上的巨大价值，认为中医与西医在治疗目的、诊断要素等方面的共通之处，也指出了二者的一些差异。中医与西医各有所长，21世纪医学的发展方向应当是中西医学相互借鉴、各取所长。

关键词：中医；西医；俄罗斯医学；诊断与医疗实践；医疗系统的综合

在当今俄罗斯，无论是医生，还是普通民众，对中医治疗方法的兴趣均与日俱增。中医疗法的功效得到了媒体的广泛宣传，俄罗斯的大小

作者简介：В. Д. 格沃兹杰维奇（Владимир Дмитриевич Гвоздевич/Vladimir Dmitrievich Gvozdevich），医学博士、乌拉尔国立医科大学教授，研究方向：临床医学；Г. Н. 沙波什尼科夫（Геннадий Николаевич Шапошников/Gennady Nikolaevich Shaposhnikov），历史学博士、乌拉尔国立医科大学教授，研究方向：医学史。

译者简介：张广翔，吉林大学东北亚研究中心教授、博士生导师，研究方向：俄国史；赵子恒，吉林大学东北亚研究院硕士研究生，专业方向：俄国史。

城市均开设有中医诊所及制药公司。可以说，中医在俄罗斯已经达到了"尽人皆知"的程度。

西方国家及苏联对中医进行研究始于二战结束后。20世纪50年代至60年代初，苏联学者撰写了第一批关于中医的详细报告。[①]1961年，苏联将反射疗法作为一种独立的医疗活动。在这之后，中医学在苏联的发展呈现出波浪式的态势——这在很大程度上取决于当时的政治现实。20世纪60年代，由于中苏关系紧张，苏联对中医的关注亦急剧下降。1975年后，苏联社会对中医的兴趣显著提升。苏联出现了第一批中医医师，他们组建中医学校，并于1977年在莫斯科成立了国立反射疗法研究所，1984年成立了针灸和传统医学协会。在Э. Д. 特科钦斯卡娅（Э. Д. Тыкочинская）、В. Г. 瓦格拉利克（В. Г. Вагралик）、А. Т. 卡昌（А. Т. Качан）、Р. А. 杜连扬（Р. А. Дуренян）等人的努力下，相关人员开始使用现代医学术语来描述中医的医学实践。总体来看，当今俄罗斯的中医学，依然是一种"孤岛式的知识"，也就是说，对中医实践及其疗效的认识依旧是零散而片面的。[②]这体现在：虽然，在俄罗斯当前的医学实践及相关专业文献中，中医的治疗方法（如针灸、推拿等）已经得到了认可，但中医的相关理论及其哲学基础暂时还没有得到承认，能够从人道主义和医学的角度来解释中医疗法的解剖学、生理学基础的医师可谓屈指可数。[③]

中西医结合的治疗方法有助于人类的健康与长寿。中医的理论与实

[①] Вогралик В. Г. Слово о китайской медицине. – Горький : Кн. изд-во, 1959; Федоров И. И. Очерки по народной китайской медицине. – Москва : Медгиз, 1960.

[②] Влад Г., Начатой О. Универсальная медицина: от островков к материку // Мысли и здоровье. Традиционная китайская медицина. 2015. № 70. С. 2–3.

[③] Белоусов П. В. Теоретические основы китайской медицины. – Алматы, 2004; Ахметсафин А. Н. Китайская медицина. Избранные материалы. – СПб: Петербургское востоковедение, 2007; Палош Ш. Китайское искусство целительства. История и практика врачевания от древности до наших дней. – М. Центрполиграф, 2003.

践亦对现代医学模式产生了重大影响。2013年夏季，中国卫生部部长陈竺在太平洋健康论坛上的讲话中表达了对中西医两种医学体系发展前景的看法①。

俄罗斯国内之所以对中医存在一定偏见，原因之一在于，中西医的认识论存在显著差异。本文的研究目的在于通过比较、分析中医学与俄罗斯医学的认识论、方法论特点，总结二者在理论方法上的异同，进而回答以下问题：为什么在诊断方法上，西医及俄罗斯医学一般使用归纳法，而中医通行演绎法。

一

首先，让我们来明确几个定义。在西方医学史和俄罗斯医学史上，都存在两个发展时期，分别是"医治"的时代（эпоха врачевания）和以医学形态学为中心的时代（эпоха морфоцентрической медицины）。"医治"是传统农业社会时期医疗的特征，其显著特点是治标而不治本。想要治愈疾病，依靠的是医学。以形态学为中心的医学以及现代医疗体系是工业社会的产物。中医则没有这样的分异。许多研究者坚信，中医只能进行"医治"。在此基础上，他们将中医定义为一种虽然具有很大的实用价值，但其理念具有强烈的人类早期历史特征的"医治"之学。

我们先来考察中医如何从传统的"医治"之学成为现代意义上的医学。中医的目的在于治疗疾病，在这一点上，中西医之间没有任何区别。同时，中医是一种民族性的治疗体系，是中华文化最重要的组成

---

① Медицина 21 века — синергизм восточной и западной медицины [Электронный ресурс] // Восточная медицина Fohow [официальный сайт] URL: http:// www.fhwm.ru/2013/07/21.html（访问日期：2016年2月3日）。

部分。在中国，中医被认为是"生命教育"的一部分（除医学外，饮食、体操、各类身心修炼方法等都属于"生命教育"）。疾病的产生被认为是体内保护力与破坏力斗争的结果。中医治疗的主要原则在于预防、消除病因。我们注意到，中医的基本实践在两千五百多年内并没有变化——这是因为中国古代科学的理论假设相当充分地"解释"了人体与环境之间的复杂关系。

中医起源于对自然、人体机能、病理的观察。中医的理论基础来自道家学派，主要是该学派的身体修炼理论。正如 A. H. 阿赫梅特萨芬（А. Н. Ахметсафин）正确指出的那样，中医和道家的主要目标是相似的：首先是"保命"，其次是"延寿"，甚至"长生不老"。[①]经过几千年的发展，中医已经发展具备了一套完整的、逻辑自洽的医疗实践体系。这套体系与西方医学及俄罗斯医学存在诸多异同。

克劳斯·施诺伦贝格尔（Claus Schnorrenberge）指出了中西医的几个共同点。首先，中西医基于共同的现实——人体、人体健康及病理。在对患者进行直接检查时，双方面对的现实是相同的，检查的意义也是相同的。

其次，在漫长的发展道路上，东西方医学都对医生应该具备的道德、人文素养做出了规定。医学是一个特殊的社会活动领域，专业性较强，故而产生了较高的人文价值。[②]早在唐代，孙思邈便著有《备急千金要方》。在该书的序言中，孙思邈为医生制定了三条行为准则：

1. 医生必须仁慈仁爱，轻视财富，仁慈以救病人。医生必须倾向于

[①] Ахметсафин А. Н. Китайская медицина. Избранные материалы. – СПб: Петербургское востоковедение, 2007.

[②] Шнорренбергер К. Учебник китайской медицины для западных врачей. Теоретические основы китайской акупункутуры и лекарственной терапии. – М., 2007.

自我牺牲，不能为了钱财而练习医术。①

2. 医生对一切病人都应进行救治，无论其是平民还是贵族，贫穷还是富裕，愚蠢还是聪明，美丽还是丑陋。②

3. 医生在医治病人时不得仓皇，应当细心关注病人的身体和精神，对二者都应予以重视，不可疏忽。③

希波克拉底同样将道德戒律作为古代"医治"时代的基础。这些戒律在西方医学和俄罗斯医学的历史发展过程中得到了进一步发展。

中医与西医的相似之处还体现在二者的诊断要素基本相同。几千年来，中西医最重要的诊断要素都是对病人进行检查、交流和提问、听诊体内声音、检查人体分泌物等，也包括诊脉。

由于东西方在文明演进的本质特征、文化和心态以及认识论起点等方面完全不同，中医学与俄罗斯医学之间也存在一些较为巨大的差异。

东方对于世界和人的认知机制，占主导地位的是感官机制。在其基础上，形成了东方独特的世界观，个性被吸纳于共性之内。与西方文化的外向性不同，东方文化鼓励人深入内心世界。如果说西方文化倾向于创造技术，并将其作为与外部世界进行交流的工具的话，那么东方文化的特点则在于渴望与自然和谐相处。

陈竺在演讲中谈到了当年孔子曾面临的一个问题：两个小孩子在争论距离。其中一个认为，在日出时，太阳离地球更近；正午时分则要稍远一些。这是因为在日出时，太阳很大，像马车的车顶；但在正午时分，太阳却像盘子一样小。远处的事物看起来比较小，近处的事物看起

---

① 凡大医治病，必当安神定志，无欲无求，先发大慈恻隐之心，誓愿普救含灵之苦。——译者注

② 若有疾厄来求救者，不得问其贵贱贫富，长幼妍媸，怨亲善友，华夷愚智，普同一等，皆如至亲之想。——译者注

③ 虽曰病宜速救，要须临事不惑，唯当审谛覃思，不得于性命之上，率尔自逞俊快，邀射名誉，甚不仁矣。——译者注

来比较大。另一个孩子表示反对。他认为,在日出时,太阳比较远;正午时则要近一些,这是因为日出时天气比较凉爽,正午时则很炎热。一个孩子是通过动手测量得出关于距离的结论,另一个则是通过直觉和感觉得出的结论。部长指出,他们的结论代表了人类两种主要的认知方法。"东方文化中占主流的认知方法一直是经验和直觉,人们一开始就想从整体上来认识和处理包括疾病和生命等复杂事物和问题,而不先把它们分割成一个个单元来认识"[1]。相反,在西方,认知方法是根据实证和推理而发展起来的。在这两种不同类型的认知方法的影响下,医生当然会以不同的方式诊断疾病。

由于种种原因,从关于宇宙的神话的、感性形象观念,到关于自然和人类的自然哲学的、物质观念,这一转变在西方文明那里完成得相当迅速。古希腊、古罗马时代的哲学家依靠亚里士多德的辩证法,已经在尝试着认识宇宙与人。他们认知的基础在于寻找认知对象的因果性、完整性和内部联系,所使用的认知方法主要有比较法、逻辑推理和归纳法。需要注意的是,欧洲科学和医学的发展经历了多个阶段。文艺复兴运动是一个关键事件,它标志着欧洲从农业社会向现代化的工业社会过渡。这一过渡具体是通过改革和革命的飞跃实现的。此后,欧洲经历了政治、工业、科学、精神和医学领域内的革命。

医学革命期间,欧洲人从根本上改变了沿袭自希腊—阿拉伯人的解剖学、生理学概念。以实验和实践为导向的理念在欧洲的科学和医学中得到了强化,牛顿的宇宙观和笛卡尔的科学方法逐渐普及。欧洲医学开始向现代以形态学为中心的医学转变。19世纪下半叶,无论是欧洲还

---

[1] Медицина 21 века — синергизм восточной и западной медицины [Электронный ресурс] // Восточная медицина Fohow [официальный сайт] URL: http:// www.fhwm.ru/2013/07/21.html(访问日期:2016年2月3日)。

是俄国，工业化的医药和医疗保健都已经发展起来。①在科学革命、医学革命期间，各学科不仅具备独特的研究需求，还产生了独特的、与过去完全不同的方法论和概念。

众所周知，现代科学要求理论必须满足以下条件：准确性、可验证性、客观性、有效性。在研究认知理论的现代哲学家眼中，西方科学还具有系统性、可再现性、可演绎性（即从固有认识中获得新认识）、可概括性、可假设性、批判性、具有问题意识、面向实践的特点。②医学认知的主要特点是：注重实际结果和证据、认知有效而不单调，但这些基本特点只有当"理论体系具有明确性""能够对研究对象进行定量表达""逻辑具有关联性"的时候才能够体现出来。

"欧洲科学"与"东方科学"的主要区别，或许就在于二者的归纳方法。"欧洲科学"往往是从个体的、单一的观察结果，以及从某现象的一般状况进行推断，通过观察个别现象，对其进行抽象，进而推导出一般规律。但是，由于个别现象自身也在不断变化当中，推导出的规律最终会与客观现实相冲突，并最终走向自我否定。发现不断产生，并最终被其他发现所替代——不断否定，这就是"欧洲科学"的发展历程。③

---

① Бородулин В. И. История клинической медицины: лекции. – М.: РАМН. 2006; Сточик А. М., Затравкин С. Н. Реформирование практической медицины в процессе научных революций 17–19 веков. [Электронный ресурс] // www. historymed.ru [сайт] URL: http://www.historymed.ru/encyclopedia/articles/（访问日期：2016年3月18日）; Шапошников Г. Н. Медицинская революция Нового времени и модернизационные процессы в Европе. // Годы поисков и свершений: кафедра истории науки и техники. УГТИ–УПИ–УрФУ. 1999–2014 гг. – Екатеринбург: ООО «Издательство УМЦ УПИ», 2015.

② История и философия науки : учебник для вузов. / под общ. ред. А. С. Мамзина и Е. Ю. Сиверцева. 2-е изд., перераб. и доп. – М.: Издательство Юрайт, 2014.

③ Поликарпов В. С. История науки и техники (учебное пособие). Ростов-на-Дону: издательство «Феникс» 1998. [Электронный ресурс] // Studmed.ru [сайт] URL: http://www.studmed.ru/view/polikarpov-vsistoriya（访问日期：2016年2月8日）.

在中国，认识论的基础，是认为人与自然存在本质区别。道家思想渗透于中国的哲学、医学思想之中，并在很大程度上参与形成了"中国式"的思维方式。如果说因果原则是西方思维方式的基础，那么对于中国式思维方式的基础则是同步原则。道家主张从整体性的角度进行思考。这一特点在与中国人进行对话时表现得非常明显：当欧洲人抛出一个绝对准确而清晰的问题，中国思想家给出的答案却是出人意料的冗长。此外，对于复杂的哲学、医学范畴，中国人形成了一套独特的科学表达方式，那就是主要以艺术和形象的形式去表达，这与西方文化的表达方法完全不同。以类比法、共时法、谐振法为基础的认识论是中医的基本理念。在中国古代，自然规律的形成方式是：解释物质世界和精神世界中的现象，并建立它们之间的联系。因此，中国科学是高度务实的。在中国科学体系里，存在各式各样的分类系统，中国人对数字也存在某种特殊的态度——认为数字是一切分类的基础。① 类比和谐振的方法在中医学中得到了生动的体现。道家的五行学说详细描述了自然界、人体和人的精神中的五种元素（水、火、木、金、土）之间的联系。我们以木元素为例，看看中国古代思想家从该元素的影响力和强度推导出了怎样的关系、概念和系统。中国人将木元素引申为：以扩展、产生、成长为形式的运动、光明的方向——东方、春天、清晨；还将风、潮湿而温暖的天气、响亮的声音、绿色、酸味以及愤怒都归结为木元素。② 从西方认识论的角度来看，这些完全是风马牛不相及的事物；但对中国人来说，物质世界和精神世界现象之间存在直接联系，并且持续地存在、产生相互作用和相互依赖。通过五行学说，中医学将解剖学和生理

---

① Ахметсафин А. Н. Китайская медицина. Избранные материалы. – СПб: Петербургское востоковедение, 2007.

② Мачоча Д. Основы китайской медицины. Подробное руководство для специалистов по акупунктуре и лечению травами. В 2 тт. изд. 2. – М.: Рид Эльсивер, 2011; Эккерт А. Китайская медицина для начинающих. – СПб., Питер–Паблишинг, 1997.

学概念也关联了起来。人体内的所有器官都归属于某种元素，或者与之存在间接联系。肝、胆、肌肉、筋、眼睛、指甲都是和木元素有关的器官，这些器官彼此也直接相联。春季，当树木从冬眠中苏醒时，这些器官的病症会加重。此时，如果诊断出某一个器官存在病症，就必须同时治疗其他器官。

二

接下来让我们讨论认识论中的另一个基本范畴——宇宙与人的统一与对立。古希腊、古罗马时代的科学，以及之后的基督教，对这个问题的理解都是二元论的，都是基于二者的统一与斗争。但请注意，西方文化倾向于接受绝对的对立。基督教教导我们，善就是善，恶就是恶。因此，西方和俄罗斯的科学都渴望做出能够对现实做出单义的评价。

中国人和古希腊、古罗马人一样，也承认宇宙、自然和存在的一切事物的二元性。然而，中国人对对立统一（阴、阳的概念）的理解与西方的二元论有着根本性的不同。阴和阳是两种既对立、同时又相互依存的力量的统一体。此时，占首位的不是对立，而是相互作用。东方意义上的阴和阳虽然是对立的，二者共同构成一个整体，但它们相互依存，只存在于相互联系中，并在某些极端情况下可以相互转化。也就是说，不存在古希腊、古罗马及俄罗斯哲学中那样纯粹的阴或阳，白或黑，黑暗或光明，善或恶。对立最终将走向和谐，对此的标志物便是著名的太极。阴阳能够显示事物如何变化，对立面如何相互影响，最终实现相互转化。换言之，阴阳不能被归入善恶的范畴。[①]这意味着，女性也会有男

---

① Мачоча Д. Основы китайской медицины. Подробное руководство для специалистов по акупунктуре и лечению травами. В 2 тт. изд. 2. – М.: Рид Эльсивер, 2011; Эккерт А. Китайская медицина для начинающих. – СПб.: Питер-Паблишинг, 1997.

性的特质，男性也会有女性的特质；坏事不仅仅是坏事，好事也有可能带来坏的结果。对于东亚、南亚的医学而言，这一哲学学说具有重大的现实意义。中医学对健康和疾病的理解并不像西方医学或俄罗斯医学那样，是坚决肯定或否定的。根据中国医生的理解，每个病人身上都具备健康的开端，这一开端可以达到发展，并最终治愈病人。由此产生了中医学另一种主要的治疗方法——基于演绎的诊断，即从一般到具体。在东方科学中，对真理的认识是一种对普遍性的认识，是统一与个别的平衡（在"中间"寻求真理）。与西方科学不同的是，东方科学既不追求飞跃，也不会遭遇多大的挫折。Т. П. 格里戈里耶娃（Т.П. Григорьева）指出："从某种意义上说，东方形成了一种不是科学的科学。与其说那是一种理论化的、基于演绎的科学，倒不如说是一种实践性的、与个人经验密不可分的科学。不过，这类科学对我们来说更加迷人。"①

陈竺在谈到诊断时，用更加便于医生理解的语言解释了上述思想。在他看来，西方医生在检查患者时，可以得出准确的诊断结果：究竟是器质性问题，还是功能性问题。借助一系列诊断设备、生物及化学分析，可以准确判定疾病的区域、范围及来源。中医在接诊时，则会关注病人处于怎样的证型，判断其疾病究竟是由于营养失调，还是七情不调；是由于疲劳过度，还是季节变换所致；患者是否还伴有其他病症需要一并调理。作为治疗的结果，东方的医生的目的是恢复病人身体的整体平衡。西医看到的是清晰的局部，中医看到的则是模糊的整体。这与中国传统的水墨画和古典的西洋静物油画非常类似。前者勾勒出一个轮廓，模糊而写意，后者描绘出许多细节，精确而写实。

中药一般都是方剂，其中含有数十至数百种天然化合物。如此复杂

---

① Поликарпов В. С. История науки и техники (учебное пособие). Ростов-на-Дону: издательство «Феникс» 1998. [Электронный ресурс] // Studmed.ru [сайт] URL: http://www.studmed.ru/view/polikarpov-vsistoriya（访问日期：2016年2月8日）。

的药材体系对现代俄罗斯制药业提出了挑战。而中医的"复方"理论，实际上就是当前西医越来越强调的"各种疗法的综合使用"。

三

中医学与俄罗斯医学在理解人体和解剖结构方面也存在较大差异。内脏在中医的认知中，并不是从生理学的角度来考虑的，而是以身体、思想和灵魂的统一为基础，作为五行之力的表现。因此，中医的解剖学概念与俄罗斯医学采用的概念并不相同。例如，在俄罗斯医学中称为胃、十二指肠和小肠起始部分的器官在中医学中被统称为"胃"，这是因为中医认为，"胃"的主要功能就在于消化营养物质，并将其从胃肠道运输至血液中。中医所说的"脾"也不仅包括俄罗斯医生所理解的脾脏，还包括胰腺和整个淋巴系统，这是因为"脾"的生理功能是保护身体，所以，产生大部分消化液的胰腺及其他构成人体免疫系统的器官（如淋巴结、扁桃体、脾脏）被合并为了同一个器官——"脾"。类似的情况还有很多。[1]

中西医之所以存在上述差异，是因为中国文化并没有将身体和灵魂区分开来。中医认为，每个器官除了纯粹的生理功能外，还具有情感、心理和精神功能。灵魂和思想不仅存在于大脑中，还存在于身体的每个细胞及其能量场内。人体器官更多地被视为身体、思想和灵魂的统一体，而不是只具有某些生理功能的解剖结构。所以，人体每个器官都能对人的人格产生全面影响，器官的相互作用决定了心理、生理和感官的过程。陈竺对此做出了解释：中医首先把人看作一个缺乏明确物质基础

---

[1] Эккерт А. Китайская медицина для начинающих. – СПб.: Питер–Паблишинг, 1997.

而相对"模糊"的整体，然后通过疾病相关临床表型特征再寻根溯源，逐层推断其病因病机。人的物质与精神的统一，从阴阳学说的角度很容易理解，但用西方医学的语言来解释，即便不是不可能，也是一件非常困难的事情。

在治疗实践中，中医的认识论既有积极的一面，也有消极的一面。如果某种理论能够为纷繁复杂的现象提供唯一的原理，那么它就可以被认为是卓有成效的。中医当然就是一种这样的理论。物质与精神的结合，使中国的医生能够将人体视作一个整体，根据患者身体的物质和心身能力进行诊断和治疗。这也是中医能够使用演绎方法有效进行诊断、治疗的原因所在。总之，中医学的理论体系是自洽而完整的。但同时，中医学中的一些基本概念（如阴阳、寒热、表里、虚实等）以及对疾病外部成因（如风、寒、湿、干等）的解释在科学上的意义上并不明确。这些概念对物质元素与能量或功能元素不做区分。可见，中医学的认识论存在一定主观主义色彩，不注重明确的诊治标准。在这种情况下，一位专家的判断可能完全与另一位专家的结论相左。在中医学的认识论里，主观与客观、物质与能量、人体与精神等概念尚未完全分离。但同时，正如笔者在前文所指出的，中医所讨论的正是那些现代俄罗斯医学完全无法客观化的性质指标。

结 论

中医的主要理论模型、认识论都源于道家学派，在公元前1000年后期（按照中国年表，彼时属于东周时代）便已经形成了逻辑体系。与之相比，无论是希波克拉底的著作，还是古希腊、古罗马的医学，都要远远晚于中医。早在笛卡尔之前，科学思想就已经在西方产生。早期的西方医学和中医学都以主观评价和形象表达为主，治疗方法分别基于人

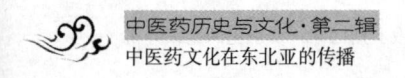

体的整体性和同步性。

在现代医学革命的进程中,随着医学知识和实践不断专业化,自然科学发展出基于实用价值和证据的科学方法,西医与中医最终分道扬镳。但这丝毫没有减弱中医的重要性。中医学理论是中国长期以来所积累的医学实践经验的总结、概括,中医在治疗、康复、使用天然药物等方面具有独特的优势。中医凭借其独特的认识论体系与两千多年的医疗实践,创造了不为现代西医所熟悉的思维模式。虽然中医的某些理论并非完全可靠,但这并不影响中医学的价值。中医学的成就属于全世界。未来属于欧洲医学和中国医学的结合。2013年6月,中国卫生部部长陈竺在太平洋健康论坛上的讲话中,提到了"阴阳平衡""天人合一""辨证施治"等中医基本概念,引起了人们的重视,这将对21世纪医学模式的转变带来深远的影响[1]。科学家应当逐步消除中西医学之间的隔阂。中西医互相结合的新医学将兼取两长,同时具备双方的优点,其水平将既高于现在的中医,也高于现在的西医。

---

[1] Медицина 21 века — синергизм восточной и западной медицины [Электронный ресурс] // Восточная медицина Fohow [официальный сайт] URL: http:// www.fhwm.ru/2013/07/21.html(访问日期:2016年2月3日)。

◪ 中西医关系研究 ◪

从传统转向科学：1950年代的中医与微生物关系

皮国立

摘要：中医与微生物的关系，是一个特别的命题，过去不为历史研究者所重视。近代中国政府（北洋至南京政府时期）在制定公共卫生政策时，几乎不过问中医的意见。而综观中医在1950年代对微生物的看法与其转变，可以看出中医在追求现代化与科学化上的努力，也看到了传统和现代之间不是截然二分的敌对和论争，而更多的是对话与追求一种内在理论和实用间的协调。

关键词：中医；微生物；爱国卫生运动；公共卫生

一 前言

中医与微生物的关系，这是一个特别的命题。中医传统医书不谈细菌，而论述各种虫与生物，则间而有之，但从传染病的视角来看，相关微生物的论述却零星而不成体系，而且多偏重寄生虫。统观中医与微生物的关系，过去不为历史研究者重视，而在现实中，近代中国政府在

作者简介：皮国立，台湾"中央"大学历史研究所副教授兼所长，研究方向：医疗社会史。

制定公共卫生政策与发展疫苗、抗细菌病毒药物的时候，也极少过问中医的意见。笔者于2019年出版《近代中西医的博弈：中医抗菌史》已初步交代这些问题，但仍觉得有所不足。原因是，今日吾人所熟知的中医，其实经过百年蜕变，而该书却只论到1949年，显然忽略了1950年后中医的发展。是以本篇文章就持续以中医对微生物的认识与应对之道，来探讨1950年代中医和微生物的各种可能的知识链结，解读现代中医变迁的几个可能的重要推力与内在因素。

当前，全球新冠肺炎（COVID-19）的疫情仍在持续肆虐中，全世界第一线医护人员还在努力的与病魔缠斗。作为一位疾病史学者的第一感想，就是我们怎么透过书写历史，来告诉大家更多防疫的经验与启示？面对传染病之病原，中医知识如何可能为全人类做出更多贡献？2020年2月中开始，中国中医专家相继推出中药方剂来治疗新冠肺炎，这当中大概以"清肺排毒汤"最受大家瞩目，中医药在这次抗击疫情中所发挥的功效与成绩，令人刮目相看。① 当然，这样的成果仍有不少民众提出质疑，事实上"反中医"乃至"废中医"的声音，至今仍未完全消失，这些中医药带来的抗击疫情战果，在网络上还是有不少人

---

① 引自不著撰者：《国家发文：中医全面接管！治愈率数据胜于雄辩》，引自"岐黄秘录"微信号，2020年2月17日发布。在疫情初期，国家中医药管理局就选派两批专家到武汉，实地诊查病人，开展救治，组织制定救治方案，形成指导全国的中医救治方案。同时，国家中医药管理局组建了3支国家中医医疗队共344人支持湖北，一支队伍入驻武汉金银潭医院，一支队伍入驻湖北中医结合医院，一支队伍接管江夏区大花山方舱医院，全国中医药系统共向湖北派出2220人。2月11日是一个关键时刻，湖北下达《关于新冠肺炎中医药治疗及信息统计报送工作的紧急通知》，规定各医务点必须于12日24时前，让所有疑似与临床患者吃上中药，提高中医药的参与救治率，不配合或作假者，必须被究责。2月14日，湖北省召开第24场新冠肺炎新闻发布会，首次发表优异的治疗案例与临床研究报告，扭转了大家的质疑，各地用中医药治疗的佳绩，也在此时开始引发全国的注意，让中医药的功效从微信上小规模的流传转移至媒体之关注，政府也开始逐渐加大中医药救治的力度。这样的报导，在后续的报刊中相当多，还可参考黄宇翔：《中医药治疗新冠肺炎的实践》，《亚洲周刊》2020年第14期。

提出质疑。再思考中医对抗传染病的历史，此时此刻，又不禁想到百年前鲁迅所言："渐渐的悟得中医不过是一种有意的或无意的骗子"、傅斯年的"中医字典中没有'病菌'这个反国粹的名词。"研究传染病要靠学习公共卫生的人，而不是靠"国医"，所以傅氏坚持"宁死不请教中医"。①1931年，汪精卫更是曾对一群西医谈话，嘲笑到："如今居然有人以为中医能治传染病，且能消毒。这其可谓奇怪之至！须知道传染病是从微生物来的，微生物是从显微镜下看出来的，绝对不是三个指头可以摸得着，一双肉眼可以看得见。然则所谓中医从何知道那些是传染病呢？连知道还不可能，又如何能治传染病、能消毒呢？如以此事权付之所谓中医，其结果必至硬指非传染病者为传染病，硬指传染病者为非传染病，硬指非传染病者为传染病，其结果不过病人倒霉，或病人一家倒霉；反之，若硬指传染病为非传染病，其危险可就大了！其结果可以使整个社会蒙其灾害。"②这其中最关键之点，就是中医不懂、无法测知与诊断微生物之特性与存在。只是，令人惊讶的是，中医在民国初年不断强调他们可以治疗传染病，但国家却不予认可，也把中医放在一个可有可无的位置，不给予公共卫生实权。但如今，中医不但能治疗传染病，且竟然能使整个社会"蒙其利益"，这真是翻转历史人物思想到极致的一次历史事件。

不过，中医进入现代国家与参与公共卫生的历史，并不始于这次疫情，而是应该回到民国结束之后中华人民共和国成立之初，他们重塑

---

① 皮国立：《医疗与近代社会——试析鲁迅的反中医情结》，载《中国社会历史评论》，天津古籍出版社，2012年。此外，很多概念与言论都已在书内论述，不再于本文重复，读者可径自参看皮国立《近代中西医的博弈：中医抗菌史》（中华书局2019年版）绪论部分以及《国族、国医与病人：近代中国的医疗和身体》（台北五南出版社2016年版），书内分析不少近代人物对中医的看法。

② 汪精卫：《旧医与传染病》，《民众医药汇刊》1931年第1期。

了中医与微生物之间的关系,将中医提升到很不一样的层次。①相关研究已经点出了中医在当时发展的状况,使我们可以省去许多论述上的细节,②直探笔者个人的关怀与学界忽略的"中医与微生物"的关系,厘清这当中的来龙去脉对中医的影响,来解读中医到底能在现代疫情中扮演什么样的角色?因此,针对中医和微生物的种种关系进行诠释,其他的部分则不细究,是为本文的核心问题意识。

二 转变的开始:重新学习微生物知识

早在抗日战争时,中医药就已成为中国共产党敌后根据地保卫生命的重要手段。因为缺医少药,已不能再分化中西医关系,破坏革命力量。故从那时开始,中西医结合的强烈诉求,在中国共产党敌后根据地政权中就已被树立起来。③1950年代初期,上海的防疫工作之初步规划还是以打防疫针为主,所有市立公立医院及卫生事务所全体人员参加外,并动员了开业医师1571人和中医一百多人,参加了当年的防疫工作。截至7月,已有三百多万人注射了霍乱预防针、四十多万

---

① 或许读者也有一种印象,中医现在仍不太研究微生物的问题,是的,1950年代后期开始的发展情况,奠定了现代中医论述的基础,或许可以提供一些解答,详内文。

② 例如孟庆云主编《中国中医药发展五十年》(河南医科大学出版社1999年版,第1—54页)以及朱建平、张伯礼、王国强《百年中医史》(上海科学技术出版社2016年版)。西文较重要者,则为Kim Taylor, *Chinese medicine in early communist China, 1945-63: a medicine of revolution* (London; New York, N.Y.: Routledge, 2005).另外一本是由西方世界所编纂的通史,谈到1950年代的中医发展,优点为具有高度概括性,点出发展要点,但也有不少失之简略且理解不够细致之处。参考[美]艾提婕、琳达·巴恩斯编:《中国医药与治疗史》,朱慧颖译,浙江大学出版社2020年版,第257—271页。

③ 皮国立:《抗战时的群众卫生与政治动员:以陕甘宁和晋察冀抗日根据地的中医药政策为例》,"战争动员与抗日战争"学术讨论会,西安,2019年6月(未刊稿)。

注射了伤寒预防针，工作仍继续进行。①当时的中医已参加公共卫生工作，例如当时："通过中医团体，拟定中医学习有关霍乱正确诊断及处理的文件，发动中医参加报告，其中148人并经组织学习班，进行了学习。"②上海卫生试验所还充分准备了大便培养的标本管，已发交40个单位应用学习，中医对防病的思考正在转变，他们对微生物的认识，正逐步改观。

任应秋（1914—1984）1950代初在重庆市第一中医进修班担任教导主任，是课程的主要设计者与实践者，他认为中医进修教育是中医教育的新型式，他担任一门叫作"中医学术研究"的创新课程。当时"预防为主、治疗为辅""面向工农"与"团结中西医"等措施，已深入至各个中医训练体系之中。③任指出，当前人民遭受最大的挑战，就是病原细菌和寄生虫的威胁，这当中都蕴含着"预防"的重要性。任指出中医新课程的重点，首先就是细菌学说的历史，必须介绍并理解，作为一位"人民世纪的卫生工作者"，就是要着意研究传染病知识，才配称为科学医学。其次则批判国民党反动政府不顾人民健康，而且当时已特别着重寄生虫的危害，因为它在民国时确实比较不被重视，而且专影响青年与壮年，导致生产力的下降，④这与当时中国追赶经济发展的大背景有极大的关系。⑤

这种呼吁与民国时期的中医谈细菌的思想言论有何不同？先读一读周禹锡的《中国医学约编十种·瘟疫约编》，作者自言1934年至1935年

---

① 《上海重庆等地大力防疫，四百万人注射防疫针》，《人民日报》1958年7月26日，第3版。
② 上海市卫生局：《上海市夏季防疫工作片断》，《人民日报》1950年6月27日第5版。
③ 不著撰者：《第二届全国卫生会议胜利闭幕》，《北京中医（中医杂志）》1953年第1期。
④ 任应秋：《中医学术研究课程讲稿细菌与寄生虫》，《中医杂志》1953年第9期。
⑤ 不著撰者：《北京市第二届卫生行政会议闭幕，确定今年继续开展爱国卫生运动制订了各项卫生工作的具体方案》，《北京中医》1953年第2期。

间，江西战祸绵延，鉴于兵灾之后必有大疫，故编成此书，几年间已售出约五万册，后来经过改写编订，由中央国医馆审定后出版。① 作者融合了空气中的"厉毒"，并用毒瓦斯来比喻，同时运用细菌论来解释传染病，例如："长夏暑湿之际，尸气湿热，互相蕴蒸，化生毒菌，由空气传播，瞬息千里。人在气交之中，无隙可避，是以无论大小，皆相传染，其病状各人相似也。但其间亦有不病者，即经所谓勇者气行则已，怯者则着而为病是也。其受病之始，多自口鼻而入，由气管达于血管，将气血凝结，壅于淋巴管上口总汇管之津门，津郁成痰，阻痹气机，内陷心包，淤塞血络，静脉郁血而发急痧。毒菌若由循环器攻心犯脑，神经受害，则病立险，故其死最速，即西人称之为急性传染病也。其缓者则顺传胃腑，结于阳明，以胃为五脏六腑之海，又为藏垢纳污之所也。或为伏邪吸引，直行中道，潜伏三焦膜原，以膜原之空隙，外通腠理，最易容邪，视何经之强弱相乘而传变。"② 从这段论述可以看出，民国时对细菌论的认识，还是基于气论、身体观（三焦膜原）的模型来思考微生物。③ 而中医当时的预防方法，是服用药物，周氏运用"防疫救急丹"来预防疫病，他说："民廿八入夏以来，时疫霍乱，即开始各地流行。（西名虎列拉，简称虎疫。）类多急性传染，与干霍乱同一险急，而死亡之多且速，诚属令人可惊。惜古今中外霍乱一门，病理验案，苦无有能以一方统治急性传染湿干霍乱。对于阴性阳性，调剂适宜，皆无妨碍，既能防疫又可救急。最新发明简便廉之特效良方……犹未敢自信，先自制小剂，遇有上证，用以救急，或自觉胸闷欲呕、或心中发慌、口

---

① 周禹锡：《中国医学约编十种·瘟疫约编》，天津中西汇通医社1941年版，前言第1页。
② 周禹锡：《中国医学约编十种·瘟疫约编》，天津中西汇通医社1941年版，第10-11页。
③ 皮国立：《明清医学"募原"所呈现的瘟疫论述与身体观》，《台湾中医药杂志》2011年第4期。

中清涎过多、肢软或微麻,即是已染本病毒菌微虫,用以预防,皆有特效,屡试屡验,然后敢公诸社会。"①由此可知,民国中医的"服药预防法",抽离了微生物的意义;微生物只是用来描述与说理的语言工具,和防疫举措并无实际的关系。②西医基于病原微生物理论的防疫工作,举凡隔离、消毒、戴口罩,皆过去中医较无留意。中医重视个人的体质,从个体出发,并观察外界诱发瘟疫的"气"的特性,着重描写时代、季节之差异性,如过寒、过燥、过热等外界"气"的偏胜,探究其对人体的影响,从而界定各种瘟疫的特质。例如陈修园(1766—1823)指出的避疫之法,"唯在节欲、节劳,仍勿忍饥,以受其气。胆为中正之官,胆气壮,则十一经之气赖以俱壮,邪不能入。"这是强调个人之"正气存内,邪不可干"。③此外如"大劳、大欲、大病、久病后为四损。气血两虚,阴阳并竭,复受疫邪,正虚则邪入愈深,邪深则传化难出,汗下伤正而正脱,补助郁邪而邪锢,多不可治。"④则多为陈述治疗和调养法则,也都和微生物无关。又如服用雄黄丸、燃烧避瘟丹,宣称可以避一切秽恶邪气,另外还有可噙化的"福建香茶饼""透顶清凉散""神圣避瘟丹""老君神明散""屠苏酒""太乙流金散""人马平安散""诸

---

① 周禹锡:《中国医学约编十种·瘟疫约编》,天津中西汇通医社1941年版,第18—19页。

② 周禹锡认为,瘟疫来时又急又快,往往不及延医服药,所以应该遵行圣人"治未病"的古训,预备预防之药,所以他提出几个方剂,包括运用加味清芳辟瘟汤、防疫救急丹、紫金锭、甚至运用拍痧,重者刺血等等方式来防疫,甚至指称"若在穷乡僻壤,或贫窭之家,无力购买紫金锭等,即本方倍枇杷叶、菖蒲叶、贯仲片,再加连皮丝瓜络一个煮水煎药,亦呈特别效能。"这些论述,都抽离了微生物的知识,也不用公共卫生来协助,而是一种脱离国家与公众的个人卫生技术,这种思维,在1950年代开始遭受了重大的挑战。引自周禹锡:《中国医学约编十种·瘟疫约编》,天津中西汇通医社1941年版,第30—32页。

③ 王秀莲主编:《古今瘟疫与中医防治:千余年华北疫情与中医防治研究》,中国中医药出版社2010年版,第202页。

④ (清)戴天章,李顺保校:《瘟疫明辨》,学苑出版社2003年版,第62页。

葛行军散"等，相关方药非常多。①还有各种可以预防被传染的方法，例如"入病家不染方，香油和雄黄、苍术末，涂鼻孔，既出，纸条探嚏""瘟疫盛行，车前子隔纸焙为末，服即不染""除夜有行瘟疫使者，降于人间。以黄纸朱书'天行已过'四字，贴于门额，吉""天行时气，宅舍怪异，并烧降真香有验。"②这些知识许多在民国时期仍被刊载与流布，只是已有人开始部分怀疑这些说法，中医并没有普遍采用新的西式防疫法，至少尚未进入整个中医的知识和实践体系。③但到了1950年代初，新的学习已从知识论开始全面重塑中医们的思想，中医对传染病的描述语言，也随之转变。

当时各地都推展了中医进修班，以江西省为例，采取3个月为一期，用脱产进修的方式进行集中学习。方法是动员各专区的人民医院、卫生学校，要尽量帮中医补强课程，并提供实验所需材料。当时已指出要强化"细菌学""寄生虫学"和"传染病管理"等知识，并学习简易的西医疗法。前期授课以生理学为主、后期则以传染病学为重心。根据各地区上课的状况，对于细菌学和寄生虫病学，都以显微镜和挂图进行教学，在教授公共卫生学时，着重探讨传染病源，而且灌输"预防为主"的思想，官方指出这对中医之科学化和中西医团结有所帮助。在学习上，进修学校还对中医唯心学说进行批判，加强辩证唯物的观点，并提高科学水平。中医们在修课后的最大收获就是了解防疫和公卫的重要性，这不同于过往的药物治病思维，打破过去中医只单纯重视治疗的观点。并且，经过组织性、纪律性的锻炼后，扭转了过去生活上的自由和散漫，对科学的学习，是与政治思想训练相伴的，中医被训练成拥有为

---

① （清）刘奎，李顺保校：《松峰说疫》，学苑出版社2003年版，第231—232页。
② （清）刘奎，李顺保校：《松峰说疫》，学苑出版社2003年版，第233—246页。
③ 皮国立：《近代中医的防疫技术与抗菌思想》，载复旦大学历史学系、复旦大学中外现代化进程研究中心编《药品、疾病与社会》，上海古籍出版社2018年版，第278—380页。

人民服务自觉的新医者。①

1952年，福建中医盛国荣（1913—2003）②指出，他看了一本高德明医师的《中医药进修手册》，里面谈到新的理论学习要和临床结合起来。他认为许多中医都阅读细菌传染、免疫中毒、伤寒杆菌、滤过性病毒等新的西医论述，但在处方签上却依旧写上"健脾补土、肝木生风、风寒暑湿燥火"等陈腐理论，这些表述只会把中医搞得更糊涂，无法提高水平。他呼吁各地主持中医进修机构工作的人，要把中西医汇通之理论给灌输进去，中医要走向科学，需学习基础科学，以改进固有的经验和缺点。例如他认为古人所谈之"卫气"，就是感染病菌后所引起之白血球吞噬作用。至于"腠理闭塞，玄府不通，卫气不得泄越，故外热"，则是皮肤方面有病菌，发生红肿热痛之象，即白血球和化脓菌战斗的意思。③中医必须重视微生物在身体内造成的病理影响，并用现代话语描述出来。而从任应秋的表述中可以看出，当时虽谈微生物，但特别是被提出来谈的寄生虫问题，当时并没有疫苗可用，这可以解释当时卫生表述常常不谈疫苗问题，只能从控制环境、扑灭媒介动物和媒介寄生虫的昆虫，做好个人卫生管理来着手改革。而中医对诊断学也做出了全新的回应，无法回避的就是"检查有无病菌、病虫与菌力和虫力的强弱"，不再羁绊于寒热、虚实的话语。任应秋还介绍了抗生素的原理与部分专门治疗寄生虫病的西药；④他提出，中医对于细菌和寄生虫的不成熟知识，必须要具体化，以中医"气化"和细菌学对抗，或是刻意忽视微生物而只谈"气化"，甚至是用调和论，正如民国时期医家所谓细菌产生

---

① 卫生厅卫生教育科:《江西省一九五三年第一期的中医进修工作》,《江西中医药》1954年第4期。
② 生平参考王长荣主编:《盛国荣》,中国中医药出版社2002年版,第1—4页。
③ 盛国荣:《我对中医"营"与"卫"的新体会》,《北京中医》1952年第3期。
④ 任应秋:《中医学术研究课程讲稿细菌与寄生虫》,《中医杂志》1953年第9期。

于"气化"之中，都是错误的论述。①任肯定中医对菌虫有一些基本的认识，只是不够具体，例如九虫、毒蛊、沙虱、飞尸，应该要加以科学研究，让它们成为理性的知识。他举当时北京中医进修学校的细菌学讲义为例（陆秀芳编），提出中医应该在政府领导下从事医药卫生之工作，中医古代具有丰富的历史与具备丰富经验的学术，应该加以好好整理和研究。这和民国整理国故一样，只是这次中医更快地被要求加入投入公共卫生工作，细菌学被认为是最基础的知识，是以"预防"为主的，为人民服务之基本学科。②

三 被动员的"传统"与"中医"

一个在1950年代初的关键事件，就是抗美援朝战争的发生。在这场战争中，为了抵抗美军进行细菌战，中国政府开始大力推展随之而来的爱国卫生运动。这场运动影响深远，③中医被广泛地动员，更大程度地涉入现代卫生的工作范畴中。自细菌战爆发后，中国共产党就强调要依靠苏联科学家的知识与帮助，同心对抗美国的侵略，但在报刊中我们却极少看到谈论苏联协助爱国卫生运动事宜的文章，这多少显示出该运动的中国本土特点。这时，运动中的中医"科学"样态，就非常值得注

---

① 可参考皮国立：《近代中西医的博弈：中医抗菌史》，中华书局2019年版，第145—188页。
② 任应秋：《中医学术研究课程讲稿细菌与寄生虫》，《中医杂志》1953年第9期。
③ 可参考杨念群：《再造"病人"：中西医冲突下的空间政治（1832—1985）》，中国人民大学出版社2019年版，第311—359页；罗芙芸（Ruth Rogaski）：《卫生的现代性：中国通商口岸卫生与疾病的含义》，向磊译，江苏人民出版社2007年版，第302—318页；艾智科：《新中国成立初期的城市清洁卫生运动研究》，《中共党史研究》2012年第9期；李洪河：《新中国成立初期疾疫卫生史研究述评》，《中共浦东干部学院学报》2014年第2期；肖爱树：《1949—1959年爱国卫生运动述论》，《当代中国史研究》2003年第1期。

意；在对医疗卫生的诠释和施行上，不能只有西方元素，传统的知识在更大程度上不断被提出。一篇回顾文章就指出："加强技术指导时，必须贯彻'两条腿走路'的方针，就是说，在我们的工作中，必须采取防治结合、中西结合、土洋结合等方法，既要搞好预防，又要积极治疗病人，以消灭传染源。"1958年更强调必须贯彻中国共产党的中医政策，加强中西医团结合作，应该"紧紧抓住西医学习中医这个关键。"① 都是一连串政策延续之结果。② 早在运动之初，官方就强调中西医一定要团结在一起。因为战争是没有分彼此的，在国内的一切团体和科学，都应该要为国服务，传统的中医也不例外。③

　　中医是旧的、传统的玩意儿，面对科学战争，还有什么用处？当时有不少文章主旨都是说明古老经验与智慧之伟大，并透过对过往中医史的解读，来寻找民族自信心。例如《江西中医药》刊文指出，日本依旧是恙虫病流行的地带，但为何中国消灭了，但日本却还有该病流行？那就是因为日本是资本主义的社会，科学只是为少数资本家服务，还非真正的"预防为主"，只会卖药和器材，让资本家垄断；所以，对病原防治工作的放松，"就是腐朽的资本主义社会必然产生的现象。"资本主义医学虽然科学，但却是腐朽、黑暗与没落的。而"祖先遗传的医学"，时代上虽然落伍，然而精神却是伟大的、光明的、不可磨灭的。④ 这文

---

　　① 总后卫生部卫生防疫处：《十年来开展卫生防疫工作的体会》，《人民军医》1959年第3期。

　　② 有关西学中的状况，开始得更早，参考皮国立：《共和国初期（1950—1965）上海中医药的发展——以〈人民日报〉为中心的考察》，《汉学研究通讯》2016年第4期。

　　③ 技术与硬件的引入，可于下一篇文章来谈，包括中西医治疗、防治传染病的技术与硬件，本文先行梳理科技与传统因素之社会参与。不著撰者：《北京市第二届卫生行政会议闭幕，确定今年继续开展爱国卫生运动制订了各项卫生工作的具体方案》，《北京中医》1953年第2期。

　　④ 傅再希：《关于有"恙虫病"和有"肉毒素"中医书籍中的记载》，《江西中医药》1953年第1期。

章一方面肯定了传统医学与历史的贡献，也抨击了资本家和不识相的那些与共产主义精神不相配的科学家们。1954年，更多农村的中医就被动员起来，纳入卫生宣传与教育体系中，过往中医"单纯治疗"而不重预防的观念被大肆批判。①

在1953年的中医药刊物上，已指出美帝国主义不会死心，所以今后更应该积极且广泛地搜集各种可能的病菌、病毒，加以检验。这些病症，不但中医界没有学习过，一般西医其实也感到相当陌生。相对的，报刊介绍中国古代也有很流行的疾病，但由于"祖先的劳动和智慧，已经在一千多年以前就把它完全扑灭了"，从晋、唐两代中医的著作中就可以考证出来。像是恙虫病或肉毒素；前者就是古典文献中的射工、溪毒和沙虱，是江南移民健康上的重大威胁。但很有意思的是，古代消灭传染病靠的却是挑虫的技术，而非群众运动，所以这个部分并不会在文章中被强调。中医傅再希（1899—1984）说，细菌战即使运用这类未曾见过的病虫，中国靠着优良的防疫传统与历史经验，加上近代科学知识，一定可以把这类战争阴谋完全粉碎，②这样的思潮多少反映了土洋结合的必要性。为了宣传的需要，中西医的知识、古今各种有效的办法，都是展示的对象。例如对各种杀虫药物的研发与使用法、各种食物营养知识的介绍等等。在北京举办全国爱国卫生运动展览会，还展出了国产自制之杀虫药和内服药品，包括鱼肝油、抗生素、铵磺类药物、麻黄素和抗疲劳药片，也展示运用中草药来杀虫，以及新制成药，包括甘草膏和洋地黄、颠茄等药品。③

卫生运动的意义被扩大了，在1955年后，中医更努力投入这场运

---

① 江西省卫生厅：《如何编制墙报和黑板报》，《江西中医药》1954年第1期。
② 傅再希：《关于有"恙虫病"和有"肉毒素"中医书籍中的记载》，《江西中医药》1953年第1期。
③ 不著撰者：《全国爱国卫生运动展览会中的药学资料摘要介绍》，《中国药学杂志》1953年第3期。

动中。刘广州指出，中国医学固有的知识，"是我国宝贵文化遗产的一个重要组成部分。"在过去和现在，它不但捍卫了祖国各族人民的健康与繁荣，中国人口能在世界居第一位，依靠的就是具有"广大群众基础"的祖国医学。而且，和民国时"私人"卫生不同，①那时中医没有资格负担"公共"的卫生事务。②此时则是强调更传统的知识和技术，而且能和已经行之有年的爱国卫生运动结合。刘氏指出：每逢传统佳节的卫生运动，如春天就有"春节大清扫"，强调它与政府的春季卫生工作结合，运用历史考证的方式来说明这样的传统，《周礼》有："凡国之大祭祀，令州里除不蠲"，就是清洁的意思；《诗经》则有："穹窒熏鼠，塞向墐户"，即与现今杀灭病媒的意义符合。还引宋代《养生类纂》所引的"积水沉之可生病，沟渠通浚，屋宇清洁无秽气，不生瘟疫病。"而且，文章巧妙地声称这些奉行清洁工作的人都是"劳动先人"，贴合了当时流行的政治话语，营造出一种亲切感，塑造一种既包含传统且具有正统性、历史悠久的一场政治动员。文章指出，传统风俗确实有迷信的部分，但不宜厚非古人，因为若不能和传统结合，就无法将卫生运动推广，也对宣传不利。③

同样通过中医历史经验来说明、对照现代疾病与科技的例子，还有对"肉毒素"的解释。该名称即指不洁的肉类，内含肉毒杆菌，在中国古代称为"郁肉""漏脯"。但该文指出，在中国古代认识它以后，就知道加以防范和注意，所以在宋代以来，这些指称之名词已非常少了。一本细菌学的专书上也认为，美国在1942到1944年就在研究用肉

---

① 雷祥麟：《卫生为何不是保卫生命？民国时期另类的卫生、自我、与疾病》，《台湾社会研究季刊》2004年第54辑。
② 本刊：《旧医与传染病》，《民众医药汇刊》1934年第1期。另可参考皮国立：《近代中西医的博弈：中医抗菌史》，中华书局2019年版，第1—29页。
③ 刘广州：《发扬优良的卫生传统做好春季爱国卫生工作》，《中级医刊》1955年第7期。

毒杆菌作为细菌战的空袭武器，叶维法的《细菌与疾病》提到美国施行细菌战的可能，同时间文通书局《怎样防疫》一书，同样带有"崇美恐美"思想。文章写到，在还未发现细菌以前，中国老祖宗都能够用智慧打败它，何况现在有中国共产党毛泽东领导和科学技术上的帮助，那这种恐吓又有什么用处呢？这种自信使得"祖国医学"被再创造出来，并把同为中国的中西医都纳入到开发古人经验与智慧的行列中。①此篇文章除了强调传统历史的光荣与中国共产党的领导外，多少也借由这样的说明，营造一种"有办法处理与面对细菌战所带来各种挑战"的信心，可降低一般民众的恐慌。在细菌战不确定的因素下，中医可以在古典文献与经验中找到可以解释的空间，1954年出版社开始大量出版中医古籍，可视为是新政权成立后对传统知识统整与复兴的新趋势。②不过，我们不能夸大这种趋势，与之并存的是，因为正在进行反细菌战斗争，所以更要充实、不断复习西方传染病学知识，中华中医药学会编纂的《北京中医》，甚至刊载介绍详细的细菌病理学介绍，③任何人皆不能回避学习新的知识，这是当时报刊上重要文章的刊发趋势，具有现代性之面向。④

除了探索过去中医技术以及对有效治疗传染病的讨论外，在爱国卫生运动中，只要中医能积极响应运动、想办法解决民众问题的，都是好中医。这类事迹在报刊上被大量刊载。例如中医史寿安，他努力宣传爱国卫生制度，帮助人民做好环境清洁工作，类似的表述文字，包括"整整一夜没睡，反覆轮次到各家护理""宁叫我受一些苦，也不愿叫病人

---

① 傅再希：《关于有"恙虫病"和有"肉毒素"中医书籍中的记载》，《江西中医药》1953年第1期。

② 当时中医新学说知识介绍还是以期刊文章为主，书籍出版则以中医古籍为主。不著撰者：《人民卫生出版社出版各种中医中药书籍》，《中级医刊》1954年第11期。

③ 赵志民：《传染病的病原细菌》，《中医杂志》1953年第4期。

④ 不著撰者：《预防传染病的一般知识》，《中级医刊》1952年第6期。

死一个",①这些表现高度热忱的文句,在这类表扬文章中常常见到。还有中医释雪俊,协助预防注射,组织话剧、展览会等,推展卫生宣传,自己还是捕鼠高手,故获得该区的卫生模范。②这则故事说明了,救治传染病人不分中西医,中医努力下乡抢救传染病人,就会被表扬。有些传染病则很明显的要靠疫苗,例如天花,而中医也参与注射工作。③《北京中医》刊文指出:美国空军散布细菌,是一场全面且立体的战争,故每个人都应该具备防疫和反细菌战的常识;该文将中医也纳入必须积极行动的医药卫生工作者行列,要自动报名参加学习预防传染病的各种现代知识,许多中医学会预防注射和种痘技术。那些未参加进修学习的中医如中医马毅青等也自愿走到抗美援朝的前线,换句话说,所有中医都参加了国家的卫生工作。女中医赵玉青(1917—1988)说,中医人数众多、最接近群众,要是能全体动员起来,将会是一支很强的反细菌战生力军。④各地中医也普遍参加进修班,通过政府的安排,学习西医技术和政治思想,⑤政府并通过成立中西医联合诊所,让中医和西医可以一起工作。⑥

当时中医药界动起来响应政府的卫生运动,这种情况在民国时期是没有的。举凡调查中药的范围、剂量,加以分类,进行科学、化学研究,寻找土产药材和建构中药产业馆以宣扬中医药知识,都是当时的

---

① 不著撰者:《开展农村卫生工作的一面旗帜—史寿安》,《中医杂志》1954年第6期。
② 不著撰者:《榆次专区爱国卫生模范中医师—释雪俊》,《中医杂志》1954年第6期。
③ 不著撰者:《认真地开展爱国卫生运动:省府王梓木副主席在爱国卫生运动模范代表大会上的报告》,《山西政报》1953年第6期。
④ 赵玉青:《中医同志们也要站在反细菌战的最前线》,《北京中医》1951年第3期。
⑤ 李洪河:《新中国成立初期"中医科学化"的历史考察》,《当代中国史研究》2011年第4期。
⑥ 不著撰者:《中南行政委员会卫生局召开第一届中医代表会议》,《中医杂志》1953年第7期。

重点。①为响应政府号召,消灭美帝细菌战,扑灭新五毒"蚊、蝇、鼠、蚤、虱",还要提高农产、消灭害虫,并赋予"杀虫"新的意义:防疫和促进生产。其实,传统中医在论述杀虫时也会注意到病虫媒介之角色,例如清代刘奎就指出:"凡瘟疫之流行,皆有秽恶之气,以鼓铸其间。试观人瘟疫之乡,是处动有青蝇,千百为群。夫青蝇乃喜秽之物,且其鼻最灵,人所不闻,而蝇先闻之,故人粪一抛,而青蝇顿集,以是知青蝇所聚之处,皆疫邪秽气之所钟也。更兼人之秽气,又有与之相济而行者。凡凶年饥岁,僵尸遍野,臭气腾空,人受其熏触,已莫能堪,又兼之扶持病疾,敛埋道殣,则其气之秽,又洋洋而莫可御矣。夫人而日与此二气相习,又焉得不病者乎!"②他虽注意到青蝇之聚集,但描述瘟疫爆发之因素时,秽气才是重点,青蝇乃客观被观察的生物,与疾病暴发本身的因果关系是抽离的,所以未有产生"杀灭病媒"的想法。可以看出1950年代后的改变是巨大的,此刻中医药从业人员绞尽脑汁挖掘古代文献,肯定古代"有意义的民族卫生习惯",例如端午节挂艾叶、菖蒲、大蒜等物,并寻找可以杀虫、杀病媒的中药。例如用辣椒熏蒸鼠洞,鼠类就会窜出,即可扑杀。政府也用卫生模范来"创造经验",发明旧的传统。③古人用清扫、抹墙、烟熏、堵洞、烧燎等法来防治传染病,用现代科学来验证都是"合理的"。当时扑灭病媒使用的口号是"打早、打小、打了",就是要彻底消灭病媒动物,趁着春季扑灭新生繁

---

① 不著撰者:《会务报导》,《中国药学杂志》1953年第3期。
② 故其开列芳香类药物如"除秽靖瘟丹",包括苍朮、降真香、川芎、大黄、虎头骨、细辛、斧头木、鬼箭羽、桃枭、白檀香、羊蹄躅、羌活、甘草、草乌、藁本、白芷、荆芥、干葛皮、山甲、羚羊角、红枣、干姜、桂枝、附子、锻灶灰、川椒、山柰、甘松、排草、桂皮等等。引自(清)刘奎:《松峰说疫》,李顺保校,学苑出版社2003年版,第137页。
③ 叶菊泉:《国产杀虫药》,《江西中医药》1953年第1期。

殖之病媒动物，也符合生物学原理。①不少中西医药专家深入农村，对一些主要的寄生虫病、传染病、地方病和职业病的流行规律、发病因素等进行了细致的调查研究，寻找有效的防治方法。②

医者的科学和技术被纳入这场运动，在这个时代也成为模范。1953年，《北京中医》曾报道一位镇赉县从事妇科的中医，年近六旬的李云峰，被塑造成对群众认真、救死扶伤、细心无比、口无怨言的好医师。报道中特别强调他受到来自人民政府的正确领导和不断教育，参加训练班和整顿医疗作风的学习，"思想觉悟不断提高"，所以先后参加了联营的医联社和公营中医院，"从此他就成为一个正式的人民公医了。"自此，待遇是少了，可是每天却更加积极热情诊治病患。刊物将其塑造为一日可以来回30里、不畏天候恶劣，甚至从马车上摔下来摔伤，第二天依旧坚持门诊工作，并且常常忙到凌晨，就为了救治病患。他还将难以熬煮的中药发展成方便的"水剂药"，有着"又便利又卫生还不影响工作"的优势；并且他还治疗和宣传合一，响应爱国卫生运动，亲自参加捕鼠，利用一个多月时间，竟捕获老鼠三百多只，而得到地方县府颁发的奖状，因此在1952年被评为模范医生。刊物写到，李云峰坚决表示："今后要加倍努力，在毛主席旗帜下继续前进。"③当时还喊出"团结私医"，先兼顾其开业利益，若是私医愿意帮忙运动，则给予补助。但是也强调，要使公医尽量团结私医，并在其中运动，加强其政治思想教育，要让公医成为团结教育私医的核心，如此可以增加其技能，也能

---

① 刘广州：《发扬优良的卫生传统做好春季爱国卫生工作》，《中级医刊》1955年第7期。

②《全国医学科学工作会议确定主要任务制定长远规划，提高医学水平增强人民体质》，《人民日报》1963年3月17日第1版。

③ 晓明：《热诚为群众服务的模范中医师李云峰》，《北京中医（中医杂志）》1953年第10期（1953）。

发挥加强控制的功能。①

还有卫生知识和农民产业的结合，过去很难想象，可以举一例子。由于细菌战也会伤害牲畜，所以有文章呼吁在美国容易使用细菌战的地方，必须注意牲畜有没有罹患兽疫。例如炭疽杆菌就会造成家禽罹患出血性败血病，再加上将牲畜居住之地点加以清洁，也成了农村爱国运动的重点。例如四川、江西的农村都成立了"爱畜委员会"，山西则成立"爱畜小组"等等，并将中医和兽医一起组织起来加以训练，提高技术，办理各种牲畜保健和防疫工作。这是农村的"爱国增产"运动，可以彻底粉碎细菌战。②文中所举，当中医药开始往科学走，更全力的走向传染病与微生物的防治研究，多少延续了1949年前开始的转变，③只是，现在不只是中医书籍文献中的理论争辩，而是中医也被动员，开始实际参加公共卫生工作。可以说，一方面反细菌战、爱国卫生运动随着时间推移而改变了方向，政治潮流不断影响科学技术之进展，中医的社会角色，也开始大范围的转向。体系一旦形成，就必须依照既定模式来进行防疫，脱离中医过往纸上谈兵的状态。接着，大疫的挑战随之而来，而那又将再次转变中医知识的呈现模式。

四　中医知识演变的新形态

中医在1950年代初即经历了一连串的改变，在对微生物的态度上，除了防疫工作和动员外，最重要的就是杀菌和杀虫思想的再探索，而在整个发展过程中，又略为修正原来往西医偏重之发展。

---

① 不著撰者：《山西省人民政府关于开展冬季爱国卫生运动的指示》，《山西政报》1953年第22期。

② 程绍迥：《做好兽疫防治工作，保证爱国增产的胜利，并彻底粉碎美国侵略者的细菌战》，《中国农垦》1952年第Z1期。

③ 皮国立：《近代中西医的博弈：中医抗菌史》，中华书局2019年版，第74—83页。

在新时代，任应秋认为古代中药的杀菌灭虫药，会得到更好地运用。例如用七宝散，内含常山、槟榔、草果的混合剂，确实有抑制疟原虫的作用；用白头翁汤来治疗细菌性痢疾，则是方剂中含有黄柏、黄连、秦皮等药物，可以抑制杆菌传染。他为文呼吁，今后要多注意细菌学的原理，减少"化痰消积""风湿交争"这类一知半解、不求进步的讲法。① 盛国荣则是在1956年引苏联保健工作人员所提出的，爱国主义的任务之一，就是维护祖国医学的荣誉和优点，对过去愈了解，所达到的创造就愈全面。他补充说："现在帝国主义国家的反动医学家们，为了准备为新的侵略战争服务，千方百计地努力贬低、歪曲或者抹杀走向和平民主社会主义道路的人民文化的成就和宝贵的遗产。"中医过往的医书与经验，就是"伟大社会主义国家的成就和光荣传统"，是劳动人民所创造的历史经验。所以，他着意整理并介绍了中医书内的滤过性病毒，已不仅是细菌学。文中列举发现滤过性病毒的科学家，发现烟草中的两种微生物，已开启发现滤过性病毒之先河。接着，他以数种病而论，首先是流感，他说古代的伤寒或天行病，就是指流感而言，他还论述了天花、流行性腮腺炎、麻疹等等疫病，说明中医对其古代的认识都是劳动人民从和疾病的斗争中得来，应该继续研究与发扬，可以发挥更多治疗功效。不过，医者大多不提近代中国与民国时期中医累积的认识和贡献。②

这个时代的中医更重视中药与杀灭微生物和寄生虫的能力与效果。③1955年"中华人民共和国卫生部医学科学研究委员会一九五五年度医学科学研究计划大纲"提出，传染病与寄生虫是今后着力的两大项

---

① 任应秋：《中医学术研究课程讲稿细菌与寄生虫》，《中医杂志》1953年第9期。
② 盛国荣：《我所看到中医书里所记载的滤过性病毒的疾病》，《上海中医药杂志》1956年5月号。
③ 《共同克服重大困难，共同提高医疗水平，上海医务界广泛发扬协作之风》，《人民日报》1964年7月29日第2版。

目,当时贺诚(1901—1992)副部长指出,为了解决上述问题,必须特别重视发扬祖国医学。①当然,筛选杀灭微生物中药速度是缓慢的。上海被报道的17位科学家中之药物学家赵承嘏、高怡生领导的药物研究所,1958年宣称要加强防治血吸虫病等疾病药物的研究,并争取在两三年内初筛500到1000种中药,为防治血吸虫病等疾病寻找有效的药物,四年中只筛了100多种,②但工作仍持续进行,成为1950年代中药发展的主旋律之一。江苏省青浦县防治血吸虫病工作的开展过程中,深入访问农村的医学界高级知识分子越来越多。中医界的专家们也经常深入青浦农村用中药治疗血吸虫病,包括中医叶橘泉(1896—1989)、上海市中医医学院院长程门雪(1902—1972)和上海市卫生局中医处处长张赞臣(1904—1993)等,都曾访问青浦农村实地田野调查,这也是过去中医不曾做的;新中医必须实际下乡,了解人民痛苦。③在防治血吸虫病工作中,从1956年到1958年上半年,据不完全统计,中医抢救了十三万四千多个患者,这些病人大多是已经丧失劳动力甚至生命垂危的晚期病人。④此外,江阴县吸取民间经验用小麦秆煎剂驱蛔虫,观察了617例,有效率达到83.3%。《人民日报》指出,这一到处都有、不花钱的有效驱蛔药的发现,是党的群众路线之胜利,它符合"多快好省"的实际需求。⑤

---

① 《卫生科学研究委员会会议,确定医学科学研究工作任务》,《人民日报》1955年2月28日第3版。

② 《向全国倡议的上海十七位科学家,努力实现个人规划》,《人民日报》1958年3月15日第7版。

③ 《上海等地许多医学专家,深入江苏农村治疗血吸虫病》,《人民日报》1957年1月20日第7版。

④ 《党的中医政策的伟大胜利,中医工作有重大改进中医宝库引起广泛重视》,《人民日报》1958年12月6日第6版。

⑤ 《党的中医政策的胜利,叶橘泉委员谈江苏省的中医工作》,《人民日报》1960年4月8日第16版。

针对抗细菌性痢疾之治疗，一份第208军医院的报告指出，自从磺胺类和抗生素药物出现后，虽然有很大的进步，但还是有最高约一成的病患，可能会转变成慢性痢疾，而且价格昂贵，对于已溃疡的状况，也无法治愈，甚至还有抗药性的问题。因此，在当时"发扬祖国医学遗产"的号召下，用各种中药如黄连、大蒜、马齿苋、当归、芍药汤、白头翁、青蔹等，对痢疾的疗效都很好，所以在中西医共同合作下，以175例细菌性痢疾病患进行实验。这个实验看起来相当客观，因为该报告指出，用西药来治疗细菌性痢疾，确实是最有效的，但中药也不差，治愈率只比磺胺类药物低2%，作者在报告中解释，这还是因为他们用了效果较差的"胡莲"，若改成当时缺货的"姜莲"，效果绝对提升；而且中药有无副作用、方法简便、便宜而且可以大量供应之优点。所以该报告指出，以概括性来说，还是中药比较具有优势。① 另一篇报告也指出，中国人民解放军第252医院针对该院1957年收治之100例急性细菌性痢疾，运用黄连素、黄柏和磺胺噻三种药物来治疗，疗效以黄连素为最快且最佳。② 上述有意思的是，它们都脱离论者后来谈的"辨证论治"精神，③ 而是用单味药之药效来评估。

反过来看，虽然中医在国家与政策的发展上，努力配合学习微生物知识，并大量开发与论述杀灭生物的中药，但另外一些事件的发生与思考，就仍旧让中医保有自身的理论体系。中医在新时代，面对西医抗生素疗效之挑战，依旧运用中医辨病与辨证相结合的思路，克服了传染

---

① 张超等：《中医、磺胺、大蒜治疗细菌性痢疾175例观察报告》，《中级医刊》1959年第5期。

② 张禹：《黄连素、黄柏、磺胺噻治疗急性细菌性痢疾的对比观察》，《中级医刊》1959年第5期。

③ 事实上，"辨证论治"早在民国时期就被提出，1950年代后的转化，使"辨证论治"的方法则与辩证唯物主义相联系，成为"中医的主要特点，以及现代化发展的转折点"。参考 Sean Hsiang-lin Lei, *Neither Donkey nor Horse: Medicine in the Struggle over China's Modernity*, Chicago: The University of Chicago Press, 2014, pp. 275–276。

病的挑战。1954年，石家庄市传染病院中医郭克明（1902—1968）运用温病理论和方药治疗流行性乙型脑炎，取得了重大疗效。经过中央调查后，确立了中医治疗传染病的疗效，这是中国现代史上中央政府卫生部门第一次承认中医可以治疗传染病，并向全国推广。[①]郭氏运用之方药以白虎汤、安宫牛黄丸等药物为主，结果一般患者大多痊愈，并极少产生后遗症，甚至有34例重症患者，服用中药治疗竟然全数痊愈。郭的灵感不是来自杀菌，而是古籍中的经验和辨证论治。缘于清代中医余霖（1723—1795），鉴于1764年瘟疫流行（可能是天花），参酌天时与气运，指出该疫是道地的热疫，并主张用大剂石膏来治疗。他当时认为，传染病"既曰毒，其为火明矣"。可见他认为当时的瘟疫是偏热性的。但当时北方人非常惧怕寒凉的用药，但是已传闻石膏可以治疗瘟疫，所以也大量使用该药，治愈无数罹患传染病之人。余霖积累多年经验，著成《疫疹一得》，创制著名的"清瘟败毒汤"，[②]后来"重用石膏"的概念，也融入至郭可明于1954年至1955年治疗乙脑之方剂中，就用白虎汤、清瘟败毒汤，并加重石膏用量，更以花粉更替知母，增加发散而不以苦寒伤胃，再以山药代米，滋阴补脾肾，能防止石膏之重坠与滑泄。[③]至1956年7月至8月初，北京市又发现了少数流行性乙型脑炎患者，在辅助西医诊断和输氧、注射青霉素预防并发症等中西结合疗法下，又一次辅以石家庄的经验，一开始取得了很不错的治疗效果。但是

[①] 郭纪生主编：《温病大家郭可明治疗乙脑实录》，人民卫生出版社2017年版，第3—9页、第242—246页。

[②] "清瘟败毒汤"内有生石膏、生地、水牛角（原犀牛角）、川黄连、栀子、桔梗、黄芩、知母、赤芍、玄参、连翘、丹皮、淡竹叶、甘草，偏重寒凉，当时人不太敢用，担心药害，但于北京却发挥的极大的效用，证实了余的观察正确。王秀莲主编：《古今瘟疫与中医防治：千余年华北疫情与中医防治研究》，中国中医药出版社2010年版，第204—206页。

[③] 王秀莲主编：《古今瘟疫与中医防治：千余年华北疫情与中医防治研究》，中国中医药出版社2010年版，第254—255页。

8月5日以后,患者突然增加,多为10岁以下儿童,病势更为凶险。照用旧有石家庄市过去使用的成方治疗,结果竟然效果不佳,有些患者服药后高热不退,甚至产生腹泻症状。后来中西医共同研究,包括著名的中医蒲辅周(1888—1975)在内,发现新的脑炎病患有"偏湿"的现象,于是才知道必须重视传统的辨证论治,而非找标准、单一的成方来套用。1959年,他在北京中医研究院内举行的"全国急性传染病学术会议"上发表报告,肯定了中医在1950年代初期一度丢弃的"祛邪扶正"等传统话语,并不再强调"外来的病原体"或"细菌";①对比当时套用成方来配对杀菌、杀虫的思想,甚嚣尘上,这个事件给了中西医界一次很大的震撼,②配合1950年代中期后"西学中"的风潮,中医辨证论治和古代医籍文献,才又被抬高至新的高度。这些启示,证明了自民国以来"废医存药"的错误,若只有药物而无中医理论体系,中国医学将无法发挥最大的效用。还有1958至1962年间,中医蒲辅周、赵锡武、郭士魁等人展开的中西医结合治疗腺病毒肺炎之工作,使该病的死亡率由20%下降至7.5%,该经验推展至全国使用。

1955年开始的抗疫举措,使得中医治疗乙脑的效果获得国家肯定,魏龙骧(1911—1992)指出,爱国卫生运动虽对预防乙脑起了很大的作用,但西医除了对症状缓解外,还未有有效的治疗方法,但中医却抓住这次机会,得到国家认可,并积极推广其治疗经验与结果。魏龙骧回应中医过往没有"乙脑"病名的质疑,他反复申论中医在古代不但知道且

---

① 蒲辅周:《祖国医学在急性传染病方面的研究报告》,载蒲辅周编著,高辉远整理《中医对几种急性传染病的辨证论治》,人民卫生出版社2006年版,第1—19页。附记:当时(1950年代末期)他仍说明中医古代是重视传染病源的,包括消灭蚊蝇等媒介物,但显然那样简短的论述只是点缀,并不能说明中医将之视为重要的公共卫生工作要项,而这时的中医,感觉又开始强调其治疗"辨证论治"的专长。

② 当时中医变换方式,运用宣解湿热和芳香透窍的药物,包括鲜藿香、郁金、佩兰、香薷、川黄连、鲜荷叶等药物后,病情就得到好转。参见朱建平、张伯礼、王国强:《百年中医史》上册,上海科学技术出版社2016年版,第547页。

能治疗传染病的事实，这些虽已在民国时期就一直谈，但这次是首次国家直接公开承认中医治疫有效，"震动了整个卫生医药界"，这再次说明，已与之前的意义不同。而且，现在他强调中医防治的重要性，例如他举巢元方（550—630）所说："人感乖戾之气而生病，则病气转相染易，乃至灭门，延及外人，故须预服药及为法术以防之。"除了北宋的种痘术发明之外，还有古人疏浚河道、焚香驱蚊等，在历史中斑斑可考。他还替为梳理了古代的文献典籍，认为各种传染病之诊断与治疗宝藏，就藏在这些典籍中，可以加以整理。他批评中医有能力，却普遍进不去医院替病人治病，不但是卫生事业上的失策，也是脱离人民群众的表现；魏氏指出，对中医不屑一顾的态度和抱持草根树皮解决不了急性病的思维，就是资产阶级思想在作怪。① 可见由中医自身发展出的体系，在当时也获得认可，中医持续进入医院为人民服务，乃国家政策推展之重点。

也就是说，中医在1955年前几乎都在大量学习病原微生物和传染病学，希望国家迅速动员中医进入公共卫生体系中，但在这几次疫情中，传统的中医典籍与文献却屡次被提出来讨论。上述这两者似乎是有冲突的，因为古典文献中并没有微生物的论述，这就导致了古典理论和现代微生物学之间的一种微妙的紧张关系，过度强调杀菌、杀虫论述，脱离了古典学理。有中医发现，用"某某中药可以杀灭微生物"这样的表述，似乎容易引起一些误会。郁文骏等人就指出，很多当时的中医杂志都将某种中药视为是治疗某种西医疾病的特效药，例如麻杏甘石汤治疗肺炎、银翘散治疗流行性感冒、清瘟败毒汤治疗流行性乙脑等。但是中医的方药治疗的都是针对证型，而非针对西医病名而设，例如麻杏甘

---

① 魏龙骧：《从中医治疗脑炎谈到祖国医学防治传染病的成果》，《中医杂志》1955年第12期。

石汤治疗的是实证的肺热,但却不宜使用在肺寒或虚证的咳嗽、肺炎,把中药方剂当成特效药来用,就要误事。中药方剂是对特殊证候有效,而非对特殊(西医定义)疾病有效。而关于微生物,既然"证候"不是微生物,怎么中医是治前者,那么后者呢?作者认为,虽然已研究出某些中药如黄连、白头翁对于治疗微生物引起的疾病有效果,但中医药主要是透过改变病人体内在环境来消灭微生物,必须抓紧这一点,他甚至建议今后报道应该中西医病名并列,论述最好能兼顾,例如用《用麻杏甘石汤治疗肺热咳嗽及西医所指的肺炎热症疗效报告》这样的标题,比较不会让西医误解中医理论。①

五 1950年代中医发展之特色与高峰

综观中医在1950年代对微生物的一些看法与其转变,我们可以看出中医在追求现代化与科学化上的努力,也观看到了传统和现代之间不是截然二分的敌对和论争,而更多的是对话与追求一种内在理论和实用间的协调。

可以说1950年代中医发展的主线虽明,然旁枝开花也兼而有之。跟民国时期比起来,对于病原与细菌学说的抗拒,在这个时代几乎消失了,吸收微生物学的知识,不再只限于陆渊雷(1894—1955)所说看看西方编的教科书就好,②还要能落实在实际思想与公共卫生实践当中。这个时代中医更多的作为是走出诊间,拓展知识与为人民服务的广度。这与当时的政策密切相关,特别是这十年发展的抗细菌战、爱国卫

---

① 郁文骏,吴蕴玉,宋祥麟:《我们对中医中药疗效报告的一点意见》,《中医杂志》1958年第5期。
② 陆渊雷:《国医馆学术整理会亲历记》,载《陆渊雷医书二种·陆氏论医集》,福建科学技术出版社2008年版,第166页。

生运动之影响，推进了中医走向公共卫生的工作。从民初的中西医汇通到1950年代之后的中西医结合，在意义上已有很大的不同。前期的参与，不过是中医自己各说各话，1950年后的发展，必须与西医打成一片，或是反过来说，西医也不得不让中医参与到这样的建国大业中，中医实际参与医院工作、防疫工作、甚至实验，使得这个时代中医之发展呈现更多元的面向。

从中，吾人可以思索中医现代化的两条道路，一面学习微生物，一面则是整理、再论述传统理论对治疗传染病的价值，这两个在民国时期可能水火不容的思维，现在可以在同一个时代并存且持续处于对话之中；[1]也可以看出当时政府对待所谓科学之发展，讲究的是实用与弹性，所仰赖的传统经验与法则，许多是我们今日科学所无法并行的概念。而一般论述辨证论治的产生，只论其与马克思主义的关系，抽离了1950年代中期该理论在实际治疗传染病的效果。[2]本文必须指出，辨证论治并没有完全主导这个时代中医的发展，纯粹中药与杀菌、杀虫的关系，依旧是运用与科学实验相关的探究模式。而"辨证论治"一词的出现，也不完全是西方研究所指称的是单纯受到共产主义哲学之影响，而是1950年代中期开始的各种传染病的挑战，让中医未来之发展扭转了只单纯看待杀菌、杀虫的论述，部分再度回归古代中医的诊断方式，并将其规范化，使中医界更有准则可以一体遵行。

另外，对中医来说，1950年代真是中医在前半世纪发展之高峰。在1959年前后二、三年间，正是中西医结合的疗法被普遍运用于各种疑难病和传染病上面。当时实际运用的中西医疗法，是在中西医协同

---

[1] 中医治疗寄生虫病的例子，例如当时消灭血吸虫的运动，则是另一个值得探讨的故事。因为治疗血吸虫更强调"杀虫"的问题，但在消除症状上，中医也有自己的坚持，一样的呈现双轨进行，但具体内容则因疾病而略有差异，有待另文探究。

[2] ［美］艾提婕，琳达·巴恩斯编：《中国医药与治疗史》，朱慧颖译，浙江大学出版社2020年版，第267—266页。

下，既用中药也用西药。在这种方法普及的过程中，常是先以研究中医为主要目的，所以常常先选用中药，用以观察和总结中药的疗效，进而研究中药的作用机制，这时就会偏向杀虫与杀菌的研究。也就是说，辨证论治与杀虫杀菌的概念虽然本质上是冲突的，但在当时却可以被融通来运用。而中药的使用，又先是建立于西医明确诊断的基础上，例如对传染病病原体、寄生虫病之观察，再遵照中医辨证论治的原则来进行治疗的。微生物的重要性虽超越前一时代，但显然还是和传统理论略有扞格，也是事实。在这个过程中，实际上确立了一种重要的诊治方法，即中医辨证与西医辨病的相结合；这样的模式被推广至临床各科各病的治疗，其实是对中医疗病的过往经验进行一次有效性的验证。[1]中医的辨证理论和药物被认可，不再只是由玄虚的理论所支撑，而中医也得到参与公共卫生的权力与机会，可以和西医一起投入治疫的工作中。中医在今后抗疫战争中可以扮演何种角色？在不失本身自主性上，纳入对微生物的具体思维，更好的发挥传统医药之功能，是这个时代重要的历史启发。

---

[1] 朱建平，张伯礼，王国强：《百年中医史》上册，上海科学技术出版社2016年版，第547—549页。

◎ 中西医关系研究 ◎

中医与西医：两种理性的碰撞
（19世纪—20世纪）

М. В. 鲁别茨 著

张广翔等译

摘要：文章研究了西医与中医相互了解、学习的历史。本文通过研究约翰·弗莱尔提出的西医术语汉译原则，列举中医中使用西方的科学方法研究、验证中医中的成果，认为中医、西医接触的历史是两种理性相互交融的历史。中医、西医需要充分掌握对方的理念、术语、方法，以便展开充分对话，推动中西医的结合。

关键词：理性；中医；西医；术语；一体化；协同方法

一　东西方理性的比较研究：当代人文学科的热点话题

一段时间以来，科学、哲学、语言世界图景之间的差异成为科学家、哲学家、语言学家、心理学家、历史学家等研究和讨论的话题。这些差异成为语言相对论假设（代表人物包括 В. Ф. 洪堡特、Э. 塞丕尔、Б.

作者简介：М. В. 鲁别茨（Рубец Мария Владимировна/Rubets Maria Vladimirovna），哲学副博士，俄罗斯科学院哲学研究院研究员，研究方向：中国哲学。

译者简介：张广翔，吉林大学东北亚研究中心教授、博士生导师，研究方向：俄国史；唐加正，吉林大学东北亚研究院博士研究生，专业方向：俄国史。

沃尔夫、Л. 魏斯格伯、Л. 维特根斯坦，新沃尔夫主义的代表者 Дж. 冈珀茨、С. 莱温松、Дж. 维纳韦尔、Н. 维特霍夫、М. 弗朗克、А. 韦德、丽莎·吴（音）、Л. 博罗季茨基、О. А. 冈恰洛夫、Н. Н. 克尼亚泽夫等人）；思维认知类型差异假设，即逻辑思维与原始逻辑思维[1]、神话思维[2]、魔幻"现代"思维[3]、魔幻"古代"思维[4]之间差异；认知风格差异假设，即大脑左半球和右半球之间风格差异[5]；不同智慧方式假设[6]的来源。认知论[7]、文化学[8]等领域针对不同文化载体认知类型的差异问题展开讨论。

---

[1] Gao X. Chinese Perspectives on Medical Missionaries in the 19th Century: The Chinese Medical Missionary Journal // *Journal of Cultural Interaction in East Asia,* Vol. 5, 2014, pp. 97-118.

[2] Barrett S. Be Wary of Acupuncture, Qigong, and "Chinese Medicine". Available at: https://www.quackwatch.org/01QuackeryRelatedTopics/acu.html. (Accessed 17 June 2019).

[3] Леви-Стросс К. Структурная антропология. – М., 2001.

[4] Меркулов И. П. Когнитивные способности. – М., 2005.

[5] Иванов Вяч. Вс. Художественное творчество, функциональная асимметрия и образные способности человека // Труды по знаковым системам XVII. Ученые записки ТГУ. 1983. Вып. 635. С. 3–14. Иванов Вяч. Вс. Художественное творчество, функциональная асимметрия и образные способности человека // Труды по знаковым системам XVII. Ученые записки ТГУ. 1983. Вып. 635. С. 3–14. Иванов Вяч. Всев. Чет и нечет. Асимметрия мозга и знаковых систем. М.: Советское радио, 1978. Кобзев А. И. Философия и духовная культура Китая // Духовная культура Китая: энциклопедия: в 5 т. –М., 2006. Т. 1. С. 44–55. Лотман Ю. М. Асимметрия и диалог // Труды по знаковым системам XVII. Ученые записки ТГУ. 1983. Вып. 16. С. 15–30. Санжиев Б. Н. Китайское иероглифическое письмо и асимметрия функций мозга // Общество и государство в Китае: XXXII научная конференция. – М., 2002. С. 180–186. Rotenberg V. S., Arshavsky V. V.,"Right and Left Brain Hemispheres Activation in the Representatives of Two Different Cultures,"*Homeostasis*. Vol. 38, No.2,1997, pp.49–57.

[6] Кобзев А. И. Выступление на Круглом столе «Атомизм и алфавитный принцип» // Вопросы философии. 2014. № 6. С. 156–157.

[7] Эволюционная эпистемология. Антология / науч. ред., сост. Е. Н. Князева. – М., 2012.

[8] Иванов Вяч. Вс. Фонема и письмо в древней культуре и их связь с атомизмом (Атомизм и алфавитный принцип: материалы «круглого стола») // Вопросы философии. 2014. № 6. Публикации на сайте. 08.07.2014. URL: http://vphil.ru/index.php?option=com_content&task=view&id=979&Itemid=52 (дата обращения: 31.05.2015).

比较东西方的两种理性已经成为人文学科各分支领域研究人员的课题。研究人员分析了书写系统（字母书写系统和象形文字书写系统）之间的差异，这两种书写系统是完全不同的意义书面表达方式，一些研究者（维亚奇·Вс·伊万诺夫、Ю. М. 洛特曼、А. И. 科布热夫、Б. Н. 桑吉耶夫）认为，这代表在上述文化载体中占据主导地位的是相互对立的信息处理认知策略：在西方占主导地位的是分析（左半球）策略；在中国占主导地位的是整体论（右半球）策略。

研究人员还分析了哲学世界图景之间的差异。А. И. 科布热夫认为，在这两种哲学世界图景中可以观察到分析性（"理想化结构中世界的二元性"）和整体性（对于中国的感性自然主义和理性自然主义流派来说，世界是个整体，是不可分割的，在世界上一切都是内在的，包括最微妙的神明在内的所有事物都不具有超验性[①]）之间的对立。А. И. 科布热夫从哲学世界图景的差异中发现了这些文化领域逻辑理论之间的差异。因此，柏拉图理念世界为形式逻辑的产生奠定基础，形式逻辑是概念之间的关系法则（而不是语词，即概念的物质外壳之间的关系法则）。缺乏成熟的唯心主义使中国人难以区分对象、语词、概念。因此，在中国哲学中没有形成同一律（因为物质之间不可能有绝对的同一性，仅仅是有相似性）和不矛盾律（因为在物质世界中不可能存在像圆方一样的物体[②]）。

有关世界知识性质的显著差异（欧洲科学中发展理论知识与中国科学中经验主义占主导地位相对立）为著名的"李约瑟难题"奠定基础，即为什么中国科学在技术上领先，但没有（也不能）走上欧洲科学在

[①] Кобзев А. И. Философия и духовная культура Китая // Духовная культура Китая: энциклопедия: в 5 т. –М., 2006. Т. 1. 2006. С. 44–55.

[②] Кобзев А. И. Логика и диалектика в Китае // Духовная культура Китая: энциклопедия: в 5 т. – М.: Вост. лит., 2006. Т. 1. С. 82–125.

16世纪以后走上的道路，而是停留在经验层面。① В. Е. 叶列梅耶夫在研究中提到了有关中国人知识本质中经验占主导地位的内容："毫无疑问，在中国传统的工程实践中，关于合成力的经验知识得到了发展，但中国人不倾向于从理论的角度来理解这些知识……自古以来中国就在搬运重物时采用合力原理……将重物悬挂在一根杆子的中间，而杆子的两端也悬挂在其它杆子的中点上。因此，这一重物可以承载四个人"。在 В. Е. 叶列梅耶夫的研究中也提到了其它类似关于周围世界属性知识应用的例子：通过将起重吊杆和车轮放入水中来对它们进行检测并检查它们是否均匀浸没的方法；В. Е. 叶列梅耶夫还讲述了大象称重的故事，这个故事与阿基米德称王冠的故事类似，尽管"中国人从未提出过阿基米德定律"②。为了证实中国科学知识的广泛应用，可以以中国传统的粘土儿童玩具为例，该玩具的操作原理是空气受热膨胀，遇冷收缩。这种玩具至今还可以在中国的街头小摊上买到。

本文将要分析的是在医学特点中表现出来的差异，即研究人的机体和疾病治疗时采用的不同方法。

二　中医与西医：两种理性之间的差异

无论在西方还是东方，最初关于人的机体和疾病的观念都是以自然哲学观念为基础。③医生的技能不仅取决于他掌握的基本原理知识，

---

① Киктенко В. А. Историко-философская концепция Джозефа Нидэма: Китайская наука и цивилизация (Философский анализ теоретических подходов). – М., 2009.

② Еремеев В. Е. Место механики в традиционной науке // Духовная культура Китая: энциклопедия: в 5 т. –М.: Вост. лит., 2009. Т. 5. С. 154–168.

③ Песоцкая Е. Н., Аксенова С. В., Немцова Н. А. Системно-рефлексивное основание методологии медицинского познания в антропофилософских концепциях // Международный студенческий научный вестник. 2018. № 5.; URL: http://www.eduherald.ru/ru/article/view?id=19085 (дата обращения: 03.09.2020).

也取决于他的直觉水平。① И. А. 格拉西莫娃用"巫医"一词（与"医学"一词相对，后者指的是利用理性方法进行诊断和治疗的时期）来形容在理性科学发展之前就存在的治疗方法。②在西方，早在亚历山大学派兴起时就出现了解剖学，其中最著名的医生是赫罗菲拉斯（公元前3世纪），他从事神经中枢和个体神经的研究，明确区分出动脉和静脉，对眼睛、肝脏、生殖器官、以及其它身体部位的解剖进行叙述，还比较了人类与动物的解剖结构。③尽管长期以来，自然哲学思想在疾病的起源中发挥着重要作用，但欧洲医学的发展仍然遵循分析思维。正如 И. А. 格拉西莫娃所说，随着理性传统越来越重要，治疗和存在于治疗方法背后深层次的知识变得不再重要，并被现代科学所抛弃。欧洲医学中分析医学的发展使人体在字面意义和术语意义层面被分解为器官和组织，并进一步分解为最小的物质——细胞及其成分。治疗往往也具有局部性，旨在消除身体特定部位的症状或疾病。医生的专业被划分得非常详细，他们的专长仅限于在特定的领域内应用（例如内分泌专家、胃肠病专家、心脏病专家，以及外科领域的胸外科医生、心脏外科医生、神经外科医生等）。西医通过检查、超声检验、断层扫描、X光、心电图等方法对病人进行细致检查，从而做出诊断，检查越详细，诊断就越准确。

在上文中提到的与哲学思想有关的中国思维整体认知策略也体现在

---

① Герасимова И. А. Гиппократ и Аристотель (к вопросу о становлении первых логических программ) // Epistemology & Philosophy of Science. Т. 48. № 2. 2016. С. 121–140.

② Герасимова И. А. Гиппократ и Аристотель (к вопросу о становлении первых логических программ) // Epistemology & Philosophy of Science. Т. 48. № 2. 2016. С. 121–140.

③ Рожанский И. Д. История естествознания в эпоху эллинизма и Римской империи. [Электронный ресурс]. Режим доступа: https://history.wikireading.ru/326420. (Дата обращения: 17.06.2019).

中国文化的医学理论和实践中。在中国的哲学（科学）世界图景中，人是"天—地—人"三位一体中的中间环节，与天地合为一体，和宇宙同步运行。与另一种象形文字文化，即埃及文化类似，中国文化中对待身体的态度也与在生前和死后尽力保持身体的完整性有关，为此还发明了防腐技术。① 出于宗教原因，中国不进行尸体解剖。有关"气"（能量）循环和阴阳平衡的自然哲学思想是中医理论的基础。根据中医理论，人体由五脏，即实心脏器（其作用是积蓄能量，包括心、肝、脾、肺、肾）和六腑，即空心器官（其作用是转换能量并将能量输送到身体各个部分，包括小肠、胆囊、胃、大肠、膀胱和"三焦"）。器官由12条经脉连接，气能沿经脉运行。这种循环维持着体内的阴阳平衡。经络不通，气行不顺，阴阳失衡，人就会生病。下面列举一个用中医术语描述的病例：

"阳气者，大怒则形气绝，而血菀于上，使人薄厥。有伤于筋，纵，其若不容。汗出偏沮，使人偏枯"。②

通过影响人体经络线上某些直通皮下的点位，可以恢复阴阳平衡和行气。治疗方法包括针灸、艾灸、推拿和草药。

与西医从巫医到循证医学的曲折发展历程不同，长期以来，中医的诊疗方法并没有发生根本的变化。至今中医仍然以把脉为诊断方法，并根据患者的外观，尤其是肤色、眼睛、头发、舌头的状况进行诊断。与患者的沟通和医生的洞察力仍然发挥着重要作用。

---

① Кобзев А. И. Выступление на Круглом столе «Атомизм и алфавитный принцип» // Вопросы философии. 2014. № 6. С. 156–157.

② Хуан ди нэй цзин: Су вэнь (Трактат Желтого императора о внутреннем: вопросы о простейшем). [Электронный ресурс]. Режим доступа: http://www.zggdwx.com/suwen/3.html. (Дата обращения: 17.06.2019)

三 19—20世纪中医与西医的互动：从不解到有所影响

19世纪，西方的理性与中国的理性有了接触。当时，西方传教士将上帝语录和欧洲科学，尤其是医学带到了中国。传教士在中国成立了专门的医疗团，其任务是在中国提供医疗服务，此外，他们不仅要依靠自己的力量，还要向中国学生教授西方的诊疗原则。当时，传教士积极参与召开医学研讨会，出版了《博医会报》，根据这些资料可以看出当时西医对中医的看法。这些材料展示出在这一发展阶段西方和中国医学理念和医学实践之间根本的分歧。①

1890年5月在上海举办的新教传教士会议上，与徐寿一起将科学文献翻译成中文的约翰·弗莱尔（即傅兰雅）点评了自己在中国的翻译活动："科学在西方国家中迅速发展……人类通过研究和实现科学原理获得了价值不可估量的财富。科学对一个又一个国家产生了强大而又良好的影响，现在轮到中国敞开大门去承认西方的科学成就了……所幸，中国不需要经历西方科学在进步过程中付出的辛苦与进行的研究。中国不用从一片迷茫中开始研究，提出原理或者假设，然后再不得不放弃这些理论与假设，或者对其进行改造，因为一开始这些理论和假设是站不住脚的，中国也不用花费时间与金钱去开展复杂而又昂贵的实验，以便了

---

① Dudgeon J,"The Evils of the Use of Opium,"*Records of the General Conference of the Protestant Missionaries of China held at Shanghai*, May 7-20. Shanghai: American Presbyterian Mission Press, 1890, pp. 314–356; Gao X.,"Chinese Perspectives on Medical Missionaries in the 19th Century: The Chinese Medical Missionary Journal ,"*Journal of Cultural Interaction in East Asia*,Vol. 5,2014, pp. 97–118; Randle H. A,"Native Treatment,"*The China Medical Missionary Journal*, Vol. 11,1897, p. 214; Douthwaite A. W. ,"Medical Work as an Evangelizing Agency," *Records of the General Conference of the Protestant Missionaries of China held at Shanghai*, May 7-20. Shanghai: American Presbyterian Mission Press, 1890, pp. 268–279.

解自然的奥秘，中国也不用发明术语，这种术语都在一定程度上展现了一代人的成就，它们或者被抛弃，或者被永久地保留在后代的语言中。通过努力所获得的科学真理，以及由此产生的有价值的发明和发现都是人类的共同财产。因此中国有权免费接受这些科学知识，不，我们要求中国接受并检验这些科学知识的价值。我们几乎是强迫将这些知识传授给中国，并且相信，这些科学知识带给西方的祝福也能传递给〔天朝〕人民"。①

总的来说，当时西医传教士对中医的看法直接由阿尔图尔·杜思韦特表达出来："关于中国的医学，我们能说些什么？有什么是中医中根本不存在的？"②（这可以与西方承认中国有哲学、科学、逻辑学等进行比较）。

西方科学，尤其是西医，在进入中国后并没有遭到很大的阻力，并在最后得到了广泛的认可。我们认为，在当时，东方传统对西方成果的接纳也与东方理性的特殊性有关。让我们抛开对某些科学方法有效性的讨论，来回顾这一事实：欧洲思想以一套逻辑定律，尤其是不矛盾律为背景进行发展。中国的逻辑学中从来没有出现过类似的定律，尽管在中国的文学作品中也有"矛盾"（该词源自于一则寓言：贩卖武器的商人声称没有长矛可以刺穿自己的盾牌，而他的长矛可以刺穿任何盾牌）这一概念。但是，А.И.科布泽夫称，中国人将矛盾理解为对立，并再次将这一特征与中国的自然哲学思想联系在一起，在西方发展起来的矛盾概

---

① Fryer J.,"Scientific Terminology: Present Discrepances and Means of Securing Uniformity,"*Records of the General Conference of the Protestant Missionaries of China held at Shanghai,* May 7-20. Shanghai: American Presbyterian Mission Press, 1890, pp. 531–549.

② Douthwaite A. W.,"Medical Work as an Evangelizing Agency,"*Records of the General Conference of the Protestant Missionaries of China held at Shanghai,* May 7-20. Shanghai: American Presbyterian Mission Press, 1890, pp. 268–279.

念与超越哲学和超越现实进入虚空或另一个世界的概念不同。①

我们可以推测，在一定程度上不矛盾律的存在成为当时西方排斥中医的原因。欧洲对于存在A或者非A的立场不允许传教士将在中国见到的现象算作医学（科学和哲学）。而且，这一定律的缺失也可能是欧洲科学（医学和哲学）在天朝的科学体系中找到自己立足之处的原因。中国科学没有否定西医，在中国，它与中医相提并论。目前，在中国最好的71所医学类院校中，有21所学校开设中药专业，还有2所是中医药大学。②其余学校提供配套课程。在欧洲只有个别中医基金会和中医协会，其目的是给西方的医生讲授中医知识，并提供中医服务。但是很少有学校开设中医专业。

到20世纪初，西方传教士对中医的敌意已不再那么强烈，《博医会报》的内容变得更加积极。特别是中式推拿已被公认为治疗某些疾病和缓解失眠的好方法。③

从西方理性的角度来看，中医的诊断表明，中医不是一门精密科学——这意味着，在部分西方人看来，中医根本不是一门科学。在一份报告中，作者建议研究人员制定出临床实践普通模型所特有的、更值得信赖的治疗方法。④

然而，从中医的角度来看，这种诊断和治疗方法之间的差异并不罕

---

① Кобзев А. И. Логика и диалектика в Китае // Духовная культура Китая: энциклопедия: в 5 т. – М.: Вост. лит., 2006. Т. 1. С. 82–125.

② Жуань кэ чжунго цзуй хао икэ дасюэ паймин 2019 (Рейтинг лучших медицинских вузов 2019) [Электронный ресурс] Режим доступа: http://www.zuihaodaxue.com/zuihaoyikedaxuepaiming2019.html. (Дата обращения 17.06.2019).

③ Gao X.,"Chinese Perspectives on Medical Missionaries in the 19th Century: The Chinese Medical Missionary Journal,"*Journal of Cultural Interaction in East Asia*. Vol. 5, 2014, pp. 97–118.

④ Sherman K.J. et al.,"The diagnosis and treatment of patients with chronic low-back pain by traditional Chinese medical acupuncturists,"*Alternative and Complementary Medicine*, Vol. 7, No.6, 2001, pp. 641-650.

见。《黄帝内经》中就有一段话是对类似做法的说明：

"帝曰：'善。有病颈痈者，或石治之，或针灸治之，而皆已，其真安在？'岐伯曰：'此同名异等者也。夫痈气之息者，宜以针开除去之；夫气盛血聚者，宜石而泻之。'此所谓同病异治也"。①

斯蒂芬·巴雷特在文章中又提到另一个案例，该案例从两种传统医学治疗方法差异的角度来看非常有趣。一天，一位经验丰富的中医医生检查了他的脉象和舌象，并告诉他，他的脉象说明他有压力，而舌象说明他存在血瘀的问题。这名专家又根据脉象发现一名女士存在心室性早期收缩的问题。两人都接受了昂贵的针灸和中药治疗。之后斯蒂芬·巴雷特自己摸了摸女人的脉搏，并没有发现什么异常，这让他有理由怀疑这个中医专家是个骗子。

通过回忆可以发现，中医和古希腊医学都发展了脉诊。在新时代到来之前，赫罗菲拉斯关于脉搏的学说在古希腊、阿拉伯世界和欧洲都非常流行，他通过对脉搏进行定量测量来确定一个人遭受的冷热程度。②当代西医主要通过脉搏判断心率偏离常规范围的问题，例如心跳过速、心跳过缓、心律失常，并将这些与心血管疾病联系到一起。在中医中则通过脉象诊断机体的整体状况，并确定各个器官，即肝、肾、心、肺、脾等的病理变化。③纵观中医的发展历史，中国的医生学会了区分多达28种脉象。这其中包括浮脉、洪脉、濡脉、沉脉、牢脉、缓脉、涩脉、

---

① Хуан ди нэй цзин: Су вэнь (Трактат Желтого императора о внутреннем: вопросы о простейшем). [Электронный ресурс]. Режим доступа: http://www.zggdwx.com/suwen/46.html. (Дата обращения: 17.06.2019).

② Афонасин Е. В., Афонасина А. С. Герофил о пульсе // СХОЛЭ. 2015. №1. С. 93–104.

③ Ван Шухэ. Май Цзин [Канон о пульсе]. [Электронный ресурс]. Режим доступа: https://ctext.org/wiki.pl?if=gb&res=188522&remap=gb. (Дата обращения: 27.07.2020).

代脉、弦脉等等。① 在把脉时，医生要将手放在病人手腕桡动脉的三个点上保持不动，从而确定脉搏的频率；抬起手指并按压这几个点位来确定脉搏的深浅力度；移动手指，来确定脉搏是否涩、鼓、紧、滑、细、薄等。② 复杂的脉诊系统要求中医医生具有高灵敏度和丰富的经验。这种知识具有实用性，使我们又回到李约瑟问题上来，并且疑惑为什么不能将医学与巫医当作两种不同理性方法来发展。

四　西医术语的汉译方法

两种理性相汇的过程中最具标志性的时刻是19世纪西方医学文献被翻译成中文的时刻。中西方文化对立的一面在这里表现得淋漓尽致。汉语的文字和语音不允许将术语直接从西方的字母语言音译成中文，这意味着必须为汉语创造新的概念，从而方便中国人理解，并反映出外来术语的含义。需要翻译的术语很多，因为中医理论并没有为所有的人体部位都制定名称。包含身体结构信息的道家医学著作拥有一套独特的术语：

"两眉间上，其裹有黄阙紫户、绛台青房……""却入一寸为明堂宫，左有明童真君，右有明女真君，中有明镜神君"。③

约翰·弗莱尔提出了几种中文术语翻译的新方法。首先，选择象形文字作为语音，其发音与赠与语言中术语的第一个音节或第二个音节一致，然后再在这个字之后添加一个限定成分（因此很多化学元素周期表中的化学元素都被翻译了出来）。其次，使用过时或者不再使用的象形文字，这种表意文字能够传达出外来术语的含义。第三，利用象形文字

---

① Характеристика 28 видов пульса. [Электронный ресурс]. Режим доступа: http://www.kangli.ru/tkm/10/79/. (Дата обращения: 19.06.2019).

② Мачоча Дж. Основы китайской медицины. 2-е изд. Т.1. – М.: Рид Элсивер, 2011.

③ Ахметсафин А. Н. Китайская медицина: избранные материалы. – СПб., 2007.

将外来词汇音译出来。在翻译化学元素的名称时,弗莱尔坚持单音节原则,这是因为在汉语中主要以单音节词为主,而且,在表示化合物时需要将元素名称结合起来,这本身就会使术语变得非常繁琐。在翻译医学术语时首先也要遵循单音节原则。但是,由于在医学中不需要将各个器官结合起来命名,因此在医学语言中对音节数量的要求不是那么严格,而这一要求也被逐渐放弃。

即便如此,译者们也根据这些原则制定出骨骼名称(所有长的骨头或者是重要的骨头都用带有"骨"字作为偏旁的文字来表达,形容手部骨头的文字以"手"(扌)作为偏旁,形容脚骨的文字以"足"为偏旁)、心血管系统(以"血"为偏旁)等的新术语。例如,约翰·弗莱尔将"心房"译作"窃",该字由"穴"和"血"组成,"毛细血管"由形容"最小"的"微"和"血"组成。①

约翰·弗莱尔创造的术语在中国使用了30年左右,后来被更成功的日式术语所取代。②因此,"Atrium"被翻译成双音节词"心房","Capillary"被翻译成"毛细管"。这一事实再次说明,使用西方理性去发展在另一种理性中形成的中国科学不能立即产生积极影响。

五 中医与西医的现状:相互影响

目前,中医、西医两种医疗体系正在逐渐"和解"。20世纪下半叶,朝鲜科学家金凤汉借助光学显微镜和特殊染色方式,发现人的全身

---

① Shen G.W.," Translating Western Concepts by Creating New Characters: A Comparison of Japanese and Chinese Attempts," *Journal of Cultural Interaction in East Asia*. Vol. 2, 2011, pp. 51–61.

② Shen G.W.," Translating Western Concepts by Creating New Characters: A Comparison of Japanese and Chinese Attempts," *Journal of Cultural Interaction in East Asia*. Vol. 2, 2011, pp. 51–61.

分布着厚度为20微米的丝状导管：它分布在皮肤内外，血管和淋巴管、人体各个内部器官，甚至是大脑和神经中。他认为，这就相当于经络和穴位。后来，在不同时期进行的闪烁扫描、热红外呈像、功能性磁共振成像、显微镜检查和染色技术等都证实了在器官和组织中存在丝状导管，即经脉系统的生理基础，这有助于西方和东方进一步整合有关人体和人体治疗方法的知识。①

西方科学和东方科学之间成功相互影响的另一个例子是在美国发明出了计算机脉诊综合系统（美国专利号：№ 5,381,797，证书编号：Russ Ru. ME 63.AO1173 06. 19. 200）。该设备支持在进行了18次脉搏测量后，通过对得到的144种特征分析而做出诊断。专家系统将数据转换为27种中医中的典型脉象，同时考虑到患者的年龄、出生日期、检查日期，并生成一张图片，图片中的图表反映了一个人身体的整体状况和内部器官（心、肺、脾、肝、肾、小肠、大肠、胃、胆囊、膀胱、生殖系统）的情况、相应系统，即五行的情况，以及身体内部能量的多少，即在身体的哪些系统中缺乏能量，哪些系统中有多余的能量。②该图片可以帮助针灸师制定出最合适的治疗方案。

上述是在传统实践中应用技术创新的例子，是两种理性相互影响的另一种途径。通过两种理性协同的方法可以制定出新的诊疗原则，这需要承认交互知识是等价知识，并在合理医学中对其进行整合。直到在1977年第30届世界卫生大会第14次全体会议的报告上提出有必要将传

---

① Стороженко С. Акупунктурные меридианы и их физическое обоснование. [Электронный ресурс]. Режим доступа: http://dao-31.ru/stati/akupunkturnye-meridiany-i-ih-fizicheskoe-obosnovanie. (Дата обращения: 19.06.2019).

② Диагностика по пульсу. [Электронный ресурс]. Режим доступа: https://polyclinika.ru/tech/vazhneyshim-dostizheniem-v-meditsine-yavlyaetsya-vnedrenie-v-prakticheskoe-zdravookhranenie-metoda-k/. (Дата обращения: 19.06.2019).

统医学纳入国家卫生保健系统中之后，官方才对这一问题进行探讨。① 将传统医学和"补充"医学（T&CM）纳入卫生保健系统的必要性也被写入2014—2023年世界卫生组织的传统医学战略中。此外，2009年瑞士在宪法修订中将补充医学纳入强制医疗保险计划中。② 中国政府积极推动中国传统治疗方法在西医系统中的应用。2020年6月的白皮书指出，在新冠疫情期间要坚持中西医结合、中西药并用、发挥中医药治未病、辨证施治（中医术语 – 作者注）的原则。将传统治疗方法与西医方法相结合使新冠肺炎患者治愈和康复的有效性超过90%。③ 在SARS–Cov病毒和SARS–CoV–2病毒流行期间，中国通过研究，证明了中药制剂可以有效抑制SARS–Cov蛋白酶的活性。④⑤ 生产中药的公司向意大利、法国、伊拉克、新加坡、多伦多等地捐助了抗击新冠肺炎疫情的药物。⑥ 1993年，

---

① WHA 30.49. Promotion and development of training and research in traditional medicine. Fourteenth plenary meeting, 19 May 1977. (Committee A, third report). Handb. Res. Vol. II (2nd ed.), 1.5; 1.7.

② Стратегии ВОЗ в области народной медицины 2014-2023 гг. [Электронный ресурс]. Режим доступа: https://apps.who.int/iris/bitstream/handle/10665/92455/9789244506097_rus.pdf? sequence=11&isAllowed=y. Дата обращения: 28.07.2020).

③ Канцзи синьгуань фэйянь ицин дэ Чжунго синдун [Действия Китая против эпидемии новой коронавирусной пневмонии] 2020.06. [Электронный ресурс] Режим доступа: http://www.scio.gov.cn/zfbps/32832/Document/1681801/1681801.htm. Дата обращения: 27.07.2020)

④ Wen Ch. et al.,"Traditional Chinese medicine herbal extracts of Cibotium barometz, Gentiana scabra, Dioscorea batatas, Cassia tora, and Taxillus chinensis inhibit SARS-CoV replication,"*Journal of Traditional and Complementary Medicine.* Vol. 1, No. 1,2011, pp. 41–50.

⑤ Yang Yang et al.,"Traditional Chinese Medicine in the Treatment of Patients Infected with 2019-New Coronavirus (SARS-CoV-2): A Review and Perspective,"*International Journal of Biological Sciences.* Vol. 16, No.10, 2020, pp. 1708–1717.

⑥ COVID-19 повысил уровень признания препаратов традиционной китайской медицины // Новости GMP [Электронный ресурс]. Режим доступа: https://gmpnews.ru/2020/05/covid-19-povysil-uroven-priznaniya-preparatov-tradicionnoj-kitajskoj-mediciny/ (Дата обращения: 27.07.2020).

《俄罗斯联邦公民保护法》第57条明确了从事传统医学和传统巫医的权利，而2011年的补充说明提到，具有神秘魔幻性质的服务不属于传统医学，这实际上是对以秘术为基础的传统巫医的约束。[①]因此可以说，在俄罗斯传统治疗方法得到了部分认可，但俄罗斯学界并没有对其进行整合。

总之，我们可以把中西医的碰撞看作是当两者的对立性达到历史性时刻时两种理性和两种认知方式的碰撞。我们看到了西方思维对中医的排斥，也看到了中医思维对西方思维某些表现形式（例如解剖室）的部分抵制。我们推测，西方学者对中医实践的排斥与西方科学对中医成果的接受同时存在，可能与西方秉持不矛盾律，而中国没有这种逻辑定律有关。我们简短地分析了英国译者约翰·弗莱尔（傅兰雅）提出的西医术语汉译原则，发现该原则表现出将整体语言术语化的分析方法，最终这种原则并没有找到自己的立足之地，并逐渐被抛弃。最后，在21世纪我们看到了两种理性相互影响的例子：使用西方发明的科学方法去研究中医的科学遗产为整个科学界的发展，尤其是两门科学本身的发展带来成果。尽管两种科学传统相互融合，但到目前为止，二者均无法取代对方。中医、西医两种医疗方法同时存在。因此，世界卫生组织呼吁对传统医学和"补充"医学（T&CM）进行深入研究。近几十年来，官方一直在探讨两种医学整合的必要性。中医、西医都需要掌握对方的术语和方法，从而展开充分对话。

---

① Харитонова В. И., Янева-Балабанска И. Интеграция медицинских систем–желаемое и действительное (российско-болгарские параллели). // Сибирские исторические исследования. 2017. №4. С. 179-209.

◎学术动态◎

新中国成立以来中医古籍整理与研究述评

刘　鹏　梁天一

摘要：文章回顾新中国成立以来中国共产党领导下中医古籍文献整理的历史进程，对学界既往代表性研究进行述评。既往研究以中医学界为主，基本上是就文献整理而谈整理。个别学者对中医古籍整理历史的梳理，以片段性研究居多。中医古籍整理的历史梳理和学术考察之外，需要进一步阐明中国共产党领导的中医古籍整理活动的有序开展、不断扩大和阶段性变化，与中国共产党在不同时期对于中医和中国传统文化的逐步认识以及中医政策的调整。新中国成立以来中医古籍整理学术研究，从整体上看是为了应对中医古籍整理活动开展的现实需要，将古籍文献整理一般知识与中医学相结合而建构专科古籍整理学术体系的过程。研究人员以中医学专业背景又从事中医古籍整理者为主。未来的中医古籍整理研究，不应该盲目地将规模之大、投入之高作为成果衡量标准，中医古籍整理理论及方法学的建构和完善应该成为更高的追求。

作者简介：刘鹏，广州中医药大学基础医学院研究员，博士生导师，研究方向：中医学术史、中医药文化；梁天一，广州中医药大学基础医学院硕士研究生，专业方向：中医医史文献。

基金项目：广州市哲学社会科学发展"十四五"规划2022年度课题（2022GZGJ276）。

关键词： 中医古籍整理；中医医史文献；中医训诂学；学术回顾；研究述评

中医古籍是中医知识传承、创新与发展的基本载体，中国历史上许多王朝都有整理中医古籍的传统。新中国成立以来，党和国家高度重视中医古籍的整理，对中医的传承发展起到重要的推动作用。新的历史时期，对新中国成立以来中医古籍整理的历史进行全面回顾，系统总结经验，具有重要的现实意义。本文以中国共产党领导的中医古籍整理活动为核心，对新中国成立以来的中医古籍整理进行历史回顾，并对既往代表性学术研究加以述评。以此为基础，围绕中医古籍整理研究的学术化和专业化，进一步对新中国成立以来的中医古籍整理学术研究进行回顾述评，以期能对未来的中医古籍整理与学术研究水平提升有所启迪。

一 新中国成立以来的中医古籍整理及既往研究述评

新中国成立以来，中医事业的发展获得前所未有的历史契机，在此历史背景下，中医古籍整理蓬勃发展。无论是党和国家主导的集体大规模中医古籍整理，各地中医院校等中医行业机构组织的集体整理，还是以中医从业者为主的个人整理，都涌现大量代表性的整理著述。虽然限于篇幅，本文仅对新中国成立以来党和国家主导的几次集体大规模中医古籍整理进行阐发，但并不代表其他形式的中医古籍整理未曾取得很大的成就。实际上，许多知名中医学者如马继兴、尚志钧等毕其一生之力的个人中医古籍整理著作依然是业界"口碑"。主题所限，不再赘述。

中国共产党高度重视中医古籍的整理工作，新中国成立初期，1954年10月26日中央文委党组《关于改进中医工作问题给中央的报告》中便提出"出版中医中药书籍，包括整理、编辑和翻印古典的和近代的医书"①。《1963—1972年科学技术发展规划纲要》中提出"应该整理和注解历代中医名著,并研究中医中药的历史"②的发展规划。截止到1976年,此期间共整理出版医药类古籍581种。③改革开放以来,中医古籍的整理进入快速发展时期。1982年9月,《1982—1990年中医古籍整理出版规划》正式发布,先后两批共整理686种中医古籍。④2010年7月,"中医药古籍保护与利用能力建设"项目正式启动,该项目是新中国成立以来,在1982至1990年先后两批重要中医古籍整理出版工作的基础上,又一次由政府主导、国家财政专项支持的大规模古籍整理工作,历时8年,共整理中医古籍417种。2018年11月,《中华医藏》编纂出版项目正式启动,拟对2289种重要中医古籍进行整理出版,这是继《道藏》《大藏经》和《儒藏》之后又一项重大文化工程。2022年10月,全国古籍整理出版规划小组印发《2021—2035年国家古籍工作规划》,提出推进中华医药古籍总目编纂工作,整理出版《中华医藏》,编纂总目提要,加强珍稀孤本、出土医药文献、专题文献、学术流派和中医药疫病防治史料的系统整理出版,并提出推进中医药古籍专题数据库、中医药知识库等古籍数字化工程建设。

既往对新中国成立以来中国共产党领导的古籍整理的历史研究著述颇多,其中不乏对中医古籍整理的论述,主要涉及不同时期中医古籍整

---

① 中华人民共和国卫生部中医司:《中医工作文件汇编(1949—1983年)》,内部刊印1985年版,第52页。

② 中华人民共和国科学技术部创新发展司:《中华人民共和国科学技术发展规划纲要(1956—2000)》,科学技术文献出版社2018年版,第90页。

③ 贾思琦、李鸿涛、佟琳等:《1949—2019年中医古籍影印整理工作的回顾与展望》,《中国中医药图书情报杂志》2019年第5期。

④ 原计划561种,后据中央指示又调整为592种,加上影印古医书94种,共686种。张如青、唐耀、沈澍农:《中医文献学纲要》,上海中医药大学出版社1996年版,第10页。

理的历程、组织规划、成就和趋势等。①相比较而言，中医业界的医史文献研究者更专注于中医行业古籍整理的历史研究。研究焦点集中在对20世纪60至90年代中医古籍整理政治文化背景与开展实施过程的片段性历史梳理，特别是对1982至1990年两批中医古籍整理的研究。较有代表性的是张效霞《新中国中医古籍整理的历史、成绩与经验》②一文，该文将1949至2010年间中医古籍整理分为1949年到1963年、1964年到1981年、1982年到1992年、1993年到2010年四个时期，进行了较为详细的梳理。但是，文章缺乏对历次整理活动细致全面的比较。在总结新中国中医古籍整理的历史经验时，虽已认识到"政府主持"的意义所在，而且也简单罗列中国历史上由政府主持的中医古籍整理活动，但遗憾的是问题意识和政治意识不够强烈，既未能认识中国共产党领导中医古籍整理与历代所谓政府主持之间的明显差异，也未曾对历次整理活动中党的领导经验的阶段性调整和变化进行比较探讨。实际上，早在20世纪80、90年代，许嘉璐等学者便已明确分析指出中国共产党领导古籍整理与汉唐宋清的极大不同，③但未引起中医学界学者足够的重视与回应。

另外，参加历次中医古籍整理活动的专家学者，其文章著述、回忆录、访谈录等原本应是了解当时历史的重要文献，但鲜有学者回顾总结。例如，1982至1990年中医古籍整理出版规划中的第二批任务，国家实行分片负责、分级管理制度，全国划为十片，十片的学术牵头人皆

---

① 参见诸伟奇：《曲折与前行：新中国前30年古籍整理历程》，《安徽史学》2017年第2期；王育红：《近50年来中国古籍出版的成就、缺失及其对策》，《中国出版》2002年第3期；王记录，丁文：《改革开放40年来中国古籍整理的特征、趋势及问题》，《河北学刊》2018年第5期。

② 张效霞：《新中国中医古籍整理的历史、成绩与经验》，中国庆阳2011岐黄文化暨中华中医药学会医史文献分会学术会议论文集，庆阳，2011年8月，第245—262页。

③ 许嘉璐：《古籍整理的高潮与高峰》，《中国典籍与文化》1992年第1期。

为中医学界的知名老专家学者，但检阅十位学者的著述，除了张灿玾、邓铁涛①外，鲜有语及者。2010至2018年的"中医药古籍保护与利用能力建设"项目，媒体多有舆论性报道，但无论是中医古籍整理本身的学术性回顾和评价，还是从整体上对中国共产党领导与组织此次大型中医古籍整理活动经验的总结，至今未见。

在总结历史成就之外，不少学者也对新中国成立以来中医古籍整理在政策拟定、组织管理、人才培养和整理质量等方面存在的问题进行分析。例如，黄龙祥对新中国成立以来古医籍整理的若干失误进行考察，除了主要从学术角度指出医籍影印版本选择不当、排印本普遍存在妄改删节和校勘方法失误等诸多细节问题外，也从项目组织管理的角度指出，20世纪80至90年代的中医古籍整理虽然规模大、校书人员多，但各自为政，缺乏统筹安排，不仅造成很多重复劳动，而且在很大程度上影响校书质量。②对于2010年以来开展的国家中医药管理局"中医药古籍保护与利用能力建设"大型中医古籍整理项目，项目审稿专家段逸山发现诸多共性问题，并将其归纳为八"不要"，即不要轻改底本、不要"有异必录"、不要视而不见、不要触目皆是、不要张冠李戴、不要"一夫二娶"、不要"乱点鸳鸯"、不要拖泥带水。正如段先生所言，"此次整理工作，参与人数之广，校注书目之多，投入经费之巨，可谓是空前的"。③但也正因如此，参与此项目中医古籍整理的人员结构复杂，水平良莠不齐，许多人甚至从未真正参与过古籍整理，其校注质量参差不

---

① 参见张灿玾：《新中国中医文献整理研究工作简要回顾》，《中医文献杂志》2003年第3期；张灿玾：《中医文献整理研究简议》，《高教战线》1984年第6期；邓铁涛：《对中医古籍整理工作的管见》，载《耕耘集》，上海中医学院出版社1988年版。
② 黄龙祥：《建国以来古籍整理若干问题的初步考察》，载杨牧之主编：《古籍整理与出版专家论古籍整理与出版》，凤凰出版社2008年版。
③ 段逸山：《一"要"八"不要"——中医古籍校注琐议》，《中医文献杂志》2011年第6期。

齐，便也不难理解。从事中医古籍整理者多为中医学专业知识背景者，受过文献学训练的并不多，像训诂这样文献学中的"深水区"更是少有涉足，所以既往出版中医古籍整理著作的整体训诂水平并不高，李戎认为20世纪80、90年代中医古籍大型整理活动中，正是因为训诂学、文字学、音韵学等文献语言学知识储备不足，导致大量"硬伤"产生，并将此大面积科学性或知识性错误称为"群体事件"与"学术灾难"。①另外，诸如古籍调研和利用困难、低水平重复校注、组织保障不足、人才匮乏流失、团队梯队不稳等问题，②也应是未来中医古籍整理活动尤其是集体大型项目迫切需要关注和解决的。

综上所述，对于新中国成立以来中国共产党领导的几次中医古籍整理活动，既往研究以中医学界为主，基本上是就文献整理而谈整理。个别学者对新中国成立以来中医古籍整理历史的梳理，以片段性研究居多，限于2010年之前，集中于20世纪80至90年代，而且重历史进程的线性脉络梳理，既未对中国共产党领导中医古籍整理的历史经验进行全面总结，又缺乏历史观指导下深入、细致的古今对比。实际上，这种研究不足，并不限于中医古籍整理，新中国成立以来中国共产党领导科技类古籍文献整理的历史研究与经验总结，皆未引起足够重视。

基于上述既往研究述评，笔者认为新中国成立以来中国共产党领导的中医古籍整理依然有纵深研究的空间。除了对中医古籍整理的历史梳

---

① 李戎，刘涛:《医籍整理"群体事件"现象、由来及避免其再次酿发的对策思考》，《中医文献杂志》2014年第6期。
② 参见张灿玾:《中医文献整理研究简议》，《高教战线》1984年第6期；蒋力生:《关于中医古籍文献整理研究的思考与对策》，《江西中医学院学报》1997年第4期；秦葆平:《中医古籍整理出版的现状与对策》，《大学出版》1998年第4期；严少卫:《中医古籍整理工作忧患多》，《健康报》2009年7月31日第2版；严少卫:《中医古籍文献整理工作困难重重》，《中国卫生》2009年第11期；王尊旺:《中医古籍重复整理问题刍议》，《中医文献杂志》2017年第3期；陈仁寿:《中医药古籍整理现状与关键问题探析》，《南京中医药大学学报》(社会科学版) 2022年第3期。

理和学术考察之外，需要进一步阐明新中国成立以来中国共产党领导的中医古籍整理活动的有序开展、不断扩大和阶段性变化，这与中国共产党在不同时期关于中华优秀传统文化发掘、继承、弘扬以及创造性转化与创新性发展的一系列政策和举措密切相关，其中也蕴含了中国共产党在不同时期对于中医的逐步认识以及中医政策的调整。未来研究还可围绕以下几个方面重点展开：

第一，中国共产党领导中医古籍整理的政策规划、组织实施与运行管理及其变迁。不同历史时期，中国共产党领导中医古籍整理的政策制定、组织实施、管理运行等有所调整和变化。因此需要重点分析历次中医古籍整理活动中，从中央到地方各部门的领导、组织和协调，中医古籍整理出版领导小组和项目办公室的设立，古籍整理质量监控机制的制定，出版机构的设置，经费的支撑与保障，中医古籍整理专门研究机构的建立和中医古籍整理专业人才的培养等关乎中医古籍整理出版整个过程得以顺利开展的各个环节。既往研究对以上问题虽有零散论述，但不够全面详尽，缺乏细致的相互比较。

第二，历次中医古籍整理的书目选择、整理形式、规范拟定及其相互比较。历次中医古籍整理的差异，并不仅仅体现在时代背景、政策背景和组织实施方式等方面。从古籍整理的专业层面而言，历次中医古籍整理的侧重以及整理的具体方法皆有所不同。这就需要在古籍整理学术史视野下，重点分析历次整理书目的选择标准，影印、校注、语释、点校、校释、编校等不同整理体例形式的侧重与选择，整理细则与规范的拟定等，并加以比较。

第三，中国共产党领导的中医古籍整理与中国古代王朝主持中医古籍整理的历史比较。中国古代不乏政府主持的中医古籍整理活动，但无论是整理目的、整理规模与组织实施，还是具体的书目选择和整理方法，皆与中国共产党领导的中医古籍整理呈现巨大差异。在这种古今差异对比的基础上，既要进一步总结中国共产党领导中医古籍整理的特色和优势所在，也要反思不足并从历史上的中医古籍整理活动中汲取经验。

在此基础之上，可以进一步从充分认识中医古籍历史文化与学术价值的重要性、加强党的领导与组织协调、注重中医古籍规划制定与阶段性推进、注重中医古籍整理学科建设与人才培养等方面，总结中国共产党领导中医古籍整理的基本经验。

二 中医古籍整理学术研究回顾

新中国成立以来中医古籍整理的蓬勃发展，既得益于党和国家政策的大力支持，也离不开中医古籍整理学术意识的凸显和学术水平的整体提升。换言之，在良好政策环境的大背景和前提下，中医古籍整理大规模实施的关键在于学术层面对于中医古籍整理的意义诠释、学术建构和具体执行，以及从学科建制的高度对中医医史文献学科的建设和专业人才的培养。因此对新中国成立以来党和国家领导的中医古籍整理活动的研究，必须将党史政策研究和中医古籍整理学术研究结合起来进行综合考察，方能有更为全面的理解。

中医古籍整理研究的学术化和专业化，出现在20个世纪80年代前后，这与党和国家领导下的中医古籍整理活动是同步的。奠基之作当属马继兴的《中医文献学基础》[1]，正如马先生在自序中所言，"长期以来历代中医药学者，文史学者在中医文献研究方面虽然进行了很多工作，积累了不少宝贵经验，但大都限于分散的零星资料和文章，尚未见到系

---

[1] 1971年内部油印，后不断修订，1981年内部铅印出版。

统归纳的专书"①，该书的出版在中医古籍文献整理、研究、利用方面无疑具有开创性。1990年马继兴在该书基础上公开出版《中医文献学》②，将中医文献研究的有关内容分成中医文献范畴（即中医目录学）、中医学源流论（即中医文献史）、中医文献结构论（即中医文献版本）和中医文献方法论（即中医文献研究法）4个部分。《中医文献学》印出后曾受到广大中医院校的重视，多次翻印，并在1985年由国家中医药管理局组织全国11所中医学院以本书为基础编写了正式教材出版。③此外，孙光荣《中医古籍整理入门》④等也从一定程度上缓解了20世纪80年代中医古籍整理出版规划实施初期参考书缺乏的问题。20世纪80年代末以来，陆续涌现一批中医文献学著述和教材，如秦玉龙编著的《实用中医文献学》⑤、史常永编著的光明中医函授大学教材《实用中医文献学》⑥、徐国仟等主编的《中医文献学概论》⑦、张灿玾编著的《中医古籍文献学》⑧、张如青等主编的《中医文献学纲要》⑨等，标志着中医医史文献学科不断发展壮大，中医古籍整理专业化发展愈趋成熟。

从学术渊源上看，中医古籍整理是古籍整理理论与具体方法在中医古籍专科领域的引入与拓展，主要涉及目录、版本、校勘、训诂、辑佚等。目录学作为门径之学，20世纪80年代以来编写的《中国分省医籍

---

① 马继兴：《中医文献学基础》"自序"，中医研究院内部铅印1981年版，第1页。
② 马继兴：《中医文献学》，上海科学技术出版社1990年版。
③ 国家中医药管理局主编：《中国中医药科技成果获奖项目汇编》，中医古籍出版社2003年版，第75页。
④ 孙光荣：《中医古籍整理入门》，中医古籍整理河南湖北湖南协作片印1984年版。
⑤ 秦玉龙：《实用中医文献学》，南开大学出版社1987年版。
⑥ 史常永：《实用中医文献学》，光明日报出版社1989年版。
⑦ 徐国仟主编：《中医文献学概论》，中国医药科技出版社1994年版。
⑧ 张灿玾：《中医古籍文献学》，人民卫生出版社1998年版。
⑨ 张如青，唐耀，沈澍农：《中医文献学纲要》，上海中医药大学出版社1996年版。

考》①、《中国医籍通考》②、《全国中医图书联合目录》③、《中国中医古籍总目》④等代表性中医目录学著述，依然是中医学术史研究的必备参考，影响极大。其他如《中国医籍提要》《中医古籍珍本提要》等，限于篇幅，不再遍举。上述中医书目基本上限于中医古籍范畴，而2014年李成文等编写的《现代版中医古籍目录》则收录1949至2012年国内出版机构新出版的中医古籍3300余种，还收录2种以上合集刊印的中医古籍340种，可补前述中医古籍目录之缺。除了中医专科目录的编纂之外，大量中医古籍的目录学研究文章、目录学与中医学术传承发展的探讨性文章等，更是不胜枚举。

关于中医古籍的版本学研究，1987年马继兴的《经典医籍版本考》⑤是同时期影响较大的专著，其所著《中医文献学》与其他中医文献学著述相比而言，对不同历史时期代表性中医古籍版本源流的考证与梳理尤显精深。其他如吉文辉等主编的《中医古籍版本学》⑥，也是较有影响的中医古籍版本学专著。版本考证和源流梳理作为古籍整理的前提，自然是中医古籍整理著作校注说明或校注后记的重点内容。前述中国共产党和国家组织的几次大型中医古籍整理活动所出版的整理著作，质量普遍较高，这与广备众本、考证深入、选本精当密不可分。诚然如此，黄龙祥等学者依然尖锐指出版本鉴定工作的薄弱影响了中医古籍整理的质量，他对于《针灸甲乙经》《针灸大成》等诸多中医古籍版本的考证

---

① 郭霭春主编：《中国分省医籍考》上，天津科学技术出版社1984年版；郭霭春主编：《中国分省医籍考》下，天津科学技术出版社1987年版。
② 严世芸主编：《中国医籍通考》，上海中医学院出版社1990—1994年版。
③ 中国中医研究院图书馆编：《全国中医图书联合目录》，中医古籍出版社1991年版。
④ 薛清录主编：《中国中医古籍总目》，上海辞书出版社2007年版。
⑤ 马继兴：《经典医籍版本考》，中医古籍出版社1987年版。
⑥ 吉文辉、王大妹主编：《中医古籍版本学》，上海科学技术出版社2000年版。

文章发人深省。①此外，中医古籍稿抄本研究，如段逸山等主编的《中医古籍珍稀抄本精选》②《上海地区馆藏未刊中医钞本提要》③等，孤本、善本研究，如《中医古籍孤本大全》④《中医珍本丛书》⑤等，出土医学文献研究，如马继兴《中国出土古医书考释与研究》⑥、沈澍农《敦煌吐鲁番医药文献新辑校》⑦、王兴伊《新疆出土涉医文书辑校》⑧等，海外中医文献研究，如曹洪欣主编的《海外回归中医古籍善本集萃》⑨、郑金生主编的《海外回归中医善本古籍丛书》⑩等，皆取得丰硕的成果。

中医古籍校勘历代有之，积累了不少传统经验，在《中国古籍校勘史》⑪等综合校勘史著作中有所涉及。1988年杜同仿曾在《中华医史杂志》发表《中医古籍校勘史简述》略作介绍。2014年王旭东撰文指出，中医古籍校勘史的研究"尚未有人全面而系统的进行。文学界已有文学书籍校勘史的专著，而中医学方面还是一个空白点"⑫。遗憾的是，至今仍未引起中医学界足够的重视。现代中医古籍校勘方法基本上是陈垣先生"四校法"的综合使用，前述中医古籍文献学著述中皆有详论。与其

---

① 黄龙祥：《中医古籍版本鉴定常见问题例说》，《文献》1998年第2期。
② 段逸山，吉文辉主编：《中医古籍珍稀抄本精选》，上海科学技术出版社2004年版。
③ 段逸山：《上海地区馆藏未刊中医钞本提要》，上海科学技术文献出版社2017年版。
④ 薛清录主编：《中医古籍孤本大全》，中医古籍出版社1996年版。
⑤ 中医古籍出版社影印：《中医珍本丛书》，中医古籍出版社1983年版。
⑥ 马继兴：《中国出土古医书考释与研究》，上海科学技术出版社2015年版。
⑦ 沈澍农：《敦煌吐鲁番医药文献新辑校》，高等教育出版社2016年版。
⑧ 王兴伊，段逸山：《新疆出土涉医文书辑校》，上海科学技术出版社2016年版。
⑨ 曹洪欣主编，郑金生，柳长华副主编：《海外回归中医古籍善本集萃》，中医古籍出版社2005年版。
⑩ 郑金生主编：《海外回归中医善本古籍丛书》，人民卫生出版社2003年版。
⑪ 罗积勇，李爱国，黄燕妮：《中国古籍校勘史》，武汉大学出版社2015年版。
⑫ 王旭东：《医书校勘浅识》，《中华中医药学会第十六次医史文献分会学术年会暨新安医学论坛论文汇编》，黄山，2014年8月，第66—69页。

他学科的古籍校勘相比较而言，依据医理的校勘无疑是中医古籍整理更为重要的专业要求。正因如此，不少学者撰文强调医理校勘的重要性和审慎性，如邓铁涛对20世纪80年代国家中医古籍整理提出的建议中倡导应重视医籍整理与临床工作的联系，认为"所谓理校，有些问题必须符合临床之理"[1]。新近黄龙祥发表文章《中医古籍校勘的新思考与新探索》[2]，结合典型实例，剖析当前中医古籍校勘中存在的问题，并从古籍校勘的目标定位、版本考察、校勘方法的应用等方面探寻失误的根源，提出中医古籍校勘的新思路和新方法，很有启迪意义。他在文中所问"新中国成立以来，历次中医古籍整理的重大项目似乎都没有留下几行指引本领域研究者继续前行的清晰脚印，没能发挥其应有的引领和示范作用。问题何在？"可谓当头棒喝，值得深思。现行的《中医古籍整理规范》[3]应当吸纳文史界古籍校勘的最新成果及时修订，方能更有效地指导中医古籍整理的实践。

训诂研究向来艰深，中医界的专门研究显得不足，也在情理之中。黄作阵博士学位论文《近30年中医训诂研究》（北京中医药大学，2006年）将钱超尘称为"中医训诂学的奠基人和开拓者"。钱先生所著《中医古籍训诂研究》[4]、《内经语言研究》[5]以及陈竹友《简明中医训诂学》[6]、王筑民等《中医古籍训诂概论》[7]等，皆是中医训诂学研究影响较

---

[1] 邓铁涛：《对中医古籍整理工作的管见》，载《耕耘集》，上海中医学院出版社1988年版，第36—38页。

[2] 黄龙祥：《中医古籍校勘的新思考与新探索》，《中医文献杂志》2021年第1期；《中医古籍校勘的新思考与新探索（续）》，《中医文献杂志》2021年第2期；《中医古籍校勘的新思考与新探索（续完）》，《中医文献杂志》2021年第3期。

[3] 中华中医药学会：《中医古籍整理规范》，中国中医药出版社2012年版。

[4] 钱超尘：《中医古籍训诂研究》，贵州人民出版社1988年版。

[5] 钱超尘：《内经语言研究》，人民卫生出版社1990年版。

[6] 陈竹友：《简明中医训诂学》，人民卫生出版社1997年版。

[7] 王筑民，辛维莉：《中医古籍训诂概论》，贵州教育出版社1994年版。

大的代表性著作。黄作阵的博士论文评价他们"构筑了中医训诂学的理论体系，奠定了中医古籍训诂学的理论基础，开创了中医古籍训诂的新局面"①，并不为过。而后，钱先生的弟子王育林所著《中医古籍考据例要》②、沈澍农《中医古籍用字研究》③等，学界皆有不错的反响。特别是沈氏一书对中医古籍"异位字"的阐发与研究，颇具新意。

  历代中医古籍多有散亡，医书辑佚肇始于宋而盛于清，有很好的历史传统，张如青《论古医籍辑佚》④系列文章已有梳理和总结。新中国成立以来，影响较大的中医古籍辑佚代表性学者有范行准、尚志钧、马继兴等。三位先生的辑复著作，如范行准辑佚的《范东阳方》等晋唐方书⑤、尚志钧辑复出版的《唐本草》等历代本草文献⑥、马继兴《神农本草经辑注》⑦，可谓是新时期中医古籍辑佚的代表作。特别是马继兴的《神农本草经辑注》，由辑注和研究两部分组成，辑注部分辑、校、注并举，研究部分则详尽论述辑复《神农本草经》的研究思路和辑注方法等有关问题，具有方法论层面的指导意义。该书曾荣获1998年国家科技进步二等奖。其他如冯汉镛《古方书辑佚》⑧、高文柱（铸）辑校《小品

---

  ① 黄作阵：《近30年中医训诂研究》，博士学位论文，北京中医药大学，2006年，第62页。
  ② 王育林：《中医古籍考据例要》，学苑出版社2006年版。
  ③ 沈澍农：《中医古籍用字研究》，学苑出版社2007年版。
  ④ 张如青：《论古医籍辑佚》，《医古文知识》1997年第3期；《论古医籍辑佚（续一）》，《医古文知识》1997年第4期；《论古医籍辑佚（续二）》，《医古文知识》1998年第1期；《论古医籍辑佚（续三）》，《医古文知识》1998年第2期。
  ⑤ 参见梁峻等主编：《范行准辑佚中医古文献丛书》，中医古籍出版社2007年版。
  ⑥ 参见尚志钧：《本草人生：尚志钧本草文献研究文集》，上海中医药大学出版社2007年版。
  ⑦ 马继兴：《神农本草经辑注》，人民卫生出版社1995年版。
  ⑧ 冯汉镛：《古方书辑佚》，人民卫生出版社1993年版。

方》①等著述及文章②，不再枚举。

综上所述，新中国成立以来中医古籍整理学术研究，从整体上看是为了应对中医古籍整理活动开展的现实需要，将古籍文献整理一般知识与中医学相结合而建构专科古籍整理学术体系的过程。研究人员以中医学专业背景而后又从事中医古籍整理者为主。这些因素决定了新中国成立以来的中医古籍整理整体水平并不高。严格来讲，整理过程中也未曾真正形成独特的方法论体系。正如黄龙祥所言，"古籍校勘的理论及方法学的完善，需要整个校勘学界的共同努力，中医人也应在这方面做出自己的贡献"③。这应是中医古籍整理的宏大目标，但扪心自问，我们的贡献还极为有限。未来的中医古籍整理研究，不应该盲目地将表面的规模之大、投入之高作为成果衡量标准，中医古籍整理理论及方法学的建构和完善应该成为更高的追求。

三　当前中医古籍整理的深层思考

新中国成立以来中医古籍整理活动的蓬勃发展，既直接得益于中国共产党领导扶持中医发展的良好政策氛围，也与中国共产党在不同历史时期对于传承发展中国优秀传统文化的认识的不断深入密切相关。中医古籍整理规模不断扩大，财政投入加大，从一个侧面体现了中国共产党对于中医和中国传统文化的逐步认识以及中医政策的调整。因此，新中国成立以来中医古籍整理的历史研究与经验总结，不能离开对这个背景性政策环境的深刻理解而孤立地就整理而谈整理。

---

① 高文铸辑校：《小品方》，中国中医药出版社1995年版。
② 参见解博文：《清以来中医古籍辑佚发展研究》，硕士学位论文，中国中医科学院，2017年。
③ 黄龙祥：《中医古籍校勘的新思考与新探索（续）》，《中医文献杂志》2021年第2期。

与历史上的中医古籍整理相比，新中国成立以来中医古籍整理无论是规模，还是整理形式的多样化，的确是今非昔比，取得的成绩也有目共睹。但是，诸如低水平重复、整理水平不高等问题也非常突出。甚至可以看到，中医政策扶持和大量财政经费的投入非但未带来想象中的中医古籍整理水平的整体提高，反而是整理者队伍的临时搭台、鱼龙混杂与短视逐利。需要深刻反思的是，面对中医古籍整理前所未有的历史机遇，我们是否已有足够的准备和能力去把握这种机遇？如果没有的话，未来一段时间中医古籍整理是否不需要盲目追求表面的规模和繁荣，而应转为对内涵质量建设的强调？中医古籍整理本属中医业界的"小众"，清醒地认识到这个问题，并非妄自菲薄，而是提醒我们培养一支真正的队伍要比拉队伍、拿项目更为重要。

另外，如何处理好中医古籍整理与古籍利用之间的平衡，并非易事。当前中医临床依然是中医的主体和核心，临床医生关注的是如何利用好中医古籍，将其中的理论与经验应用于临床。国家中医药管理局等各级中医管理部门强调的"读经典 做临床"，也从侧面表明了中医业界关注中医古籍的焦点所在和最终目的。因此，尽管大家并不否认高水平的整理是利用中医古籍的重要前提，但普遍并不关注甚至是轻视中医古籍的校注整理。许多参与中医古籍整理项目的人，甚至也觉得中医古籍整理非常简单，无非是找个版本比对文字异同而已，人人可做。这些认识既拉低中医古籍整理著述的质量水准，也影响中医医史文献学科的长远发展。由此便也不难理解，相比于中医古籍校注著作的大量出版，甚至是"人人可为"型的低水平重复出版，中医古籍文献整理的学科理论研究著述明显不足，其中的创新性著作更是少之又少。

在回顾历史成就之余，直面和深思上述问题，总结正反两方面经验，才能让中医古籍文献整理与研究有更为坚实的长远发展。

▌学术动态▐

理学如何影响后期中医学的演进？
——《宋明理学与中医理论嬗变》评述

张立恩 李 颖

摘要：在中国传统学术史上，经学与中医学构成两个重要的分支。经学对传统学术的统摄性决定了经学形态的演进必然引起其他学术分支学术形态的演进。就中医学而言，理学这一经学的新形态，对后期中医学的嬗变产生了重要影响。就学界研究现状来看，有关理学对中医学影响的整体性、系统性研究亟待展开。《宋明理学与中医理论嬗变》以总论加个案研究的形式，阐述理学的思想方法与学风、哲学范畴、道德伦理等方面对后期中医学嬗变的影响，首次对上述问题做了较为系统的研究，在问题意识、研究方法、研究内容上均有所推进。

关键词：宋明理学；中医学；经学；易学

引 言

在中国传统学术史上，经学与中医学构成两个重要的分支，这一点透过《汉书·艺文志》等官私书目的分类即可看出。《汉书·艺文志》列

作者简介：张立恩，哲学博士，西北师范大学哲学学院副教授，研究方向：宋明理学；李颖，哲学博士，西北师范大学马克思主义学院讲师，研究方向：宋明理学。
基金项目：国家社会科学基金重大项目（21&ZD055）；西北师范大学青年教师科研能力提升计划项目（NWNU-SKQN2022-28）。

理学如何影响后期中医学的演进?
——《宋明理学与中医理论嬗变》评述

《六艺略》《诸子略》《诗赋略》《兵书略》《数术略》《方技略》,其中《六艺略》论儒家之六经,《方技略》论医药养生。后世官私书目基本遵循《汉书·艺文志》的这一分类原则,这一分类原则不仅代表对传统学术分支的划分,也表明在传统学术之中,儒家经学与医药养生等其他分支之间所具有的一种内在统属关系,即经学统摄其他门类。在此意义上,儒家经学的发展与演进无疑对其他传统学术分支具有不言而喻的重要影响。事实上,在中国学术史上,随着经学的发展及其学术形态的转进,其他学术分支亦随之形成新的学术形态。比如,理学这一肇端于中唐,形成并大盛于宋元明时期的新经学形态的出现,对于同期其他学术分支的发展即产生了不可忽视的重要影响,促使其形成新的学术形态,而中医学即是其中之一。因此,从理学与中医学互动的角度展开对宋元明时期中医学的研究就成为一个非常必要的研究路径。然而,学界现有的对这一课题的研究多表现为总体概述或个案式专篇研究,①缺乏整体性、系统性的研究成果。正如有论者在考察晚近有关理学对中医学影响的研究后所指出的:

> 有关理学对中医学影响的研究,研究的学者还相对较少、研究的深度还相对肤浅、研究的角度还相对狭窄、研究的内容还相对笼统、研究的医家还相对分散、研究结论还相对空泛。这些都需要我们在以后研究中更加重视予以克服,并不断完善。②

可见,有关理学对中医学影响的整体性、系统性研究亟待展开。曲阜师范大学哲学系姚春鹏教授新著《宋明理学与中医理论嬗变》(以下简称"姚著")在很大程度上可以弥补这一缺憾。姚著分十个部分,包括

---

① 这方面的综述可参赵蕊等:《宋明理学对中医学的影响研究述要》,《河北中医药学报》2021年第2期。
② 赵蕊等:《宋明理学对中医学的影响研究述要》,《河北中医药学报》2021年第2期。

绪论、结语及主体内容八章。全书以总论加个案研究的形式对宋、金、元、明时期理学对中医学产生的各种影响做出分析，在问题意识、研究方法以及研究内容方面，都在前贤研究基础上有所推进。

一　问题意识与研究方法的创新

如上所述，对后期中医学的研究必然涉及理学与中医学的互动，而对这一问题的考察，既要考虑理学的形成与演进对中医学发展所产生的影响，同时还应考察中医学的发展对理学演进的推动。对此，作者有清楚的认识："从客观的实际情况说，宋明理学与中医学之间存在着相互作用的复杂关系，而不是单一的宋明理学影响中医学或中医学影响宋明理学的情况。"①但如果同时展开以上两个方面的探讨，未免所涉庞杂，流于浮泛，因此，作者提出："本书所要着力解决的问题是宋明理学对中医学产生的各种影响。至于中医学对宋明理学的影响问题则不在讨论之列。"②就此而言，本书具有非常明确的问题意识。

就本书的整体构思来看，作者对宋明理学的思想方法与学风、哲学范畴、道德伦理对中医学演进所产生的影响都有论及。同时又以宋至明的医学家刘完素（字守真，自号通玄处士）、张从正（字子和）、李杲（字明之）、朱震亨（字彦修，人称丹溪先生）、孙一奎（字文垣，号东宿，别号生生子）、赵献可（字养葵，号医巫闾子）、张介宾（字会卿，号景岳，别号通一子）七人为例，阐述理学如何由浅入深地影响中医学发展的逻辑进程。作者指出：

---

① 姚春鹏等：《宋明理学与中医理论嬗变》，山东大学出版社2021年版，第1页。
② 姚春鹏等：《宋明理学与中医理论嬗变》，山东大学出版社2021年版，第1页。

理学如何影响后期中医学的演进？
——《宋明理学与中医理论嬗变》评述

本书尝试从宋明理学与中医学关系亦即哲学与医学关系的角度来理解中医学及其理论的发展变化。刘完素、张从政、李杲把易学思维引入中医学，以易理解医理，开理学与医学结合之先河。这是宋明理学影响中医学的第一阶段。朱丹溪是朱熹四传弟子许谦之徒、集理学家与医学家于一身，是宋明理学与中医学关系史上的关键人物。朱丹溪把周敦颐太极论和朱熹理学以及张载气学的思想比较全面、系统地引入医学，创新了医学理论，成为引理学入医学的第一人。进入明代，理学与医学互动向着更深入、实质的方向发展，出现了很多理学与医学兼通的儒家和医家。其中，在理论方面做出创造性贡献的是：孙一奎、赵献可和张介宾。他们把理学自然哲学的核心概念——太极，引入中医学发展出太极命门理论。到张介宾提出太极三说，标志着理学与中医学互动的逻辑终结。[①]

依此可见，姚著试图对理学如何影响中医学演进的课题进行整体性、系统性的研究，具有鲜明的创新意识。

如上所述，在传统学术之中，经学对其他各个学术分支具有理论统摄作用，从现代学术意义上来看，这种统摄性在一定程度上可以被视为哲学与具体科学之间的关系，[②]这一点在宋明理学与同期的其他学术分支的关系上表现尤为明显——不仅自中国哲学学科建立以来，宋明理学

[①] 姚春鹏等：《宋明理学与中医理论嬗变》，山东大学出版社2021年版，前言第2页。

[②] 哲学体现为对智慧的追问和沉思，而对智慧的追问和沉思又展开为多维的层面，比如冯契先生曾指出，哲学的智慧沉思主要表现为认识世界和认识自我，亦即其所谓"广义认识论"的四个问题：一是感觉能否给予客观实在？二是科学知识如何可能？三是逻辑思维如何把握具体真理（首先是世界统一原理、宇宙发展法则）？四是理想人格如何培养？（冯契：《中国古代哲学的逻辑发展（上）》，东方出版中心2009年版，第25页）经学作为传统学者对人自身和宇宙世界的一种沉思，表现着传统思想家对理想社会秩序、理想人格、道德理想、价值理想以及涵养致知工夫的探求，显然包含着哲学的品格。

就构成其研究之主流和大宗,而且事实上,宋以后包括中医学在内的各个学术分支的发展几乎都是在理学影响下的产物。理学与中医学之间的如上关系,既涉及对哲学与具体科学之间关系的理解,也关涉如何看待理学与中医学之间的关系,这就需要运用比较研究方法加以考察。事实上姚著对此有充分自觉。就哲学与科学的关系而言,作者指出:

> 中国古代思想文化中哲学与科学的关系和西方古代或现代的哲学与科学的关系有同也有异。哲学和科学这两个概念是源自西方文化的,并不是中国传统思想文化中固有的概念。严格的原本意义上的哲学和科学在中国传统思想文化中是不存在的。作为智慧之学中国古代是存在的,孔子就曾经自称"哲人"。但是西方形态和方法的哲学,在中国古代是没有的。西方哲学是以思辨和逻辑推理为根本方法的。中国古代思想文化不能说没有思辨的和逻辑的东西,但与西方意义上的思辨和逻辑差距还是相当大的。①

尽管作者认为中西思想中有关哲学与科学的理解有异,但他同时指出二者并非不可比较。他认为在某种程度上可以将西方思想中哲学与科学的关系理解为中国传统学术中道与术的关系:

> 与哲学和科学相当的中国古代的概念是"道"与"术"。"道"与"术"的关系是"道"决定"术","术"表现"道"。"道"是"术"的灵魂,"术"是"道"的载体。道术一体不可分离。②

---

① 姚春鹏等:《宋明理学与中医理论嬗变》,山东大学出版社2021年版,绪论第3—4页。
② 姚春鹏等:《宋明理学与中医理论嬗变》,山东大学出版社2021年版,绪论第3—4页。

理学如何影响后期中医学的演进?
——《宋明理学与中医理论嬗变》评述

依此,作者认为,理学与中医学之间的关系就可以视同于哲学与科学亦即道与术的关系。

> 从一般意义上的哲学与科学的关系来探讨哲学与医学的关系,从现代的意义上说,主要是思维方式和方法论的影响;而从西方古代的意义上说,则是考察自然哲学如何渗透和影响医学理论的建构;在中国古代的意义上,则是考察"道"是如何决定和影响"术"的形成和运作的。①

不过,作者强调:"宋明理学与后期中医学的关系所涉及的方面则远较上述复杂。"依此可见,作者对中西学术中哲学与科学的理解并非流于浅层的异同比较,而是对双方内涵有着较为深入的认识。

此外,要阐述后期中医学在宋明理学影响下的发展进程,就不仅要阐明此期医学家的医学理论,还必须经由纵向比较研究,揭示不同时期中医学在理学影响下的理论承继及其转进。事实上,这一部分内容构成姚著的重要方面。就继承的方面而言,如其论张从正医学思想对刘完素思想的继承:

> 张从正的医学思想,远则取法乎《素问》《伤寒论》,近则独宗刘完素。观其娴熟于汗下吐三法,并从六气分证,又倡导"三消当从火断"之说,其学宗于河间(金元四大家之首的刘完素,河北河间人,人称刘河间或河间)者实多。②

刘完素在论证火热病机时多次引用《易传》的"燥万物者,莫

---

① 姚春鹏等:《宋明理学与中医理论嬗变》,山东大学出版社2021年版,绪论第2页。

② 姚春鹏等:《宋明理学与中医理论嬗变》,山东大学出版社2021年版,第75页。

燥乎火"之论。子和私淑刘完素，也认同其火热为病的病机，特别是对"三消"的认识更是如此。①

又如其论赵献可有关命门位置的认识，指出赵氏此说对刘完素《素问玄机原病式》中所主命门为"小心说"有所继承：

> 其对命门位置之认识，如"在两肾各一寸五分之间，当一身之中，为真君真主"，"即《太极图》中之白圈"。在《内经》中，是《素问·刺禁论》说的自上数下十四节，自下数上七节，"七节之旁，中有小心"之"小心"。早在刘完素《素问玄机原病式》就引杨上善《太素》注指命门为小心，率先提出了命门为"小心说"；李时珍《本草纲目》卷三十胡桃条也曾提到过"在七节之旁两肾之间"的记述。这说明赵献可的这一论说，学有渊源。②

就批判的方面而言，如作者指出，张从正认为疾病的发生都是由于外邪侵入人体而至，治疗上主张攻击邪气，创汗、下、吐三法，而朱震亨则对此说有所反省：

> 朱丹溪在深入学习《内经》及仲景《伤寒论》的基础上觉悟到张子和学术观点的偏颇性。后遇其师罗知悌"因大悟攻击之法，必其人充实，禀质本壮，乃可行也。否则邪去而正气伤，小病必重，重病必死……于是定为阴易乏，阳易亢，攻击宜详审，正气须保护，以《局方》为戒哉！"③

---

① 姚春鹏等：《宋明理学与中医理论嬗变》，山东大学出版社2021年版，第84页。
② 姚春鹏等：《宋明理学与中医理论嬗变》，山东大学出版社2021年版，第199页。
③ 姚春鹏等：《宋明理学与中医理论嬗变》，山东大学出版社2021年版，第110页。

又如，在病机理论上，刘完素主张火热为病，提出"六气皆能化火"之说，朱震亨认为人体在正常状况下表现为"阳有余，阴不足"，疾病是人贪纵食色，阴虚火动而致，作者指出，赵献可对刘完素和朱震亨的以上理论提出反省：

  赵献可好学深思，精通《易经》，擅长医术，学遵李杲、薛立斋。赵献可对薛立斋之说十分推崇，对"造化以阳为生之根，人生以火为生之门"（《医贯序》）有深刻领会，以温养命火为主，反对刘完素"六气皆从火化"和朱丹溪"阳常有余"的观点。

就发展的方面而言，如作者提出，朱震亨在医学传授上为刘河间一系，并通晓张从正、李杲之说，"但是丹溪并未拘执师说，而是在自己临床经验的基础上，结合朱熹的王道政治思想，提出了王道治疗观。"[①]

可见，作者对宋明理学影响中医学演进的阐述，是力图通过对医学家思想的客观描述和纵向比较来呈现。正是基于这种研究方法，使得姚著对宋明理学影响下中医学演进的逻辑过程的把握成为可能。作者提出，从刘完素、张从政、李杲把易学思维引入中医学，到明代张介宾太极三说的提出，标志着理学与中医学互动的逻辑终结。

二 研究内容的推进

姚著认为"宋明理学对后期中医学的影响包括：思想方法与学风、哲学范畴、命题和道德伦理三个方面。"[②]并着重探讨了宋明理学的自然

[①] 姚春鹏等：《宋明理学与中医理论嬗变》，山东大学出版社2021年版，第151页。
[②] 姚春鹏等：《宋明理学与中医理论嬗变》，山东大学出版社2021年版，第51页。

哲学范畴、命题对后期中医学理论发展的影响问题。在此方面，姚著也有所创新，限于篇幅，以下仅以其对刘完素的分析为例，评述其有关宋代易学对后期中医学嬗变的影响。

众所周知，对《周易》的新诠构成新儒学重建儒学的重要方式，理学家对《易》在经典诠释中的运用及其因引《易》而发展出的格物、穷理等理论学说，对宋元明时期其他学术分支的发展也产生了重要影响。姚著指出，在后期中医学上，理学对其影响首先体现在"将易学思维引入中医学，以易理解医理，开理学与医学结合之先河。"[①]其代表人物为刘完素、张从正、李杲。姚著认为，刘完素"是金元医家引易言医的第一人"[②]，并将其思想概括为"易、儒、医三教合一的医易学"。作者还提出，张从正所主为"三才互通医易学"，李杲所主为"升降交通医易学"。这些观点对于推进有关刘完素、张从正、李杲医学思想的理解不无裨益，而且作者有关三者思想特点的以上说法，并非只是一种宣称，而是做了深入的论证，体现出作者绵密的哲学思辨功底。

比如，关于刘完素，学界一般多关注其所代表的河间学派的治学方法、学术争论、学术流派的形成所受理学影响及其"火热论"借鉴理学"动则属阳"的观点，[③]对于其医学与宋儒研易之关系，其医学基本主张与理学基本观念之间的关系，则未有详细的分析与论证。在这方面，姚著展示出其理论推进之功。

关于刘完素学说的分析，作者不仅重构刘氏的观点及其论证，并指出刘氏对易理在其医学实践中的运用。比如有关刘氏"医教源自伏羲的医易观"，作者首先依据刘氏《素问玄机原病式》"夫医教者，源自伏

---

① 姚春鹏等：《宋明理学与中医理论嬗变》，山东大学出版社2021年版，前言第2页。
② 姚春鹏等：《宋明理学与中医理论嬗变》，山东大学出版社2021年版，第61页。
③ 赵蕊等：《宋明理学对中医学的影响研究述要》，《河北中医药学报》2021年第2期。

羲"及《周易·系辞上》"古者包牺氏之王天下也，仰则观象于天，俯则观法于地，观鸟兽之文，与地之宜。近取诸身，远取诸物。于是始作八卦，以通神明之德，以类万物之情"之说指出，刘氏将易学与医学视为同源于伏羲。其次，作者认为刘氏区分了"大道"与"常道"，以易学为大道，而以医学、儒学等分支为常道，"大道是普遍永恒的道，而常道则是某一特殊领域的道，常道是大道的发展，大道是常道的根据"，"易学与其他学术是体与用、源与流的关系"①。再次，作者指出，刘氏认为五运六气为其医学纲领，五运六气学说则源出于易道。由此，姚著对刘氏"医教源自伏羲的医易观"做了较为恰切的论证。

不过，如果仅仅言及以上所述，只能说明刘氏医学受易学影响，还不能说明刘氏医学与理学之关系，而且影响其医学之易学与理学有何种关系？这种易学是否可以被置于理学视野之中？如此种种，皆需明辨。

对于前者，作者指出："刘完素虽然没有直接提及当时的理学家的思想，但正是因为其深受理学浸染，才对医学与易学的关系提出了如上的深刻见解，这从其论述中是清晰可见的。"②同样，作者对其说亦做出论证，他认为刘完素所谓医教者"本乎大道，发乎自然之理"的"理"与《黄帝内经》所云"理"有所不同，而与理学所谓"理"则具同一性，"在《内经》中，'理'字仅出现几次，是在条理、分理的意义上使用的，表示规律的意义用'道'字，刘完素'理''道'并用，显然是理学风气使然。"同时，他认为刘氏对"大道"与"常道"的区分亦同于理学有关太极与具体事物之理的区分，"刘完素对'道'有'大道'和'常道'的划分，说明他已经认识到虽然在各个不同领域存在着不同的'道'或'理'，但整个自然界有一个根本的'道'或'理'，所谓

---

① 姚春鹏等：《宋明理学与中医理论嬗变》，山东大学出版社2021年版，第62页。
② 姚春鹏等：《宋明理学与中医理论嬗变》，山东大学出版社2021年版，第63页。

'理合自然，本乎大道'。这与理学家的认识是一致的，应该是受到了理学这一主流思想影响的结果。"

对于后者，作者提出，理学对后期中医学的影响首先表现为医学家受宋儒研易风气的影响而将易学思维引入医学，以易理解医理，其称："理学家为了建构理论体系的需要皆深研《周易》，前面已经论及，理学家大多都有研易之作。理学重视《周易》的风气逐渐波及各个学术领域，医学自不例外。况且，医学与易学本来就有内在的本质联系，受理学影响，医家谈易之风日盛。"①

此外，作者从"以易理原道、原脉，论阴阳""以易道论天人一理""以易理论火热病机及治疗之理"三个方面分析了刘氏对于易理在其医学实践中的运用。经由此例分析可见，作者对刘完素医学受理学影响的分析，不仅包含基本的医学观，也包括具体的医学实践，从而对上述问题做了较为系统的分析。

结　语

综上所述，姚著对当前中医学研究领域的前沿课题——理学对中医学的影响，做了整体性、系统性的研究。在研究方法上，作者对中西比较方法的运用，使之具有一种中西比较的视野，从而为其从哲学与科学的视角分析理学对中医学的影响奠定基础。同时，作者对宋至明时医学家思想分析，纵横比较，从而使之能够对后期中医学在理学影响下的发展转进做出较为合理的分析归纳。就研究内容而言，姚著着重探讨了宋明理学的自然哲学范畴、命题对后期中医学理论发展的影响，作者将这一过程大体分为两个阶段，即引易入医以易理诠释医

---

① 姚春鹏等：《宋明理学与中医理论嬗变》，山东大学出版社2021年版，第29页。

理与引入理学理气论等思想诠释医学。就其对理学家研易对中医学嬗变的影响的分析来看，作者不仅重构医学家的观点及其论证，并指出其在医学实践中对易理的运用，从而对这一问题做了较为全面和深入的分析。就此而言，在理学影响后期中医学发展的研究领域，姚著属于具有领先地位的学术成果。

▌学术动态▌

海外中国医学史研究路径、趋势和方法
——《劳特利奇中国医学手册》评介

胡冬敏

内容摘要：由罗维前教授、徐源（Michael Stanley-Baker）等合编，凝结数十年心血，集结陈明、黄龙祥、李建民、宋玄英（Fabrizio Pregadio）、韩嵩、方小平等49位来自不同领域的学者共同参与撰写的《海外中国医学史研究路径、趋势和方法：劳特利奇中国医学手册》（*Routledge Handbook of Chinese Medicine*），因应当下研究趋势和研究热点，于2022年6月正式出版。该著以七个子话题为线索，分别是：中国古代医学制度和传统的形塑、疾病与疗愈、饮食和性、灵性与正统宗教的修炼、汉语文化圈的医学世界：相互关联的多样性传统、广大的移民社群、与现代性协商。《海外中国医学史研究路径、趋势和方法：劳特利奇中国医学手册》集结英文世界最新研究成果，议题主要集中在中国医学知识史的构建、传播与嬗变，近代中医和民族主义与国家建构，中医的现代性生成。《海外中国医学史研究路径、趋势和方法：劳特利奇中国医学手册》利用多元研究资料，细致精微地阐释能力，多维研究视角，跨学科的研究方法，打破内外史研究壁垒，对当下中国医学史研究

作者简介：胡冬敏，复旦大学、剑桥大学联合培养博士研究生，研究方向：中国史、医学史、全球史。

极具启发意义。

关键词：海外中国医学史；趋势和方法；医学制度；罗维前

如何界定中医概念的畛域？这似乎是一个习而不察的暗默知议题。如果将地缘政治的"中国"和多元性概念的"医学"术语拆解，应当如何理解？组合在一起又作何解答？中国医学的概念是否就等同于中医，又和传统医学有什么区别呢？这不仅仅是语义之谜。在中国，在没有来自其他地方可以识别和具有不同形式的医学出现之前，并没有出现"中医"中文术语。逮至17世纪和18世纪的耶稣会士和外科医生带来的欧洲医学影响，医学被迫承认差异，本土医学产生身份认同危机。西洋医学传入中国之前，只有"医学"或"药"的术语，没有被冠以任何帝国或国家的名称。

欧美学界对中国医学史的研究兴起于20世纪七八十年代。研究方向大致可分为两类取径：一类是以李约瑟为代表的学者反思欧洲中心论，拓展科学史的研究边界，力图探寻中国历史中的"科学史"与欧美科学史加以比较研究，探索中华文明发展的内在本源；另一类则是因为西方医学实践中替代疗法的兴起，中国医学提供一种完全不同于现代生物医学的治疗体系，吸引医学从业者从事中医实践诊疗活动，推动中医知识在西方社会的传播。在这两种背景下，中国医学常常被描述为一个连续统一的、理性的医学体系，相关论述也集中在中国医学的核心概念与西方医学的比较上。[①]美国史学界开始反思"冲击－回应说"，强调从中国发现历史。社会学、人类学以及西方史学文化转向，中国医学本质论、争论的看法受到挑战。历史学、人类学者率先

[①] TJ Hinrichs, New Geographies of Chinese Medicine, *Osiris*, Vol.13, 1998, pp.287-325.

反思"中医"（Traditional Chinese Medicine）知识概念形塑的历史进程，认为中医是特殊的政治社会背景中构建的概念，"中医"作为一个术语形成是晚近的事，当代中医的理论和实践也是近代以来被创造或重新发明。①

因应当下研究趋势和研究热点，2002年6月，英国劳特利奇出版社出版了由罗维前（Vivienne Lo）教授，徐源（Michael Stanley-Baker）教授、杨德秀（Dolly Yang）合编，凝结数十年心血，集结陈明、黄龙祥、李建民、玄英、韩嵩、方小平等49位来自不同领域的学者共同参与撰写的《海外中国医学史研究路径、趋势和方法：劳特利奇中国医学手册》（Routledge Handbook of Chinese Medicine）（以下简称《劳特利奇手册》）。该专著以七个子话题为线索，篇幅多达700多页，徐徐铺陈，其七个子话题分别是：医疗制度和传统的形塑、疾病与疗愈、饮食和性、灵性与正统宗教的修炼、汉语文化圈的医学世界：相互关联的多样性传统、广大的移民社群、与现代性协商。该专著集结大量从事历史学、人类学、考古学等领域的最新研究成果；研究方法上既关注内史，又兼顾外史；既回溯历史上的医学，又关照当下疫情研究的现实需求；研究资料上广征博引，利用大量古代医学文献，研究主题具有当代学术价值和实践意义。

主编罗维前教授，现为伦敦大学历史系教授，是伦敦大学中国惠康中心召集人。研究领域涉及中国史、医学史和科学技术史、针灸的社会文化史，并在食物与药物、运动疗法等领域深耕多年，已培养20多名

---

① Paul U. Unschuld, *Medicine in China: A History of Ideas*, Berkeley: University of California Press, 1985; Judith Farquhar, *Knowing Practice: The Clinical Encounter of Chinese Medicine*, Boulder, Routledge: Westview Press, 1994; Elisabeth Hsu, *The Transmission of Chinese Medicine*, Cambridge: Cambridge University Press, 1999; Bridie Andrews, *The Making of Modern Chinese Medicine, 1850-1960*, Honolulu: University of Hawai'i Press, 2015.

从事中国医学史领域的硕士和博士研究生。通过翻译中国上古和中古时期的文献，阐释她对丝绸之路传播的科学知识传播观点。此外，她还关注医学和保健的视觉文化、图像医学史、出土文献医学史。副主编徐源教授现担任新加坡南洋理工大学李光前医学院人文学院历史系和医学人文系助理教授。他关注中医和宗教的关系，尤其是道教，研究早期的帝制时期以及当代的华人社区。目前，他正在完成一本关于医学和宗教作为中国相关实践类型的专著，通过制作数字人文工具和数据集，探究医学在时空、知识和语言边界上的迁移。第三位编者杨德秀现为台湾中研院博士后研究员，主要研究隋唐时期运动疗法的医学建制。无论是对医学史感兴趣的读者，还是从事医学史研究者、医学从业人员都可以从书中选取自己感兴趣的方向阅读抑或了解。

一　问题的提出：何为中医？

为什么一个具有中国文化特质，与中华文明同源的医学在今天仍然适用？阴阳、五行、气，这些术语塑造中国悠久、连贯的医学传统想象的医学哲学思想。阴阳五行是中医学理论体系的重要构成部分，是理解宇宙中的现象及其变化，人体的结构和功能、阴阳的发生和发展、疾病和治疗原则的哲学思想。张家山汉简、马王堆汉墓医书和淳于意诊籍所记录的阴阳五行和身体系统的对应，显示早期中国医学治疗的多元化。阴阳五行学说在汉代盛行，董仲舒融合阴阳五行思想，主张天人感应，反映汉王朝维护其统治秩序的需求。[①] 中医经典被描述为史前时期所揭示的真理，经由黄帝与大臣们的交谈传达出来，历史学家的研究已经取

---

① Vivienne Lo, "Michael Stanley-Baker, An Introduction," in Vivienne Lo, Michael Stanley-Baker with Dolly Yang eds., *Routledge Handbook of Chinese Medicine*, London and New York：Routledge, 2022, pp.13-22.

得长足进步。许多医学文献的作者确实利用黄帝与他的大臣的辩论作为一种修辞手段,目的不是要表达其争议的不同观点,而是将这些知识统一化。强调身体和国家为小宇宙的观点,在这种情况下,皇权被视为是上天"自然的"授权给在位的统治者,这个权力可以触及每个人的内心深处。李约瑟将这一观点描述为"有机体"(organic):将身体的生理和功能与一国统一为主要政治目标联结成一致性,旨在消除对皇权施展威信的障碍,并将统治者置于该权力的中心,就像是心脏,而将明智的大臣及其执行功能想象为五脏六腑及其活动。

气在英语中被解释成一种奇异的、不可理解的、无法解释的神秘力量。在中文世界里,气不仅彰显物质世界和未显现世界之间的神秘统一,而且在中国医学实践以及其他前现代科学中扮演着各种角色。气在医学文本中有万千化身,语法中的气、声音和象形文字中的气、气的概念的出现、气作为修身的媒介、政治宇宙:气和五行、早期医学书写中的气、《黄帝内经》中的气。人类学者研究认为,气作为一种语言代码发挥作用,在中医从业者之间提供社会和智力的连贯性,并汇集多种认识世界的方式。①

考古资料作为传世文献的"二重证据",有助于确定古籍成书年代,梳理解读古籍内容,辑复散佚古籍。近年来,新发现的医学考古材料,如云梦睡地虎、里耶秦简、周家台、张家山、马王堆、老官山汉墓医学简、北京大学藏汉代医简等,使得"重访"医学文献经典成为可能。与充满经典黄帝语料库的理论驱动的经典针灸理论相比,出土医学文献证明实践层面的医学技术已取得实质性"经验"进步。从这些古墓葬出土的药方和方药文献中,可以识别出中国早期已经使用的药物和复杂的方

---

① Michael Stanley-Baker, Qi 气: A Means for Cohering Natural Knowledge, in Vivienne Lo, Michael Stanley-Baker with Dolly Yang eds., *Routledge Handbook of Chinese Medicine*, London and New York: Routledge, 2022, pp. 23-38.

剂。①古代中国独有的处方至今仍保留下来，如癃（一种泌尿系统疾病）的复杂处方至今仍在使用。丝绸和竹简上的医学文本证实古典医学中各式各样的身体治疗、药物和配方的传统，而这些传统与古代贵族们的日常生活实践是相互并存的。其中，也出土了大量历史悠久的医学传统和身体修炼实践的最早证据，如药物采集、针灸、房中术、呼吸冥想和具有治疗效果的运动，如导引。一些医学实践并没有成为正统医学而存留下来，但在其他方面，例如导引、按摩和针灸，被后来的官方医疗机构，如隋唐的太医署，纳入官方医学教育体系中。②

命理学是早期和中世纪中国日常生活中预防疾病、协调身体元气的重要思想，构成中医传统延续和发展的基石。古典中医文本证明了古代世界的数字连续性与医学实践相关的人体概念变化之间的创造张力。通过精选不同世纪以来积累的不同文本和传统，古代儒者和医学家利用与数字相关的线索来理解创新。在对依赖药物疗法的担忧与日俱增的时代，自我保健是公共卫生建设和经济选择的有效模式。自7世纪起，政府倡导治疗性锻炼，即导引。导引一词的解释及其在实践中的意义在不同的语境中发生迁移。到隋代（581—618），贵族、郎中、道教和佛教僧侣在内的广泛的社会群体都积极参与实践、发展和传播导引疗法，隋炀帝（604—618）在太医院聘用太医钻研导引术，由巢元方主持修纂的《诸病源候论》记载了大量"养生导引法"，标志着导引术在治疗应用上的全面成熟。

域外学者认为，中国医学知识史的转型时期集中在宋以降的时段，

---

① Vivienne Lo and Gu Man, *Re-envisioning Chinese Medicine: the View from Archaeology,* in Vivienne Lo, Michael Stanley-Baker with Dolly Yang eds., *Routledge Handbook of Chinese Medicine,* London and New York：Routledge, 2022, pp.51-71.

② Dolly Yang, "Therapeutic Exercise in the Medical of Practice of Sui China, (581-618CE)," in Vivienne Lo, Michael Stanley-Baker with Dolly Yang eds., *Routledge Handbook of Chinese Medicine,* London and New York：Routledge, 2022, pp.109-119.

又以明初为断限，分为宋到明初和明清两个阶段。① 公元前3世纪至公元3世纪期间，药物治疗文献与官方赞助的经典医学文献不同，并未得到广泛流通，仅限于医者内部传播。公元4世纪到10世纪，医学知识一度向日本拓展，并逐渐形成体系。当时，医药文献包含大量药品，但相对缺乏辨别力，药方主要是治疗疾病而非辨证治疗。因此，这些文本的作者在每种疾病下列出相应药方，但没有说明药方的功效。宋朝是一个医学知识变革时代，印刷术的广泛应用推动医学知识向民间扩散，陆路贸易和海上贸易的拓展促使贸易者获得前人不易获取的新药物知识，通过科举考试进入官僚体系的儒家士大夫对医学的兴趣增长，更加重视医学在社会统治中的地位。在此背景下，本草文献的标准化以及规范医学学说被纳入药物和配方的特征和效果的讨论中。在官方政府主导下，前所未有的修书计划促使医学知识的集中化、标准化和混合化。宋代药物文献的整理大致分为两个阶段：第一阶段包括印刷和传播早期文献；第二阶段则是标准化，校正医书局在修订刊刻医学经典的过程中认识到书籍版本的混杂性，决定通过发起一项全国范围的药物知识调查来更新和革新本草文献。尽管官方政府组织下的医学本草文献得到统一，医生们察觉政府印制的处方中记录的不一致信息，与他们在几代医学实践中积累的临床知识以及跨越医学理论和药物治疗实践之间的差距。在12和13世纪，药物治疗与经典宇宙学、生理学和病理学相结合。作为现存最早的医学著作，《黄帝内经》的知识构建亦是如此。《黄帝内经》最早见于《汉书·艺文志》，与《黄帝外经》《扁鹊内经》《扁鹊外经》《白氏内经》《白氏外经》《旁篇》合称为"医经七家"。在生产、传播、汇编和演绎

---

① 学术界视宋代为医学关键转型期。相关英文论著主要有：Leung, Angela Ki-che., "Medical Learning from the Song to the Ming," in Paul Jakov Smith, *The Song-Yuan-Ming Transition in Chinese History*, Harvard University Asia Center, 2003, pp.374-398; Volker Scheid, *Currents of Tradition in Chinese Medicine, 1626–2006*, Seattle, WA: Eastland Press, 2007; Asaf Goldschmidt, *The Evolution of Chinese Medicine: Song, 960-1200*, London and New York: Routledge, 2009.

的过程中，作为经典医学知识的内经文本既在形成权威，也在改变权威的意涵。书籍制作技术的变化、可获得的权威类型以及执业者对书籍的性质和用途所做的不同假设，影响医学文本知识"层累构造"。①

二 重访历史：中国古代诊疗技术的书写

望闻问切是中国传统医学的诊断技术，最早记载于《黄帝八十一难经》，脉诊和舌诊是传统中医重要的诊断学方法。司马迁在《史记》载淳于意"诊籍"二十五则，详细注明病人姓氏、居所、职业、病状和方药，采用"切脉"和"望色"两种方式，是我国现存最早、最完备的医案②。明清以后，温热家兴起，舌诊的发展渐进高潮，《石山医案集》表明舌诊在明代的推广与应用。③17世纪，传教士入华带来解剖学知识，解剖学与中国人在身体概念方面相互冲突。舌诊和诊脉的科学化证明欧洲客观视觉文化对中国医学的影响。随着1950年代中医学院的现代化、规范化和科学化，借助现代仪器和图像提升舌诊准确性，使其具有更高的可信度。舌诊与脉诊也是当今世界各地中医医院和诊所最常见的诊断方式。

医案作为医学知识文本的载体是透视医学知识构建的视角之一。医案或是由医生书写，或是由学生编纂，记录医生行医过程和临床遭遇，蕴含着医学文本形成的社会文化背景，医学理论发展阶段和特定的医学

---

① Oliver Loi-Koe, "Ancient Pulse taking, Complexions and the Rise of Tongue Diagnosis in Modern China," in Vivienne Lo, Michael Stanley-Baker with Dolly Yang eds., *Routledge Handbook of Chinese Medicine*, London and New York: Routledge, 2022, pp. 163-180.

② 冯文林:《〈史记·扁鹊仓公列传〉的治疗学思想》,《医学与哲学》(人文社会医学版),2007第6期。

③ Grant, J., *A Chinese Physician: Wang Ji and the Stone Mountain Medical Case Histories*, London: Routledge Curzon, 2003.

实践。①商朝甲骨文已可见踪迹，但是直到明代才形成固定的医学文本形式。费侠莉认为，医案为我们理解历史上对疾病与治疗方案，以及医学知识的形成和争议有着重要的意义。②唐代，方剂学研究兴盛，自宋以降，医案愈发成为实用性医学写作体裁。宋代名医许叔微（1079—1154）所著《伤寒九十论》，记载他运用仲景方法论诊治伤寒病证的90个典型案例。宋元以后，儒医为证明其行医正当性，强调文本知识在医学中的作用，通过塑造身份构造"医不三世，不服其药"的形象，医家撰写辞藻精美的医案，编纂百科全书式名医病例选集。明代科举制度调整、农作物种类和产量的增多，人口大幅度增长、工业的兴盛，新兴富裕商人阶层增多、阡陌交通联系促进流动性以及出版业的持续繁荣，识字士绅人数的增加，使得医学知识生产进入繁荣时期。在儒医合流思潮的影响下，儒家价值观成为医学史叙述的标准模式。明清以降，医案保存的内容和形式发生变化，成为展示个体医生如何就医学规范的权威与他们的实际医疗实践经验之间的差异进行协商的文本诠释。蔡九迪（Judith T. Zeith）对孙一奎个案的考察，表明医案写作和出版是在特定的社会和思想环境中传播和阅读。③医案既是医学知识载体，也是教学工具，医案故事中嵌入的理论和实践，使读者能够辨别医生在特定时间的临床实践中应用的理论基础。

除官方医学文本外，近年来民间方书和手抄本所揭示的民间医学知

---

① Nancy Holroyde-Downing, "Case Records, Yi'An（医案）," in Vivienne Lo, Michael Stanley-Baker with Dolly Yang eds., *Routledge Handbook of Chinese Medicine*, London and New York: Routledge, 2022, pp. 181-188.

② Charlotte Furth, "Producing Medical Knowledge through Cases: History, Evidence, and Action," in Charlotte Furth, Judith T. Zeitlin and Ping-chen Hsiung eds., *Thinking with Cases: Specialist Knowledge in Chinese Cultural History*, Honolulu: University of Hawaii Press, 2007, pp.125-151.

③ Judith T. Zeitlin. "The Literary Fashioning of Medical Authority: A Study of Sun Yikui's Case Histories," in Charlotte Furth, Judith T. Zeitlin and Ping-chen Hsiung eds., *Thinking with Cases: Specialist Knowledge in Chinese Cultural History*, Honolulu: University of Hawaii Press, 2007, pp.169-202.

识吸引研究者的注意。在中国传统行医实践中,行医治疗的思想和实践比文人医学传统的印刷文献中传播的思想应用更为广泛。医学手抄本提供一种独特的视角,揭示各种治疗方式和医生之间的流动界限,否则就会被众所周知的传统所遮蔽。40多年前,文树德从中国收集上千份明清时期的医学方书和手稿,收藏于柏林国家图书馆和民族学博物馆,并与中国医史学者郑金生开展合作研究。通过对民间手抄本的考察可以发现,民间疗法的诊治技术包括简单的药物疗法、穿刺和烧灼、手术、产科和堕胎、民间食疗和巫术疗法。与文人医学及其强调详尽的宇宙学和病理生理学理论的正统医学相比,民间医学及其疗法的构成因素是实用的和神奇的宗教,治疗必须容易获得且有利可图,疗效取决于经验、信仰。针灸和药剂学与神奇的治疗密切相关,民间医学和文人医学作为一个整体呈现交集。即使是受过医学教育的普通医生的日常诊疗活动,也充满实用和经济的考虑或魔法宗教观念,包括使用道地药材、肮脏的物质、单一成分的食谱、穿刺技术或仪式。①这些诊疗方法不仅出现在各种文学体裁中,在医学书籍也有所体现,并且手抄本使得"自下而上"的中国医学史方法研究成为可能。

图像史研究作为一种新的研究方式,以图证史有助于推动医学知识史和书籍史的研究。理解中国古代针灸学说,除文字形式的经络说,图表和针灸铜人是帮助理解古代穴位的工具,具有重要的学术意义和价值。②直到唐代,传统明堂图大多是说明全身穴位的总图,明堂图与"铜

---

① Nalini Kirk, "Folk Medicine of the Qing and Republican Periods: A Review of Therapies in Unschuld's Berlin manuscripts," in Vivienne Lo, Michael Stanley-Baker eds., *Routledge Handbook of Chinese Medicine*, London and New York: Routledge,2022, pp. 282-300.

② Huang Longxiang and Wang Fang, "Acupuncture Illustration," in Vivienne Lo, Michael Stanley-Baker eds., *Routledge Handbook of Chinese Medicine*, London and New York: Routledge,2022, pp.189-205.黄龙祥对针灸的研究亦可参见,黄龙祥:《图说针灸》,人民卫生出版社2011年版;黄龙祥主编:《中国针灸史图鉴》(上下),青岛出版社2005年版。

人图"构成现存针灸图集的大部分内容。此类图像用于显示穴位在穴道上的位置，而不是说明穴道系统。明堂流派可分为三大类：穴位总图、十四经穴位图以及按类型或疾病分类的穴位剖面图和图表。宋代，现存铜像上的全身针灸图在医学教育和医学实践中的作用愈发显要，并且在针灸史上取得标志性地位。黄龙祥通过梳理唐代明堂三联图、针灸图像及其图解、十四经穴图、通道图、十通道示意图、十二常规通道示意图、救生书通道图解、络脉图、经络和皮部的正规通道，提出所谓经脉、络脉理论，实际上是根据各种不同流派的经验，对同一现象的不同解释，而经络的概念只是经典经络学说的一个辅助假设。[1]现存经络图尚未得到充分研究，通道图的意义和价值尚未得到充分解释，现代科学对肌筋膜和结缔组织的重视都表明针灸图像史研究的现实需求和未来可能性。

西方传统观点认为解剖学源于古希腊，是西方的知识系统所独有的，并且在启蒙运动之后加速发展，解剖也被视为近代医学进入现代化的尺度。事实上，中国很早就存在探察身体内在的传统。外科具有双重含义，其一是描述身体物质成分的疾病，最常见的是皮肤和肉体。同时，外科也具有现代汉语"手术"的意思。双重含义源于外部疾病的特殊历史，肌肉、解剖学知识和外科手术之间的相互关系构成古代外科手术的概念。因此，中国古代外科包含中国人对医学身体的看法，这些观点以肉体为导向，换句话说，就是中医所谓的"肌肉凝视"。脓，即体液化脓的病理变化，导致肉质溃烂，是我国外科实践记载的重点。宋元时期，解剖学知识解释日趋复杂，与本土修身文化或养生观念相结合，形成"滋养生命"的意涵。外用药物总是难以治疗以脓为表现的疾病。因此在抗生素或麻醉剂尚未出现的时代，以治疗"受感染的肉"为目的

---

[1] Huang Longxiang and Wang Fang, "Acupuncture Illustration," in Vivienne Lo, Michael Stanley-Baker eds., *Routledge Handbook of Chinese Medicine*, London and New York：Routledge, 2022, pp.189-205.

的手术一直持续到 20 世纪，在此之前，在世界任何地方外科手术诱发的危险都不可避免。

三 古今之辨：疾病概念的历史演义

近几十年来，疾病的相关定义引起了学术界的广泛关注。传统社会对"疫"和"灾"的疾病史书写一直是模糊不清的，而现代疾病史的书写与西方医学密切交织。1870年代，云南鼠疫暴发期间，外交官埃米尔·罗彻（Émile Rocher）和英国医生万巴德（Patrick Manson）基于临床症状的观察，就鼠疫的疾病概念达成一致，以确定鼠疫病因和传播途径。在其后的40年里，西方传教士医生、学者和科学家在撰写中国《海关医报》，编撰《中国疾病》和医学字典，为统一疾病名称做出了最早的尝试，旨在将更多元化的中国疾病概念转化为定义更狭隘的西方医学等价物。自然现实主义努力使过去的中国疾病概念与新的生物医学解释相匹配。

韩嵩通过梳理中国疾病历史编纂学脉络，认为历史行为者以及历史学家、人口学家和人类学家都在对流行病做回顾性诊断，在此过程中揭示了疾病概念在过去和当下一样错综复杂。历史参与者和现代学者发现通过对流行病的分析，可诊断当代问题产生的根源，为现实发展提供借鉴和参考意义，如疾病引发社会秩序的断裂以及国家治理失败。医学史学家越来越多地从历史概念的角度来探索晚清时期的流行病学。[①]

自晚清以降，困扰着医生和知识精英的复杂问题之一是如何澄清中国和欧洲语言疾病术语之间的对应关系。以经典医学论文中的"霍乱"

[①] Marta Hanson, "Late Imperial Epidemiology Part 2," in Vivienne Lo, Michael Stanley-Baker eds., *Routledge Handbook of Chinese Medicine*, London and New York: Routledge, 2022, 2022, pp.245-262.

一词为例，在中医中通常将急性呕吐和腹泻当作霍乱，即现代医学上的一种由细菌弧菌引起的传染病。疾病术语概念的界定不仅涉及适当的翻译问题，而且反映出20世纪和21世纪试图整合中国医学和生物医学疾病认识论的困难。然而，在历史科学中，如果想要从过去自己的角度理解过去，简单地将中国古代疾病术语与现代疾病术语相匹配是不可持续的。有必要将疾病与疾病的症状区分开来。了解历史上的疾病需要完善我们对产生独特疾病术语的文化系统的理解，而跨时间和翻译匹配疾病症状可能相对更可行。断腿或者尿频很容易表达和理解，但我们怎么能知道2000年前的人经历的疼痛的程度和性质，这不是一门精确的科学，疾病的识别及其与疾病的区别始终是一个取决于多种因素合力的结果。①

在中国早期，医学典籍中的疯和癫两个概念经常混淆。癫和狂的病态经常用作同源术语来讨论，即阴阳不平衡，或气虚。其中，狂为阳，癫为阴。当疯成为解释中古中国各种失调的致病因素时，癫、狂和痫也不例外。然而，在12和14世纪，中国医学取得了空前的发展，主要是因为金元时期的医学家们的工作为疾病带来了新的解释模式，例如痰热的综合病因学，不仅适用于一般疾病，而且特别适用于疯狂。此外，人们越来越关注情绪与疯狂之间的关系。不仅女性不稳定的情绪状态，而且她们潜在的性挫折，尤其是一些男性医生强调的，无论是爱情疯狂的症状（例如过度拥抱）还是色情梦和"恶魔胎儿"的症状。对性和性行为的主流社会态度强烈支持这种医学判断，有助于塑造近代以来癫、狂的多种病因和病理观。随着医家愈发重视病因学解释中的七情说，疯病的范畴逐渐淡出，部分重新形成新的疯病话语，特别是在法律话语中。在关注癫、狂症的情源的医家中，王肯堂尤其值得一提，因为他将癫、

---

① Lu Di, "History of Disease," in Vivienne Lo, in Vivienne Lo, Michael Stanley-Baker eds., *Routledge Handbook of Chinese Medicine*, London and New York：Routledge, 2022, pp.217-229.

海外中国医学史研究路径、趋势和方法
——《劳特利奇中国医学手册》评介

狂、痫等几种情志归为史无前例的"心境"范畴，并仔细区分它们之间的差异，王肯堂所揭示的内容被视为中国前现代"精神疾病"的证据。陈秀芬认为王肯堂并没对将此类疾病的概念区别于身心整体论中的"精神疾病"，因为他们的精神综合征通常伴随着一种躯体综合征。中国古代医家并没有创造出"精神病学""疯子"和"精神病院"在前现代中国存在的条件，但是，他们的欧洲同行在19世纪之前已经创造出此类概念并将其在随后的世纪引入中国。传统中医倾向用草药、针灸、艾灸等来治疗癫、狂和各种情志失调，只有极少数医家尝试应用内经、金元大师的情感疗法和谈话疗法。除缺乏西方身心二元论之外，没有出现专门治疗精神病患者的医疗机构也反映了这样一个事实，即前现代中国的医疗保健系统直到明清晚期仍然是个松散、毫无系统性的组织。在某种程度上，发掘中国古代癫和狂的病史有助于解释现代中国人喜欢用生理术语来表达精神疾病的原因。借助于精神疾病的精神病学和医学人类学方法，有助于分析古代精神病学，例如，所谓的躯体化（somatisation）综合征和"文化束缚"（culture-bound）综合征。①

尽管当前在中国流行病史书写的自然主义、现实主义方法重新抬头，鼠疫杆菌遗传学取得突破，但通过历史概念透视流行病嬗变过程是理解疾病的历史的重要维度②。例如，希拉里·史密斯（Hilary Smith）的《被遗忘的疾病：中医转化的疾病》一书讲述了自4世纪以来中国疾病概念"脚气"（jiaoqi）的多重含义的悠久历史，事实上，19世纪具有现代疾病概念的脚气病既迥异于中国传统医学史，也区别于西方医学语境的"脚气"概念。如何打开"被遗忘的疾病"脚气的历史，揭示了西方帝

---

① Chen Xiufen, "Pre-modern Madness," in Vivienne Lo, Michael Stanley-Baker eds., *Routledge Handbook of Chinese Medicine*, London and New York: Routledge, 2022, pp.230-244.

② Marta Hanson, "Late Imperial Epidemiology Part 2," in Vivienne Lo, Michael Stanley-Baker eds., *Routledge Handbook of Chinese Medicine*, London and New York: Routledge, 2022, pp.263-281.

国主义给东亚带来的社会、政治和经济变化。希拉里·史密斯回顾了流行病学的缺陷："脚气的历史表明，事实上，19世纪脚气病的爆发是反映帝国主义和工业化兴起的新现象，正如同时代大规模流行的天花、斑疹伤寒、肺结核和疟疾"。研究疾病史有助于准确地理解目前正在形成的现代权力分配如何帮助塑造全球疾病以及西医如何在治疗一些疾病的同时，也强化帝国等级制度。① 通过晚清和现代中国的流行病史研究，同时为世界流行病史开辟新的视野，为当下流行病研究提供新思路。

四 传统与现代：中国饮食文化与性

史学史的反思也是"食物和性"这一部分的一大特色。在现代人看来，中国的饮食传统似乎联系着仪式、宗教、性知识和魔法的历史。中国的饮食知识与其说是一套信仰，不如说是一种共同的社会实践，普通人可以在其中获得一定的专业知识。老一辈的中国人仍然关心他们吃什么，那些尚未完全被快餐文化所吸引并接受新式饮食保健传统的年轻人也是如此。除了奢华的宫廷宴席，人们的日常生活食用五谷杂粮、青菜、蒸食、肉食。治疗性饮食包括米饭和小米粥、多种不同类型的芸苔属植物和木耳浆果汤，以及易于老年人消化的慢煮食物。传统的中国饮食不仅注重个人体质，而且提供一个框架来测试自己适合何种饮食，它也是一种在全球范围内可持续的饮食。现代医学痴迷于将临床或实验室"证据"作为公共卫生建议的唯一标准，不应否定传统饮食文化。当循证医学传统只能提出"每天五种水果和蔬菜"的普遍秩序，而不能证明公共卫生运动确实改变行为时，我们必须从别处寻找功效，寻找可以成

---

① Hilary A. Smith, *Forgotten Disease: Illnesses Transformed in Chinese Medicine*, California: Stanford University Press, 2017.

功转化为实践的营养理念，其目标不仅仅是保持我们的身体机能。①

本草与食物史研究是一个新兴研究角度。学者对本草的研究多集中在李时珍和《本草纲目》，研究方法主要集中在本草分类学方法上。蒙古学研究专家保尔（Paul D. Bell）另辟蹊径，从本草和食物考察《本草纲目》《救荒本草》中的食物知识和本草方中的域外药物文化交流史。②中国的药物学受到中国礼仪和哲学思想的影响，尤其是与道教相关的思想融合在一起。汉唐后，医学本草得以系统编纂，饮食的书写模式更加复杂。纯粹的药物都是通过体液特性构成的分类系统识别的。反过来，这些特性与预防类别和疾病相匹配，这些疾病的性质和预后也以体液术语表达。譬如《救荒本草》与强调同样食品的医学重要性的平行信息结合起来。总共列出大约400种来自树木和草药的食物或药物，并配有精美的插图，以便识别和使用这些树木和植物。明初家庭百科全书《居家必用事类》包含许多食谱和生产发酵剂等产品的"操作方法"指南。南宋时期，国家分裂和政局动荡，经济重心的南移，本草和营养学文本的印刷形式变得更加复杂。与道教大师陶弘景相关的写作文集是集中在南方的新中世纪复杂性的一个例子。到他那个时代，道教及其炼金术传统构成中国医学的有机组成部分，尤其是其本草传统。另一个复杂的影响是佛教医学传入中国，它不仅带来了自己的体液传统，还带来了大量的印度和西方药物以及具体的佛教治疗方法，包括食疗方法。

性别与身体知识是一种社会与知识构建的产物，与此同时，身体与

---

① Vivienne Lo, "Chinese Traditional Medicine and Diet," in Vivienne Lo, Michael Stanley-Baker eds., *Routledge Handbook of Chinese Medicine*, London and New York：Routledge, 2022, pp.320-327

② Paul D. Buell, "Food and dietary medicine in Chinese Herbal literature," in Vivienne Lo, Michael Stanley-Baker eds., *Routledge Handbook of Chinese Medicine*, London and New York：Routledge, 2022, pp.328-336.

性别观念也形塑医疗实践和性别关系。早期的性知识文本产生于约公元前200年至公元1000年之间，文本中的基本思想、概念、理论和实用建议不断被重新书写和演绎。① 费侠莉在《繁盛之阴》中吸收和融合了医学史、身体史和女性史的相关研究。② 探讨《黄帝内经》中所描述的身体，认为中医处于阴阳关系中的男女身体与西方医学中的"单性"身体明显不同，是"双性"身体。基于此观点，她通过梳理宋明时期妇科医学的发展，探讨中医是如何由经血来构建其医学身体上的女性以及宋以后妇科医学的转向，即从强调经血的主导作用逐渐转向关注生育过程中的个体。女性生育在医学理论中虽然已经引起了医家的关注，但是实际生育过程中，仍然被视为污秽的象征，女性身体也最终在繁衍生命和生育过程中承受了双重张力。《繁盛之阴》的创新之处在于破除传统医学史的藩篱，把医学史的相关话题置于社会历史的脉络中加以考察。③ 梁其姿对此书给予极高的评价，她认为《繁盛之阴》延伸了医疗史和性别史领域空间，尤其为10世纪以前中国妇女医疗史研究开拓了新思路。④

女权主义研究视角有助于拓宽中医史学的范畴，包括助产士到女治疗师的女性从业者的描绘、女性医学的发展、性别身体的医学话语和性别化的身体技巧。根据斯科特（Scott）的观点，涉及性别化医学史的分析工作的核心在于一个问题：我们应该以何种方式探究男性和

---

① Rodo Pfister, "The Sexual Body Techniques of early and medieval China — underlying emic theories and basic methods of a non-reproductive sexual scenario for non-same-sex partner," in Vivienne Lo, Michael Stanley-Baker eds., *Routledge Handbook of Chinese Medicine*, London and New York: Routledge, 2022, pp.337-355.

② 费莉侠自叙其受西方医学史作家Roy Porter和杜登（Duden）以及拉克尔（Laquer）的影响。

③ 费莉侠：《繁盛之阴：中国医学史中的性（960—1665）》，甄橙主译，吴朝霞主校，江苏人民出版社2006年版。

④ Angela Ki Che Leung, "Recent Trend in the Study of Medicine for Women in Imperial China," Angela Ki Che Leung, ed., *Medicine for Woman in Imperial China*, Leiden•Boston: Brill, 2006, pp. 9-10.

女性之间的差异是如何被构建的并赋予这一研究以可信度？归根结底，学术界努力解决斯科特所说的"关于性别差异的基本'真相'"的问题。他们都在从事一项双重任务：对丰富的中医知识和实践进行女权主义的重新解释，以及质疑中医对性别身体的建构，而生物医学的性别范畴并不存在。①

中国妇产科学史的学术研究是由"传统中医"、妇女和性别研究以及科学技术研究这三个领域的交叉形成的。吴一立②以时间为线索，梳理关于妇女、性别和医学的认识论、社会制度和文化经验方面的学术。探索从古代到19世纪妇科和产科护理的大致轮廓，西方生物医学开始出现，20世纪和21世纪初的共产主义政权下，女性的生殖身体是如何被牵连到现代国家建设中的。吴一立以三个问题展开论述，首先是认识论问题，即人们如何定义"女人"，女性身体与男性身体有何不同以及什么方法最适合治疗女性的特殊疾病。特别是，关于怀孕和分娩的信念如何与女性的社会和医学规范相关。其次形塑治疗活动的社会制度模式，尤其是女性和男性从业者在为女性提供护理方面所扮演的相对角色。在这方面同样重要的是中国家庭中居家治疗的地位，从历史上看，家庭是一个由女性管理的"内部空间"，也是通常进行治疗活动的地方。最后，女性如何体验自己的身体以及这些体验如何受到性别规范和医疗实践的影响。③

作为现代性的"性"概念的形成，与中国现代化进程纠葛在一起。在古汉语中，"性"字通常指的是与生俱来的"人性"或本质，与性没有

---

① Wang Yishan, "Sexing the Chinese Medical Body: Pre-modern Chinese Medicine through the Lens of Gender," in Vivienne Lo, Michael Stanley-Baker eds., *Routledge Handbook of Chinese Medicine*, London and New York: Routledge, 2022, pp.356-367.

② 吴一立相关著作，参见 Wu Yi-li, *Reproducing Women: Medicine, Metaphor, and Childbirth in Late Imperial China*, California: University of California Press, 2010。

③ Wu Yi-li, "Gynecology and Obstetrics from Antiquity to the Early Twenty-First Century," in Vivienne Lo, Michael Stanley-Baker eds., *Routledge Handbook of Chinese Medicine*, London and New York: Routledge, 2022, pp.368-380.

必然联系。直到20世纪初,"性"字才同时表示性和人性。这是中国性话语的一个分水岭。1910年代末和20年代初,中国知识分子撰写大量书籍和文章开始使用性来以客观、可敬、价值中立、实事求是、有意识的现代时尚来指代人类的性行为和生殖。带有过度或淫秽含义的旧词,如色和淫,或包含丰富文学和历史典故的委婉语,逐渐在知识、医学科学领域被取代。五四运动时期的思想家赞同社会达尔文主义,提倡种族的科学和优生学。他们认为,中国的人口素质必须慢慢提高,否则中国人将面临进一步退化甚至灭绝的风险。知识学人认为中国妇女必须从传统的家庭结构和价值观中解放出来;必须彻底审查并从根本上重新配置性习俗和道德;必须以某种方式对生殖进行调节,通过节育或实施优生政策,以阻止"弱者"和"病态"的人生育。五四知识分子采纳"性"字,反映"性"概念化为人性的核心,也折射出知识分子对中国"旧文化"的否定。性话语在这一历史关头的出现,恰逢中国知识分子在民族复兴和现代化进程中对人类性行为的"真实"知识的加剧扩散。借用米歇尔·福柯的说法,20世纪初的中国,性被视为"一种被权力试图控制的自然给定"和"一个知识试图逐渐揭开的模糊领域"。[1]民国时期受过西方教育的知识学人认为,只有从根本上彻底改变中国人的性习俗和性行为,并采用欧美的种族科学、优生学和性学,中国才能步入现代化。

五 有无畛域:相互关联的多样性传统

宗教又在多大程度上影响医学的发展呢?占卜在道教中占有显著的地位。道教的治疗手段通常会以斋醮科仪的方式消除邪魔对身体的侵

---

[1] L. A. Rocha, "The Question of Sex and Modernity in China," in Vivienne Lo, Michael Stanley-Baker eds., *Routledge Handbook of Chinese Medicine*, London and New York: Routledge, 2022, pp.381-398.

扰，虽然各种各样的治疗和修身方式被道教所吸收，并在随后的传统中得以继承和发扬，但"道教医学"这个名称是一个现代的名词。在国外，道教医学是20世纪下半叶欧美反主流文化运动的产物。该术语被广泛应用，甚至代替了整个中国传统医学和养生文化，因为"道教医学"对于那些对心灵疗法感兴趣的人具有某些意义。因此，那些对东方灵性修炼感兴趣的人经常将道教与中医混为一谈。而在中国，道教医学被视为一个政治认可的标签，以便与"模棱两可"的气功划清界限，在透过经典授权修炼的保护伞下，庇护着广泛的地区性和口传的实践方式。①

剖析中国宗教和治疗史，可以管窥相互关联的多样性传统。通过佛教的引入，印度医学对中国医学和当地宗教形式产生极其深远的影响。②僧侣在寺院中为病人提供医疗服务，僧侣和尼姑用的准非法的（quasi-illicit）药物以及具有超凡魅力的治疗师和神灵的力量，例如药师佛，使得我们有必要质疑所谓单一化的、文化界定十分清楚的属于道教或中国的医学。

唤起神灵权威的占卜和术数文化是早期中国医学构建的核心，影响择吉日治疗的悠久的实践。操纵时间也是中国炼丹术实践中的一项关键技术，它影响追求长生不老药的物质合成和提炼身体精华的内在修炼。③

---

① Michael Stanley-Baker, "Daoism and Medicine," in Vivienne Lo, Michael Stanley-Baker eds., *Routledge Handbook of Chinese Medicine*, London and New York：Routledge, 2022, pp.401-416.

② Pierce Salguero, "Buddhist Medicine：Overview of Concepts, Practices, Texts, and Translations," in Vivienne Lo, Michael Stanley-Baker eds., *Routledge Handbook of Chinese Medicine*, London and New York：Routledge, 2022, pp.417-426；参见，Pierce Salguero, *A Global History of Buddhism and Medicine,* New York: Columbia University Press, 2022.

③ Fabrizio Pregadio, "Time in Chinese alchemy," in Vivienne Lo, Michael Stanley-Baker eds., *Routledge Handbook of Chinese Medicine*, London and New York：Routledge, 2022, pp.427-443，相关著作参见：Fabrizio Pregadio, *Great Clarity: Daoism and Alchemy in Early Medieval China,* Stanford：Stanford University Press, 2006。

尽管他们的治疗方法也许没有专业化或受到官方的认可，但他们仍保留住在他们原本的传统中的身体和宇宙观。从唐朝开始，佛教徒和道教徒被禁止与医生竞争。与神祇和神灵的交流，寻求他们的加持达到更大的疗效或是干预疾病的起因，这在中医里早已司空见惯。①

本书旨在讨论多元文化的影响和治疗方式，以便全面了解中国医疗的多样化及其与其他文化的关联性。矛盾的是，由于它的宏伟和兼容并蓄的学术文献同时可以包容和垄断这种多样性。②具有地方性特点的医学知识，随着迁徙、适应和转变延伸到附近地区。其中一些连续性地域知识的产生是由于地缘上的毗邻、政治历史或海陆或跨区域贸易促成的，而其他地区则是因为使用共同的书面语言，或者使用不同的方言。

由于文字的共通性，汉字文化圈的医学联系更为密切。医学理论可以在韩国、日本、越南以及当代的新加坡，得到更直接地分享、协调和本土化。药草知识通过与蒙古、西藏、印度以及通往波斯和更遥远的地区和文化的陆上物质文化的交流，刻画出过往对于"亚洲"的想象和狭隘的"东亚"文化内涵之间的张力。③将中医史从中国地理边界的束缚中解放出来，并考虑到不同地域多样性的形式，进行更细微的叙述和比较。敦煌藏经洞发现中古时期多样化和多种语言交流的书写记录。凭借丰富的史料，使我们能够以"边缘"和"中心"的概念进行研究。近年

---

① Luis Fernando Bernardi Jungueira, "Numinous Herbs: Stars, Spirits and Medicinal plants in late Imperial China," in Vivienne Lo, Michael Stanley-Baker eds., *Routledge Handbook of Chinese Medicine*, London and New York: Routledge, 2022, pp.4445-456.

② Lai lili and Zhen Yan, "Minority Medicine," in Vivienne Lo, Michael Stanley-Baker eds., *Routledge Handbook of Chinese Medicine*, London and New York: Routledge, 2022, pp.537-548.

③ Chen Ming, "Translated by Michael Stanley-Baker, Transmission of Persian Medicine into China across the ages," in Vivienne Lo, Michael Stanley-Baker eds., *Routledge Handbook of Chinese Medicine*, London and New York: Routledge, 2022, 2022, pp.475-492.

来对于这些大部分收藏在大英图书馆和法国国家图书馆的敦煌医学写本的研究，证明了在历代宫廷中所编制的官方医学文献一直受到广泛的流传，也同时印证了充满活力的当地医学文化和材料以及不同区域之间的交流，这在官方经典和广泛流传的文本中鲜少涉及。

从古代第一批大型移民到近现代中医在欧洲的传播和翻译，到20世纪与西方现代医学的多重相遇，中医在全球化进程中，根本上已经在许多方面被彻底地重新塑造。①中国脉诊学与18世纪法国关于脉学的新争论交织在一起，与越南南北精英阶层之间的分歧交织在一起，在早期面临殖民和技术统治的新加坡，透过知识和组织能力，支撑着不同族群的生存。②

美国中医学习经历传统医学、中医合法化和替代医学的历史认知嬗变。2010年后，美国大约有 30,000 名持照针灸师。中医学生需要在美国的中医学院接受培训，而不是像前几代人那样在中国或英国培训。一些人前往中国和东亚其他地区深造。与100多年前的洛克菲勒基金会不同，在美国接受培训的新一代针灸师和草药师在中国城市接受不同于传统中医和生物医学的医学知识，从而完成了传统中医穿越太平洋的跨文化知识旅程。跨太平洋航线是中医药走向世界的众多航线之一。美国充满活力的传统中医的医学实践模式也在塑造现代中医观和实践观。③

---

① Eric Marie, "Early modern reception in Europe: Translations and Transmissions," in Vivienne Lo, Michael Stanley-Baker eds., *Routledge Handbook of Chinese Medicine*, London and New York：Routledge, 2022, pp.551-563.

② Lucia Candelise, "The Emergence of the Practice of Acpuncture on the Medical Landscape of France and Italy in the Twentieth Century," in Vivienne Lo, Michael Stanley-Baker eds., *Routledge Handbook of Chinese Medicine*, London and New York：Routledge, 2022, pp.564-575.

③ Mei zhan, "Entangled worlds: traditional Chinese medicine in the United States," in Vivienne Lo, Michael Stanley-Baker eds., *Routledge Handbook of Chinese Medicine*, London and New York：Routledge, 2022, pp.576-584.

以针灸为媒，走向国际舞台的中国医学。中国医学传播到古巴、危地马拉、菲律宾和非洲的一些国家，并被纳入地方医疗保健体系中，冲击西方"文化产品"占主导地位的政治经济和权威知识殖民体系。

六 中医现代化：传统医学与现代性融合

1977年5月，世界卫生组织（WHO）的世界卫生大会宣布到2000年实现全民医疗保健的目标，该目标被编入次年的《阿拉木图宣言》中，旨在推广全球全民医疗。世界卫生组织将中国的初级卫生保健制度视为蓝本，旨在全球推广。中国的初级卫生保健制度包括发展农村基层医疗；培训社区卫生工作者以及将当地医疗保健实践和从业人员纳入生物医学医疗保健系统。[1] 在中华人民共和国建立初期，由于中国医疗资源发展不平衡，基础设施建设不均衡，行走乡间的赤脚医生承担着乡间诊疗任务，保卫人民的卫生。[2]

古典药物植物学和精气学说在现代学术体系下被加以重新诠释和建构。新社会主义医学观也是一种物质实体观，可以同时接受现代还原论的植物化学方法。[3] 它在与20世纪早期药物学的相遇后生存下来，新与旧的结合最终导致提取一种物质的生物活性代谢物，拿来制造一种带有

---

[1] Paul Kadetz, "The Declaration of Alma Ata: the global adoption of a "Maoist" Model for Universal Healthcare," in Vivienne Lo, Michael Stanley-Baker eds., *Routledge Handbook of Chinese Medicine*, London and New York：Routledge, 2022, pp.585-598.

[2] Fang Xiaoping Fang, "Communist Medicine: the Emergence of TCM and Barefoot Doctors, Leading to Contemporary Medical Markets," in Vivienne Lo, Michael Stanley-Baker eds., *Routledge Handbook of Chinese Medicine*, London and New York：Routledge, 2022, pp.638-648

[3] Lena Springer, "Encounters with Linneaus? Modernisation of pharmacopoeia through Bernard Beard and Zhao Yuhuang up to the Present," in Vivienne Lo, Michael Stanley-Baker eds., *Routledge Handbook of Chinese Medicine*, London and New York：Routledge, 2022, pp.669-686.

传统力量的现代医学。中国古代气的修炼和其精神层面在武术和治疗运动的全球文化中以及在静坐冥想的修炼，仍然富有生机。他们继续存在于当代中国性学家寻找性健康的整体概念的著作①以及对身体保健具有共同兴趣的团体之中。②

  药方和方书的翻译不仅转译中国传统文化，也帮助中医知识传播。在翻译细节和内容的过程中，现代翻译者也面临和过去的商人、学者、专家，或仅是使用这些药材的人一样，他们对于药材的鉴定，成分和方法的诠释感到同样的困扰③。具有讽刺意味的是，正是这种极具易变倾向的特质，同时能够适应当代情况和汲取国外影响的内在能力，确保了这种正统又非正统的医学的持久性。从某种程度上来说，正是中医术语的多义性确保了医学实践的连续性，就像"气"这样的术语可以轻易地转化为"能量"在身体中流动的一种想象。同样地，中国医学的"宝库"及其对数以千计的植物作为药物的经验使用，提供治疗疟疾的最新神奇药物—青蒿素。尽管药物本身、疾病的认知、疗效的解释和用药的方式都已迥然不同。

  自1911年，虽然没有多少新的"天然"材料被添加到中药里，但是我们必须思考是否还能发现新的中药，从而发展传统中药。几千年来，诸如乳香、丁香和西洋参等药物被引入中国传统药材里，并赋予了新的特性。例如，最近中医医生开始使用原产于南美洲的玛卡作为新的药物。

---

  ① L. A. Rocha, "The Question of Sex and Modernity in China, part 2：from New Ageism to Sexual happiness," in Vivienne Lo, Michael Stanley-Baker eds., *Routledge Handbook of Chinese Medicine,* London and New York：Routledge, 2022, pp.389-390.

  ② David Dear, "Yangsheng in the twenty-first century：embodiment, belief and collusion," in Vivienne Lo, Michael Stanley-Baker eds., *Routledge Handbook of Chinese Medicine*, London and New York：Routledge, 2022, pp.687-706.

  ③ Sonya E. Pritzker, "Translating Chinese Medicine in the West：Language, Culture and Practice," in Vivienne Lo, Michael Stanley-Baker eds., *Routledge Handbook of Chinese Medicine*,London and New York：Routledge, 2022, pp.613-622.

尽管中国药典尚未把玛卡列为正式药物，但中医界普遍认为它是属于温补肾阳的药材。在中国境外工作的中国移民也借用他们接触的当地治疗传统，并将其融入中国的食谱和传统中。例如，马来半岛的华人移民使用当地植物的时候，会用福建话和其他中国南方方言来描述它们。许多中国人对青蒿素的发现来自中医感到由衷的自豪，在这个充满历史性和政治色彩的时代中，这一创新被视为中国科学和中医的一项伟大的世界级的成就。它的历史是否比在欧洲几个世纪前就使用了"阿司匹林粉"和伊斯兰医生使用柳树来治疗发烧和其他疾病还重要呢，答案不得而知。

现代科学很少有能够测试多种成分药物的方法。以传统中药为例，如枸杞、人参和银杏以及藏药等药物，其作为中药的形象而打入市场。然而，在市场流通过程中，传统草药逐渐脱离其原本的使用方式，因此与前现代中医之间只有微弱的联系。当源自中国本草的单味草药或物质，不在中医或前现代中医的概念和实践框架内使用时，它们显然就不是任何传统意义上的中医。同时，我们必须能够分辨已经融合了中医理论的新的诊断方法，例如用电子设备刺激针灸"穴位"和使用乙醚等技术提炼生物活性代谢物。后者不是在中医背景下发明的，亦非从事中医工作者常用的方法。古代本草中的果类和草药被提炼成植物性成药，其用法受到现代科学验证的支持，但很少或根本没有按照传统理论的使用方法，除非是为了要打广告促销所以唤起了具有古老权威性的情怀。发达国家医疗保健品中的冬虫夏草和枸杞的现代用途，已经被转化为某种能量食品或食品补充剂，不再是传统的中药。① 此外，一旦将某种中药提炼出它的活性成分或提取出它的精华，将其物质包装并以注射剂、萃

---

① Michael Heinrich, Kai Yuikum and Ruyu Yao, "Decontextualised Chinese Medicines: Their Uses as Health foods and medicines in the 'global North'," in Vivienne Lo, Michael Stanley-Baker eds., *Routledge Handbook of Chinese Medicine*, London and New York: Routledge, 2022, pp.721-742.

取物或丸剂的形式作为大量运输的方式,而这种方式却又不曾出现在古代文本或现代中医里。尽管这些药材有中医的名称和历史,是否还可以将它们视为中医或传统医学呢?

七 中国医学史研究的新路径

近20年来,中国医疗史研究取得突飞猛进的成就。但是医学史研究在史学界的边缘地位不容忽视,如何提升医学史研究地位,搜集整合利用历史材料、融合内外医学知识史,打通科学史和医学史内外史研究壁垒,也是当前医学史研究者面临的主要困难。①《劳特利奇手册》对当前医学史研究有以下几点启示:

第一,发现新史料。傅斯年曾提出史料即史学,强调史学是对史料进行研究的学问。严耕望曾自述为研究唐代交通,"诸凡正史、《通鉴》、政书、地书、类书、杂著、诗文、碑刻、佛藏、科技诸书所见及考古资料,凡涉及中古交通,不论片纸巨篇,搜录详密",身体力行傅斯年力倡的"上穷碧落下黄泉,动手动脚找东西"的精神。②借助于便捷的互联网讯息,近年来医史研究学者通力合作对医学史资料的挖掘和整理,研究资料愈发丰富,但是研究当中资料分散化和碎片化,使研究者处理资料需要耗费大量的精力。因而,研究者在开展研究过程中不单要看各

---

① 关于中国医疗史研究现状及最新的综述文章,参见皮国立《新史学再维新:中国医疗史研究的回顾与展望(2011—2017)》,载蒋竹山主编:《当代历史学新趋势》,台北联经出版公司2019年版;余新忠:《融通内外:跨学科视野下的中医知识史研究刍议》,《齐鲁学刊》2018年第5期;余新忠、陈思言:《医学与社会文化之间——百年来清代医疗史研究述评》,《华中师范大学学报》(人文社会科学版)2017年第3期。海外中国医学史研究最新综述文章,参见陈思言、刘小朦《医疗史与知识史——海外中国医疗史研究的趋势及启示》,《史林》2022年第3期。

② 虞云国:《金针度人的治学入门书》,载严耕望:《治史三书》(增订版),上海人民出版社2016年版。

种版本的医书，还要注意出土文献、文集、诗词、官箴、宗教文献、档案材料、文学笔记、旅行游记、考古文物、图像器物，必要时还需要做田野访谈等。① 除关注精英知识生产，医学知识生产的"空间性"也是值得关注的新面向，如药材市场、药店、家庭成为医学知识生产的考察范畴。② 此外，海外医史学研究者日渐重视民间文书，关注中国古代民间医学知识生产体系，如文树德收藏在柏林博物馆的民间手抄本医书，研究民众如何从医学实践和医学文本中获取医学知识，讨论民间医学知识与正统医学知识传统间的差异，探索民间医学知识体系如何融入民众的日常生活和如何参与医学知识构建。目前，国内医史学界对民间医学知识研究仍尚显不足，主要集中在对药材的地域性研究，管窥产地变化的动因，然而在医学知识地方性上探讨较少，尤其表现在古代民间医学文献的发掘和利用方面。医学人类学家利用口述和田野访谈的方式追溯地方民俗医疗变迁史，不失为一个耳目一新的研究路径。③

第二，尝试跨学科合作，融通内外。医学史研究者常常面临"内外"交织的困境，西方学术界在中国医学史研究已然做到跨学科的合作，有助于开阔中国医史学界视野，《劳特利奇手册》涵盖中国古代医学传统和制度的形成、疾病与疗愈、食物和性、医学与宗教、中国早期的解剖学和生理学、草药和食物、灵性和自我修养、性别和身体观、道地药材、植物分类学、现代制药方剂技术变化、制药市场、医药知识现代性形塑的历史进程等多个研究议题，探索两千多年来古代医学思想和实践如何塑造、改造和完善的脉络，聚焦当前学界的主要争论议题。《劳特利奇手册》涉及话题广泛，探讨社会、经济、政治、文化背景下，

---

① 梁其姿：《为中国医疗史请命（代序）》，载《面对疾病：传统中国社会中的医疗观念与组织》，中国人民大学出版社2012年版。

② 边和：《谁主药室：中国古代医药分业历程的再探讨》，载余新忠主编：《新史学：医疗史的新探索》第9卷，中华书局2017年版。

③ 沈燕：《假病：江南地区一个村落的疾病观念》，漓江出版社2022年版。

医学知识的研究和推动；学科多样化，涵盖历史学、人类学、语言学、医学、宗教学、社会学、哲学等跨学科合作；作者的研究背景各有差异，分别是医学史研究者、中医执业医师、西医执业医师、语言学家、社会学家、公共卫生学家等多领域共享合作。就研究语种而言，中文研究、英文研究、蒙古语研究、德语研究、法语研究，使得研究资料丰富多样化，研究视角多元化，打破地域和研究边界。

第三，借用新视角，全球视野下医学知识史的流动和形塑。既往中文世界学者对传统时期中国医学在东亚的传播多聚焦于医书版本考辨，而对医学知识在汉语文化圈，乃至全世界的受容，本土化的吸收和改造研究力度不足。如对疾病名称的梳理，美国韩嵩在《说疫：中华帝制晚期的疾病与地理想象》以明清时期"温病"概念的演变为线索，考察地理空间对温病知识、身体观念和医学知识形塑的过程。[①]在本书第16、17章中，韩嵩系统梳理中国流行病学的本土疾病观、西方医学知识构建近代中国疾病观，政治视域下近代中国流行病概念，以及现代西方视域下的流行病学。[②]再如对霍乱、"性"概念的梳理。除呼吁跨学科合作外，也有学者呼吁，史学研究的国际化合作是有效对话的机制，中国学者黄龙祥在探讨本土针灸知识一文中，呼吁国际学者展开合作。除汉语世界外，罗维前、陈明、宋玄英和徐源等对域外医学知识交流和跨文化传播中的研究有助于管窥现代中医的形成和构建，研究视角不仅仅局限于近代中医形成进程中的中西医融合和冲突。全球视野下的医学知识史的梳理可借助物质文化史、比较视角、跨文化交流、环境与历史、科学技术与医疗、情感史、历史记忆、阅读书籍与出版文化、大众史学和公

---

① Marta E. Hanson, *Speaking of Epidemics in Chinese Medicine: Disease and the Geographic Imagination in Late Imperial China*, London and New York：Routledge, 2011.

② Marta Hanson, "Late Imperial Epidemiology," in Vivienne Lo, Michael Stanley-Baker eds., *Routledge Handbook of Chinese Medicine*, London and New York：Routledge, 2022, pp.245-281.

共史学等研究方法,为医学史研究注入新的活力。①

什么是中国医学,亦或者传统中国医学?如何界定和区分两者的概念?两者的边界又在何处?这不仅仅是一个语义之谜,而更是一个重要的学术问题,奠基于语境化的定义,因此必须明确表达出是在什么语境的领域里才能真正地理解它。②西方学者认为中国传统文化是一个十分连贯,极其普遍,且容易识别的,事实果真如此吗?那些试图捕捉它作为与西方传统对比的人,不可避免地要冒着以十分粗略的方式讨论这个话题而又无法自圆其说的风险。考虑到在中国生活和流动的人口数量如此庞大,中医的起源肯定不完全是中国的,因此历史学家必须接受在中医里有各式各样的医者和不同种类的治疗方法。

如何弥合现代医学和传统医学之间在认识论上的差距,或者中医是否有自己的现代性来对抗这种黑白分明的二元论?这本手册不可能详尽无遗地全面呈现中医。正如编者所指出的那样,文本涉及的内容越多,就越意识到遗漏的更多。因而,编者在序言中寄语,遗漏的问题及许多尚未解决的问题的答案,将留给未来的研究人员,希望他们能够从这本手册里有所收获。

《劳特利奇手册》收录的英文文章篇幅短小精悍,每个子话题占据7到11页不等篇幅,既可以作为医学史入门读物的英文佳作,也可成为指引研究者继续深入研究的指南。该手册的治史方法和资料值得借鉴,书中讨论的一些具有理论性或方法论等问题具有前瞻性。但需要注意的是,由于各个章节执笔者写作风格各异,研究背景各有不同,研究方法

---

① [美]艾媞捷,琳达·巴恩斯编,《中国医药与治疗史》(插图版),朱慧颖译,浙江大学出版社2020年版。

② Michael Heinrich, Kai Yuikum and Ruyu Yao, "Decontextualised Chinese medicines: their uses as health foods and medicines in the global North," in Vivienne Lo, Michael Stanley-Baker eds., *Routledge Handbook of Chinese Medicine*, London and New York: Routledge, 2022, pp.721-742.

各有所长，研究者水平参差不齐，且缺乏彼此呼应的一贯理论与治史方法。即使同属于一贯主题，论证中选取材料，论点也有不同之处，这是此种论文合集式的学术著作常见的现象。不过，这种现象的结果却也能为读者呈现研究者的个性，吟味其独到之处。

（在论文撰写过程中得到高晞老师、杨祥银老师的指导，特此致谢！）

注释凡例

本刊注释（除文内注外）一般采取页下注（脚注）的方式，注释序号用123……标示。具体注释规范如下：

1. 著作

标注顺序：责任者与责任方式/书名/卷册/出版者、出版时间、版次（初版除外）/页码。

示例：

余东华：《论智慧》，中国社会科学出版社2005年版，第35页。

2. 译著

标注顺序：责任者国别、责任者与责任方式/书名/其他责任者与责任方式/出版者、出版时间、版次（初版除外）/页码。

示例：

［美］弗朗西斯·福山：《历史的终结及最后之人》，黄胜强等译，中国社会科学出版社2003年版，第7页。

3. 析出文献

标注顺序：①责任者/析出文献题名/所载文集责任者与责任方式/所载文集/出版者、出版时间、版次（初版除外）/页码。

示例：

刘民权等：《地区间发展不平衡与农村地区资金外流的关系分析》，载姚洋《转轨中国：审视社会公正和平等》，中国人民大学出版社2004年版，第138—139页。

4.期刊、报纸

标注顺序：责任者／所引文章名／所载期刊名、年期（或卷期、出版年月）。责任者／所引文章名／所载报纸名称／出版年、月、日及版别。

示例：

袁连生：《我国义务教育财政不公平探讨》，《教育与经济》2001年第4期。

杨侠：《品牌房企两级分化 中小企业"危""机"并存》，《参考消息》2009年4月3日第8版。

5.转引文献

标注顺序：责任者／文献题名／转引文献责任者与责任方式／转引文献题名／出版者、出版时间、版次（初版除外）／页码。

示例：

费孝通：《城乡和边区发展的思考》，转引自魏宏聚《偏失与匡正——义务教育经费投入政策失真现象研究》，中国社会科学出版社2008年版，第44页。

6.未刊文献

（1）学位论文、会议论文等

标注顺序：责任者／文献题名／论文性质／地点或学校／文献形成时间／页码。

示例：

赵可：《市政改革与城市发展》，博士学位论文，四川大学，2000年，第21页。

任东来：《对国际体制和国际制度的理解和翻译》，全球化与亚太区域化国际研讨会论文，天津，2006年6月，第9页。

（2）档案文献

标注顺序：文献题名／文献形成时间／藏所／卷宗号或编号。

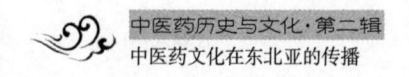

示例：

《汉口各街市行道树报告》，1929年，武汉市档案馆藏，资料号：Bb1122/3。

7.电子文献

标注顺序：责任者与责任方式／文献题名／获取或访问路径。

示例：

陈旭阳：《关于区域旅游产业发展环境及其战略的研究》，2003年11月，中国知网（http://www.cnki.net/index.htm）。

8.古籍

标注顺序：责任者与责任方式／文献题名（卷次、篇名、部类）（选项）／版本、页码。部类名及篇名用书名号标示，其中不同层次可用中圆点隔开，原序号仍用汉字数字。页码应注明a、b面。

示例：

《太平寰宇记》卷36《关西道·夏州》，清金陵书局线装本。

姚际恒：《古今伪书考》卷3，光绪三年苏州文学山房活字本，第9页a。

9.外文文献

（1）专著

标注顺序：责任者与责任方式／书名／出版地／出版者／出版时间／页码。书名用斜体，其他内容用正体；出版地后用英文冒号，其余各标注项目之间用英文逗号隔开（下同）。

示例：

Seymou Matin Lipset and Cay Maks, *It Didn't Happen Hee: Why Socialism Failed in the United States*, New York: W.W.Norton & Company, 2000, p.266.

（2）析出文献

标注顺序：责任者与责任方式／析出文献题名／所载书名或期刊名

及卷册/出版时间，页码。析出文献题名用英文引号标示，期刊名或书名用斜体，其他内容用正体。

示例：

Christophe Roux-Dufort, "Is Crisis Management (Only) a Management of Exceptions?" *Journal of Contingencies and Crisis Management*, Vol.15, No.2, June 2007.

征稿启事

中医药学是中华传统文化的瑰宝，是打开中华文明宝库的钥匙。坚定中医药文化自信、彰显中医药人文底蕴，是当代中医药人的重要使命。基于此，长春中医药大学特创办《中医药历史与文化》学术集刊，旨在传承中医药历史，弘扬中医药文化，打造推动中医药人文研究的学术阵地。《中医药历史与文化》倡导跨学科、多学科交融的研究范式，涵盖中医药文化与哲学、文学、历史、考古、图像、叙事医学等学科领域，深入探索中医药发展规律，具有鲜明的中医药人文特色。本刊由中国社会科学出版社出版，每年两辑。诚请学界专家学者赐稿支持，一经录用，稿酬从优。

投稿注意事项如下：

1.稿件需坚持正确的政治导向，具有学术性和原创性。要求资料翔实、数据可靠、论点明确、结构严谨、层次分明、文字精炼。

2.稿件应包括题目（包括英文标题）、作者姓名、中英文摘要（300字左右）、关键词（4—6个）、基金项目名称及编号、作者简介（包括工作单位、学历、职称、研究方向、联系方式）等项。稿件字数以1.5万左右为宜，本刊亦欢迎精研大稿、精论长文。请用Word文档发至投稿邮箱。

3.本刊在编辑过程中可能会对来稿有文字性修改和删减，凡涉及内容的修改，则将提请作者酌处，文责自负。稿件请勿一稿多投。

4.本刊实行专家匿名审稿制度，审稿周期为2个月，若未能奉复，作者可自行处理。

5.本刊注释采用页下注,注释规范请参照本刊《注释凡例》。

投稿邮箱：zyylsywh@163.com

联系电话：0431-86172613

《中医药历史与文化》编辑部